Geburt im Rettungsdienst

Schwangerschaft, geburtshilfliche Maßnahmen und Neugeborenenversorgung in der Präklinik

Eva Fella
Jörg Holländer
Katharina Ruf
Michael Schwab

S+K
Stumpf + Kossendey Verlagsgesellschaft mbH, Edewecht 2024

Anmerkungen des Verlags
Die Autoren und der Verlag haben höchste Sorgfalt hinsichtlich der Angaben von Therapie-Richtlinien, Medikamentenanwendungen und -dosierungen aufgewendet. Für versehentliche falsche Angaben übernehmen sie keine Haftung. Da die gesetzlichen Bestimmungen und wissenschaftlich begründeten Empfehlungen einer ständigen Veränderung unterworfen sind, ist der Benutzer aufgefordert, die aktuell gültigen Richtlinien anhand der Literatur und der medizinischen Fachinformationen zu überprüfen und sich entsprechend zu verhalten. Die Angaben von Handelsnamen, Warenbezeichnungen etc. ohne die besondere Kennzeichnung ®/™/© bedeuten keinesfalls, dass diese im Sinne des Gesetzgebers als frei anzusehen wären und entsprechend benutzt werden könnten. Der Text und/oder das Literaturverzeichnis enthalten Links zu externen Webseiten Dritter, auf deren Inhalt der Verlag keinen Einfluss hat. Deshalb kann er für diese fremden Inhalte auch keine Gewähr übernehmen. Für die Inhalte der verlinkten Seiten ist stets der jeweilige Anbieter oder Betreiber der Seite verantwortlich.

Zugunsten der Lesbarkeit ist in diesem Buch vereinzelt nur die männliche oder weibliche Sprachform gewählt worden. Alle personenbezogenen Aussagen gelten jedoch stets für Personen beliebigen Geschlechts gleichermaßen.

Bibliografische Information der Deutschen Nationalbibliothek
Die Deutsche Nationalbibliothek verzeichnet diese Publikation in der Deutschen Nationalbibliografie; detaillierte bibliografische Daten sind im Internet über http://dnb.dnb.de abrufbar.

Geburt im Rettungsdienst
Eva Fella, Jörg Holländer, Katharina Ruf, Michael Schwab

Rathausstraße 1
26188 Edewecht
kundenservice@skverlag.de
Umschlagfoto: Sebastian Firsching
Satz: Bürger Verlag GmbH & Co. KG, Edewecht
Druck: Tolek Sp. z o.o., 43-190 Mikołów, Polen
ISBN: 978-3-96461-074-4

Inhalt

Abkürzungsverzeichnis

°C	Grad Celsius
µg	Mikrogramm
Abb.	Abbildung
AMLS	erweiterte medizinische Versorgung (Advanced Medical Life Support)
AMV	Atemminutenvolumen
AP	Austrittsphase
APGAR	Atmung, Puls, Grundtonus, Aussehen (Hautfarbe), Reflexe
ART	assistierte Reproduktionsmedizin
Aufl.	Auflage
Baby-NAW	Baby Notarztwagen
BEL	Beckenendlage
BGB	Bürgerliches Gesetzbuch
BMFSFJ	Bundesministerium für Familie, Senioren, Frauen und Jugend
BS	Blasensprung
BV	Blutverlust
BZ	Blutzucker
bzw.	beziehungsweise
ca.	circa
Ch	Charrière
cmH_2O	Zentimeter Wassersäule
CO_2	Kohlenstoffdioxid
COX-3	Cyclooxygenase-3
CPAP	kontinuierlicher positiver Atemwegsdruck
CTG	Kardiotokografie/-gramm
d. h.	das heißt
diast.	diastolisch
DGAI	Deutsche Gesellschaft für Anästhesiologie und Intensivmedizin e. V.
DHV	Deutscher Hebammenverband e. V.
DIC	disseminierte intravasale Koagulopathie
dl	Deziliter
e. V.	eingetragener Verein
ECMO	extrakorporale Membranoxygenierung
EKG	Elektrokardiogramm
EP	Eröffnungsphase
ET	Entbindungstermin
et al.	und andere (et allii)
EUG	Extrauteringravidität
evtl.	eventuell
FGM	weibliche Genitalverstümmelung (Female Genital Mutilation)
FHF	fetale Herzfrequenz
FSH	follikelstimulierendes Hormon

g	Gramm
G-BA	Gemeinsamer Bundesausschuss
GABA	Gamma-Aminobuttersäure
GCS	Glasgow Coma Scale
GDM	Gestationsdiabetes
GG	Geburtsgewicht
ggf.	gegebenenfalls
GRC	Deutscher Rat für Wiederbelebung e. V. (German Resuscitation Council)
GQMG	Deutsche Gesellschaft für Qualitätsmanagement in der Gesundheitsversorgung e. V.
h	Stunde
H. a.	Hinweis auf
Hb	Hämoglobin
HBs	Hepatitis-B-Surface
hCG	humanes Choriongonadotropin
HebG	Hebammengesetz
HIV	humanes Immundefizienzvirus
HMV	Herzminutenvolumen
HSV	Herzschlagvolumen
HWZ	Halbwertszeit
HZV	Herzzeitvolumen
i. d. R.	in der Regel
I. E.	Internationale Einheit
i. m.	intramuskulär
i. o.	intraossär
i. v.	intravenös
ICSI	intrazytoplasmatische Spermieninjektion
IGeL	individuelle Gesundheitsleistung
IQWiG	Institut für Qualität und Wirtschaftlichkeit im Gesundheitswesen
ITLS	International Trauma Life Support
IUFT	intrauteriner Fruchttod
IVF	In-vitro-Fertilisation
Kap.	Kapitel
Kfz	Kraftfahrzeug
kg	Kilogramm
KG	Körpergewicht
KH	Krankenhaus
KHK	koronare Herzkrankheit
l	Liter
lat.	Latein
MAD	mittlerer arterieller Druck, Mucosal Atomization Device
MAO	Monoaminooxidase
max.	maximal

mbar	Millibar
mg	Milligramm
Mg	Magnesium
min	Minute
ml	Milliliter
mm	Millimeter
MM	Muttermund
mmHg	Millimeter Quecksilbersäule
mmol	Millimol
MR SOPA	Maske, Reposition, Suction (Absaugen), Open (Atemwege öffnen), Pressure (Druckerhöhung), Artificial Airway (künstlicher Atemweg)
MTX	Methotrexat
NaCl	Natriumchlorid
NIPT	nichtinvasiver Pränataltest
NO	Stickstoffmonoxid
NRS	numerische Rating-Skala
NSU	Nabelschnurumschlingung
o. A.	ohne Angabe
o. Ä.	oder Ähnliches
o. J.	ohne Jahr
oGTT	oraler Glukosetoleranztest
OHSS	ovarielles Überstimulationssyndrom (Ovarian Hyperstimulation Syndrome)
OPQRST	Onset, Provocation/Palliation, Quality, Radiation, Severity, Time
p. c.	post conceptionem
p. m.	post menstruationem
p. p.	post partum
PEEP	positiver endexspiratorischer Druck
pH	Potential des Wasserstoffs
PHTLS	Prehospital Trauma Life Support
PIP	inspiratorischer Spitzendruck (Peak Inspiratory Pressure)
Pkw	Personenkraftwagen
PNZ	Perinatalzentrum
PPH	postpartale Hämorrhagie
PPHN	persistierende pulmonale Hypertonie
PSNV(-B)	Psychosoziale Notfallversorgung (von Betroffenen)
PStG	Personenstandsgesetz
PStV	Personenstandsverordnung
QL	Querlage
qSOFA	Score zur Sepsisbewertung (Quick Sequential Organ Failure Assessment Score)
QUAG	Gesellschaft für Qualität in der außerklinischen Geburtshilfe
RALPHI	Reposition des Kopfes, Absaugen, Leckage beseitigen, PIP erhöhen, Hilfsmittel verwenden, Intubation

RDS	Atemnotsyndrom (Respiratory Distress Syndrome)
RhD	Rhesus D
RTW	Rettungswagen
RR	Blutdruck (nach Riva Rocci)
RSI	Schnelleinleitung (Rapid Sequence Induction)
S.	Seite
s.	siehe
s. a.	siehe auch
s. o.	siehe oben
s. u.	siehe unten
SAMPLER	Symptome, Allergien, Medikamente, Patientenvorgeschichte, letzte Mahlzeit/ Ausscheidung ..., Ereignis, Risikofaktoren
sec	Sekunden
SGA	Wachstumsretardierung (Small for Gestational Age)
SGB	Sozialgesetzbuch
SIH	schwangerschaftsinduzierte Hypertonie
SL	Schädellage
SpO_2	Sauerstoffsättigung
SpP	Spontangeburt
SSR	Schwangerschaftsrhinitis
SSW	Schwangerschaftswoche
syst.	systolisch
Tab.	Tabelle
TXA	Tranexamsäure
u. a.	unter anderem, und andere
v. a.	vor allem
V. a.	Verdacht auf
VEL	Vollelektrolytlösung
vgl.	vergleiche
VT	vorangehender Kindsteil
WHO	Weltgesundheitsorganisation (World Health Organization)
WTK	Wehentätigkeit
z. B.	zum Beispiel
Z. n.	Zustand nach
z. T.	zum Teil
ZNS	zentrales Nervensystem

Einleitung

Das vorliegende Buch widmet sich einem Ereignis, das zwar sehr selten ist, im Fall seines Eintritts aber von höchster Bedeutung: der Geburt eines Kindes unter den Bedingungen der Präklinik. Die Besonderheit dieses Ereignisses liegt nicht nur in seiner Seltenheit, sondern auch darin, dass die Einsatzkräfte plötzlich mit zwei Patienten konfrontiert sind – Mutter und Neugeborenes. Obwohl eine Schwangerschaft und die Geburt an sich keine Krankheiten sind, stellt eine präklinische Geburt das vor Ort agierende Rettungsteam oft vor emotionale und kognitive Herausforderungen und erfordert schnelles und kompetentes Handeln in einer unbekannten und stressigen Situation.

Komplikationen während der Geburt können die Unsicherheiten, die mit jedem seltenen Ereignis einhergehen, verstärken. So muss sich das Team während des Einsatzes neuen Herausforderungen stellen, wie zum Beispiel den Fragen nach der richtigen Medikation und Dosierung oder der Frage nach der Wahl der geeigneten Zielklinik und vielem mehr.

Um den Einsatz bei einer präklinischen Geburt zu erleichtern und die Versorgung von Mutter und Kind zu verbessern, wurde dieses Buch verfasst. Es umfasst den gesamten Zeitraum einer Schwangerschaft, angefangen bei der Befruchtung der Eizelle bis zur Versorgung des Neugeborenen nach der Geburt. Von der Darstellung und Erklärung der Phasen einer Schwangerschaft bis hin zur Dokumentation im Mutterpass behandelt es mögliche Komplikationen während der Schwangerschaft, des Geburtsverlaufs sowie der Erstversorgung des Neugeborenen.

Dieses Buch richtet sich an alle, die in der Präklinik mit einer Geburt konfrontiert werden können, darunter Notärzte, Notfallsanitäter, Hebammen sowie andere Rettungsdienstmitarbeiter und medizinisches Fachpersonal. Die Autoren hoffen, dass dieses Buch nicht nur die Versorgungssicherheit und -qualität erhöht, sondern auch das Selbstbewusstsein und die Kompetenz des Teams stärkt, um in solch herausfordernden Situationen effektiv handeln zu können.

Unser Autorenteam besteht aus einem Notfallsanitäter sowie Berufspädagogen im Rettungsdienst, einer Fachärztin für Kinder- und Jugendmedizin mit Schwerpunkt Neonatologie, einer Hebamme mit Rettungsdiensterfahrung und einem Facharzt für Frauenheilkunde und Geburtshilfe mit Fachkenntnissen in spezieller Geburtshilfe und Perinatalmedizin sowie Notfallmedizin. Zusammen haben wir dieses Buch aus den Sichtweisen der unterschiedlichen Professionen geschrieben, um Leserinnen und Lesern ein umfassendes und praxisnahes Handbuch für die präklinische Geburtshilfe zu bieten. Wir sind überzeugt, dass diese interdisziplinäre Herangehensweise Ihnen helfen wird, Ihre Fähigkeiten zu erweitern und in jeder Situation eine optimale Versorgung zu gewährleisten.

Die Autorinnen und Autoren
Würzburg, Herbst 2024

1 Erstes Trimenon – Frühschwangerschaft – bis zur 12. SSW

1.1 Schwangerschaftsdauer

Der **weibliche Zyklus** beginnt mit dem ersten Tag der Menstruation. Andere Begriffe hierfür sind u. a. Periode, Monatsblutung oder Menses. Die Menstruation ist gekennzeichnet durch eine vaginale Blutung, die meist mehrere Tage dauert. Hierbei handelt es sich um Gebärmutterschleimhaut (Endometrium), die abgestoßen wird. In der anschließenden Follikelphase reift der Follikel heran und die Gebärmutterschleimhaut baut sich wieder auf. In der Mitte des Zyklus, also ca. am 14. Tag, findet der Eisprung (Ovulation) statt. Nun ist die Eizelle für ca. 24 Stunden befruchtungsfähig. Die Lutealphase, also die zweite Zyklushälfte, ist nun davon abhängig, ob eine Schwangerschaft entsteht oder nicht. Entweder es findet eine Einnistung (Nidation) der befruchteten Eizelle in das Endometrium statt, woraufhin humanes Choriongonadotropin (hCG) gebildet wird und es zu keiner weiteren Blutung kommt. Oder es setzt nach ungefähr zwei Wochen wieder die nächste reguläre Monatsblutung ein, wenn es zu keiner Befruchtung durch Spermien kommt.

Die Zykluslänge ist mit 28 Tagen angegeben, variiert bei den meisten Frauen aber. Zykluslängen zwischen 21 und 35 Tagen sind als physiologisch anzusehen.

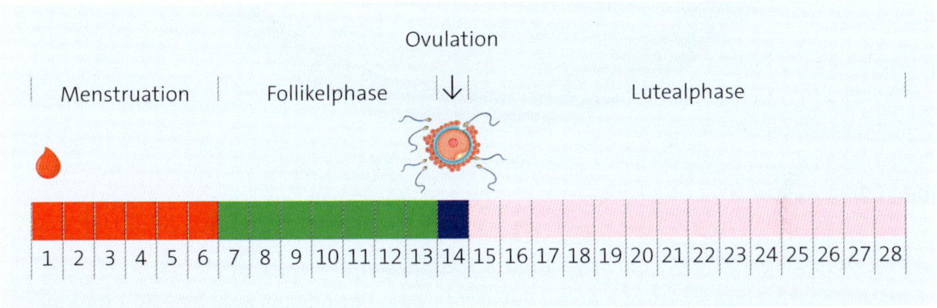

Abb. 1.1: Weiblicher Zyklus

Praxistipp

Die erste Monatsblutung (Menarche) findet meist zwischen dem 11. und 13. Lebensjahr und die letzte Monatsblutung (Menopause) zwischen dem 50. und 52. Lebensjahr statt. In diesem Zeitraum besteht die Möglichkeit, schwanger zu werden. Hier sollte beim SAMPLER-Schema immer das +S als mögliche Schwangerschaft in Betracht gezogen werden!

Eine Schwangerschaft (Gravidität oder Gestation) beginnt mit der Befruchtung (Konzeption) der Eizelle durch ein Spermium und endet mit der Geburt; dieser Zeitraum wird als Schwangerschaftsdauer bezeichnet. Das aktuelle Schwangerschaftsalter kann anhand der letzten Periode oder des Entbindungstermins bestimmt werden. Hierzu gibt es praktische Hilfsmittel wie ein Gravidarium (Abb. 1.2) oder Apps.

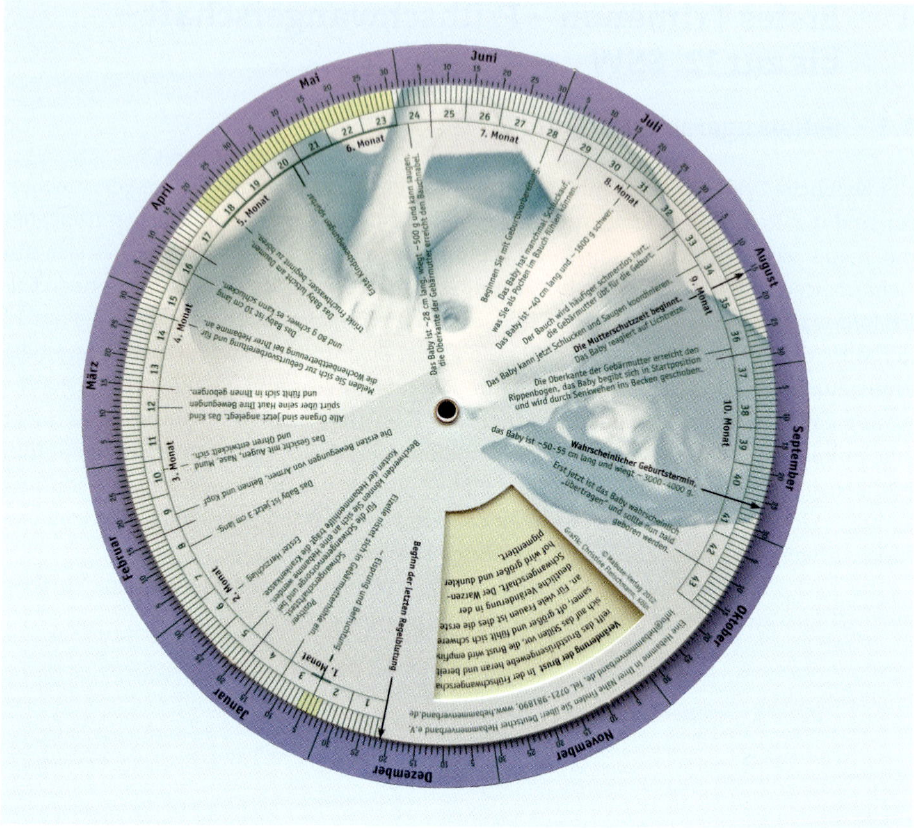

Abb. 1.2: Gravidarium

Es gibt zwei Möglichkeiten, die **Schwangerschaftsdauer** anzugeben:

- post menstruationem (p. m.): erster Tag der letzten Periode bis zum errechneten Entbindungstermin (281 Tage = 40 Wochen = 10 Mondmonate)
- post conceptionem (p. c.): Konzeption bis zum errechneten Entbindungstermin (266 Tage – 38 Wochen – 9,5 Mondmonate) (Hinweis: 1 Mondmonat = 28 Tage).

Bei der Angabe p. c. handelt es sich um die „echte“ Schwangerschaftsdauer, da bei der Angabe p. m. bereits ab zwei Wochen vor der Konzeption gerechnet wird. Das hat den Hintergrund, dass der erste Tag der letzten Periode oft einfacher festzumachen ist als der Konzeptionstermin. Dieser ist meist nur bei Sterilitätsbehandlungen exakt zu bestimmen. In der geburtshilflichen Praxis (und auch in diesem Buch) wird deshalb die Schwangerschaftswoche (SSW) p. m. angegeben.

Es gibt verschiedene Möglichkeiten, den aktuellen Stand der Schwangerschaft anzugeben: Zum einen ist eine grobe Einteilung in die drei Trimena möglich (I. Trimenon [1. – 12. SSW], II. Trimenon [13. – 27. SSW], III. Trimenon [28. – 40. SSW]), zum anderen kann der

Monat angegeben werden (Beispiel: 7. Monat). Genauer ist es allerdings, die Schwangerschaftswochen anzugeben. Hierbei handelt es sich um einen Zeitraum von einer Woche, also sieben Tagen. Es werden immer alle begonnenen Schwangerschaftswochen berücksichtigt (Beispiel: 25. SSW). Die auf den Tag genaue und deshalb auch bei Fachpersonal angewandte Variante ist die „Plus-Angabe". Hier werden alle abgeschlossenen Schwangerschaftswochen **plus** die Tage der begonnenen Woche angegeben. Diese werden mit +0 bis +6 bezeichnet (Beispiel: 24+2 SSW).

Tab. 1.1: Möglichkeiten der Angabe von SSW

abgeschlossene SSW	begonnene SSW	Angabe
36	1	37. SSW
36	+ 5 Tage	36+5 SSW

Der **Entbindungstermin** (ET) wird mit der Naegele-Regel (vgl. Schild 2016, S. 191) berechnet:

- einfache Naegele-Regel (bei 28-tägigem Zyklus) (Naegele 1812):
  erster Tag der letzten Menstruation + 7 Tage - 3 Monate + ein Jahr
- erweiterte Naegele-Regel:
  erster Tag der letzten Menstruation + 7 Tage - 3 Monate + ein Jahr +/- der Abweichung vom 28-tägigen Zyklus.

Der errechnete Entbindungstermin wird auf die 40+0 SSW datiert.

Beispiel: Entbindungstermin berechnen

Zyklus von 28 Tagen, letzte Periode 29.08. → ET 05.06.

Zyklus von 25 Tagen, letzte Periode 25.02. → ET 29.11.

Zyklus von 31 Tagen, letzte Periode 14.11. → ET 24.08.

MUTTERPASS GEMEINSAMER BUNDESAUSSCHUSS

Schwangerschaftsalter

Seite 6: Terminbestimmung

Letzte Periode
Berechneter Entbindungstermin
Entbindungstermin (ggf. nach Verlauf korrigiert)

Seite 7: Gravidogramm

Datum der letzten Vorsorgeuntersuchung mit entsprechender SSW oder SSW ggf. korrigiert → addieren der seither vergangenen Tage für aktuelles Schwangerschaftsalter!

Abb. 1.3: Angaben zum „Schwangerschaftsalter" im Mutterpass

1.2 Mutterpass

Der Mutterpass ist ein persönliches Dokument, das bei Feststellung der Schwangerschaft vom Gynäkologen oder von der Hebamme ausgestellt wird. Der Mutterpass enthält alle in der Schwangerschaft erhobenen Befunde. Da es keine Übersicht mit relevanten Informationen für den Notfall gibt, müssen diese auf den einzelnen Seiten nachgeschlagen werden.

In Deutschland gibt es ein bundeseinheitliches Heft, das die Frau in der Schwangerschaft und auch im Wochenbett immer bei sich tragen sollte. Seit 1. Januar 2022 steht für gesetzlich versicherte Schwangere alternativ der elektronische Mutterpass (E-Mutterpass) als Teil der elektronischen Patientenakte (ePA) zur Verfügung. Die Frau muss dem jeweiligen medizinischen Fachpersonal Zugriff auf die elektronische Patientenakte und somit den E-Mutterpass erteilen. Die Nutzung in Notfallsituationen kann dadurch nur eingeschränkt möglich sein, was für den Rettungsdienst im Gegensatz zur Papierform eine Herausforderung darstellt. Abgesehen davon müssen zusätzlich noch technische Voraussetzungen geschaffen werden (vgl. Kassenärztliche Bundesvereinigung o. J.).

Online-Dokument Mutterpass des G-BA:

bit.ly/GiRD-Mutterpass

Praxistipp

Bei einer schwangeren Patientin sollte immer der Mutterpass als Ergänzung zur Anamnese eingesehen werden. Dieser wird vom Rettungsdienst bei der Übergabe in der Klinik mit abgegeben.

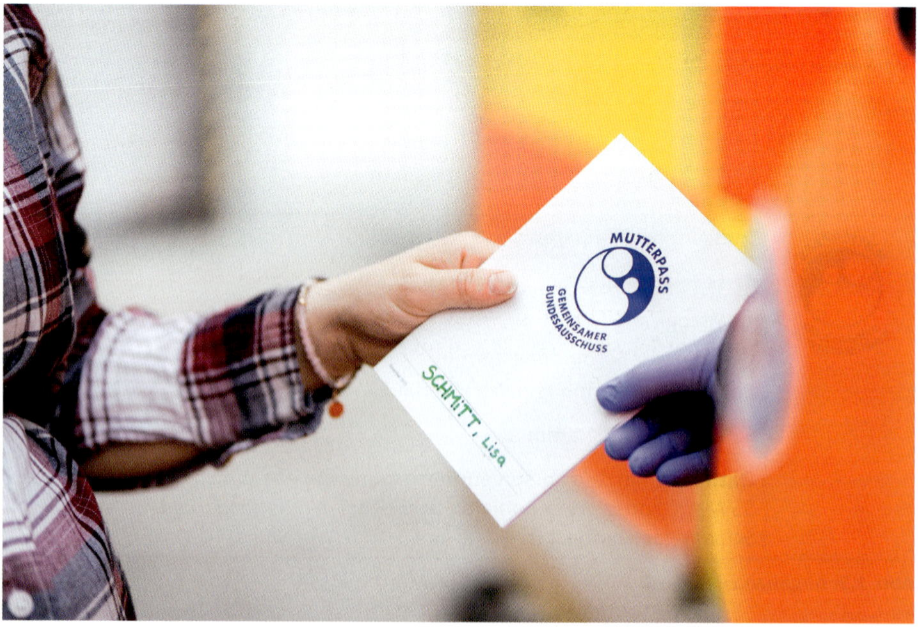

Abb. 1.4: Mutterpass

Achtung: Verneint die Frau bei der Anamneseerhebung die Schwangerschaft, sollte immer bedacht werden, dass sie eventuell (noch) gar nicht weiß, dass sie schwanger ist. Ist die Schwangerschaft noch nicht „offiziell" diagnostiziert, gibt es auch keinen Mutterpass.

Seite 0

Hier finden sich Hinweise für die Schwangere, z. B. „Schwangerschaft und Geburt sind natürliche Vorgänge und stellen keine Krankheit dar. Manchmal können sie allerdings mit einem erhöhten Risiko für Mutter und Kind belastet sein" (Gemeinsamer Bundesausschuss 2021). Diese Information ist auch für die Mitarbeiter des Rettungsdienstes relevant, die meist zu Notfällen alarmiert werden. Schwangerschaft und Geburt sind im Gegensatz dazu primär als physiologisch anzusehen. Trotzdem sollte man auf ein Worst-Case-Szenario, d. h. einen Notfall, vorbereitet sein (Kap. 10.1).

Seite 1

Die Stempel des Arztes, der Klinik bzw. mitbetreuenden Hebamme liefern Hinweise auf das betreuende Fachpersonal. Die entsprechende Klinik ist bei der Wahl des Transportzieles zu berücksichtigen. Im Fall der einsetzenden Geburt kann versucht werden, die betreuende Hebamme hinzuzuziehen.

Seite 2 und 3

Auf diesen Seiten sind die Blutgruppe und der Rötelnschutz vermerkt (Rötelnimpfung, Rötelnantikörpertest). Außerdem sind Laboruntersuchungen, die zu unterschiedlichen Zeitpunkten in der Schwangerschaft gemacht werden, dokumentiert: zwei Antikörper-Such-Tests sowie Tests auf die beiden sexuell übertragbaren Krankheiten Chlamydien und Syphilis (LSR = Lues-Such-Reaktion). Die Ständige Impfkommission (STIKO) empfiehlt außerdem die Impfungen gegen Influenza und Pertussis besonders in der Schwangerschaft. Ob eine Impfung vorliegt, ist im Mutterpass auf diesen Seiten dokumentiert. Ab 32+0 SSW findet der Nachweis von Hepatitis B (HBs-Antigen) statt. Bei einem positiven Ergebnis ist durch den Rettungsdienst auf Eigenschutz zu achten!

Seite 4

Bei Rhesus-negativen Schwangeren wird ein nichtinvasiver Pränataltest zur Bestimmung des fetalen Rhesus-Faktors durchgeführt (s. u.).

Im Feld „Beratung der Schwangeren" ist darauf zu achten, ob unter f) der HIV-Test dokumentiert ist. Das Ergebnis darf nicht im Mutterpass dokumentiert werden (vgl. Gemeinsamer Bundesausschuss 2015, S. 5), kann aber zum Eigenschutz bei der Schwangeren erfragt werden.

Die Angaben zu vorausgegangenen Schwangerschaften umfassen das jeweilige Jahr, Details zum Ausgang der Schwangerschaften und Geburten, z. B. Geburtsmodus (Tab. 1.2), Abort, Schwangerschaftsabbruch (Abruptio), Extrauteringravidität (EUG), Schwangerschaftsdauer, Geburtsverlauf, Komplikationen, Kindsgewicht und Geschlecht. Diese Informationen sollten vom Rettungsdienst unbedingt bei der aktuellen Schwangerschaft bzw. Geburt berücksichtigt werden.

Tab. 1.2: Geburtsmodi

Spontangeburt	vaginal-operative Geburt	Kaiserschnitt (Sectio caesarea)
(SpP, Partus = Geburt)	– Vakuumextraktion (VE), „Saugglocke“ – Forzeps, „Geburtszange“	– primär: vor Geburtsbeginn – sekundär: nach Geburtsbeginn – Notsectio: unmittelbare Lebensbedrohung für Mutter oder Fetus → Entschluss-Entwicklungs-Zeit (E-E-Zeit) maximal 20 min – elektiv: auf Wunsch ohne medizinische Indikation

Seite 5

Am Seitenbeginn sind Alter, Gewicht und Größe der Mutter festgehalten. Dort sind außerdem Gravida (lat. gravida „schwanger“) und Para (lat. parere „gebären“) in römischen Ziffern angegeben, also die Anzahl der Schwangerschaften und Geburten. Zu den Schwangerschaften zählen sowohl die aktuelle Schwangerschaft als auch die ausgetragenen Schwangerschaften sowie mögliche Aborte, Abruptios und EUG. Alle Lebend- und Totgeburten bilden die Geburtenzahl. Mehrlinge werden sowohl als eine Schwangerschaft als auch eine Geburt gezählt. Es geht hier also nicht um die Anzahl der Kinder. Die Einordnung als Erst- oder Mehrgebärende kann zur Einschätzung der Geburtsdauer sinnvoll sein.

Fallbeispiel: Gravida / Para

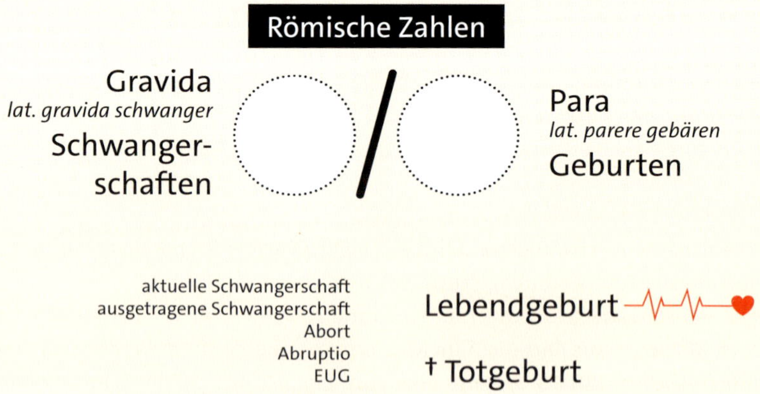

Situation: Sie befinden sich bei einer schwangeren Patientin. Im Mutterpass lesen Sie, dass es sich um eine V/II handelt. Welche Informationen können Sie daraus schließen?

Antwort: Da die Frau bereits zwei Kinder geboren hat (Para) und aktuell schwanger ist, gibt es anamnestisch zwei weitere Schwangerschaften als Abort, Abruptio oder EUG.

Abb. 1.5: Gravida/Para

Die Angaben im Katalog A „Anamnese und allgemeine Befunde/Erste Vorsorge-Untersuchung" werden bei der ersten Vorsorgeuntersuchung erhoben und können präklinisch die Anamnese ergänzen. **Achtung:** Die Bewertung des Arztes zum Schwangerschaftsrisiko, also der Risikofaktoren (z. B. chronische Vorerkrankungen, Mutter ist Raucherin usw.), ist nicht gleichbedeutend mit einer „Risikoschwangerschaft"!

Es folgen nun Erklärungen zu ausgewählten Angaben, die auf Seite 5 des Mutterpasses dokumentiert sind:

Alter ________ Jahre Gewicht vor SS-Beginn ________ kg Größe ________ cm
Gravida ________ Para ________

A. Anamnese und allgemeine Befunde/Erste Vorsorge-Untersuchung

	ja		nein
1. Familiäre Belastung (z.B. Diabetes, Hypertonie, Fehlbildungen, genetische Krankheiten, psychische Krankheiten ________)	❑	1.	❑
2. Frühere eigene schwere Erkrankungen (z.B. Herz, Lunge, Leber, Nieren, ZNS, Psyche) ggf. welche ________	❑	2.	❑
3. Blutungs-/Thromboseneigung	❑	3.	❑
4. Allergie, z.B. gegen Medikamente ________	❑	4.	❑
5. Frühere Bluttransfusionen	❑	5.	❑
6. Besondere psychische Belastung (z.B. familiäre oder berufliche)	❑	6.	❑
7. Besondere soziale Belastung (Integrationsprobleme, wirtsch. Probleme)	❑	7.	❑
8. Rhesus-Inkompatibilität (bei vorangegangenen Schwangerschaften)	❑	8.	❑
9. Diabetes mellitus	❑	9.	❑
10. Adipositas	❑	10.	❑
11. Kleinwuchs	❑	11.	❑
12. Skelettanomalien	❑	12.	❑
13. Schwangere unter 18 Jahren	❑	13.	❑
14. Schwangere über 35 Jahren	❑	14.	❑
15. Vielgebärende (mehr als 4 Kinder)	❑	15.	❑
16. Zustand nach Sterilitätsbehandlung	❑	16.	❑
17. Zustand nach Frühgeburt (vor Ende der 37. SSW)	❑	17.	❑
18. Zustand nach Mangelgeburt	❑	18.	❑
19. Zustand nach 2 oder mehr Fehlgeburten/Abbrüchen	❑	19.	❑
20. Totes/geschädigtes Kind in der Anamnese	❑	20.	❑
21. Komplikationen bei vorausgegangenen Geburten ggf. welche ________	❑	21.	❑
22. Komplikationen post partum ggf. welche ________	❑	22.	❑
23. Zustand nach Sectio	❑	23.	❑
24. Zustand nach anderen Uterusoperationen ggf. welche ________	❑	24.	❑
25. Rasche Schwangerschaftsfolge (weniger als 1 Jahr)	❑	25.	❑
26. Andere Besonderheiten ggf. welche ________	❑	26.	❑

Nach ärztlicher Bewertung des Kataloges A liegt bei der Erstuntersuchung ein Schwangerschaftsrisiko vor ❑

Besonderheiten

Abb. 1.6: Katalog A „Anamnese und allgemeine Befunde/Erste Vorsorge-Untersuchung" im Mutterpass

Unter „8. **Rhesus-Inkompatibilität** (bei vorausgegangenen Schwangerschaften)" ist die Rhesus-Unverträglichkeit festgehalten. Voraussetzung für eine Inkompatibilität ist eine Rhesus-negative Mutter mit einem Rhesus-positiven Kind (ca. 12 %). In der ersten Schwangerschaft oder unter der Geburt bilden sich bei der Einschwemmung von kindlichen Erythrozyten in den mütterlichen Organismus Antikörper gegen D. In der folgenden Schwangerschaft gelangen die Antikörper durch die Plazenta zum Kind und schädigen durch eine Immunreaktion dessen Erythrozyten. Unbehandelt ist eine Rhesus-Unverträglichkeit tödlich für das Kind. Deshalb wird in der Schwangerschaft bereits der kindliche Rhesus-Faktor bestimmt (Mutterpass S. 4 „NIPT-RhD"). Ist das Kind Rhesus-positiv, erhält die Schwangere zwischen der 28. und 30. SSW eine medikamentöse Rhesus-Prophylaxe (Mutterpass S. 8 „Anti-D-Prophylaxe"). Diese wird innerhalb von 72 Stunden nach der Geburt noch einmal wiederholt (Mutterpass S. 15 „Wochenbett"). Der indirekte Coombstest (Mutterpass S. 6, Katalog B Nr. 44) dient dem Nachweis von Antikörpern gegen Erythrozyten.

16. Zustand nach Sterilitätsbehandlung: Als Sterilität wird entweder die Unfruchtbarkeit der Frau oder die Zeugungsunfähigkeit beim Mann bezeichnet. Die Schwangerschaft ist demnach durch künstliche Befruchtung entstanden (Kap. 1.3).

18. Zustand nach Mangelgeburt: Hierbei handelt es sich um ein hypotrophes Neugeborenes mit einem Geburtsgewicht < 10. Perzentile (Wachstumskurve). Dies wird als SGA (Small for Gestational Age) bezeichnet.

Seite 6

Im **Katalog B** sind besondere **Befunde im Schwangerschaftsverlauf** aufgeführt.

Es folgen Erklärungen zu ausgewählten Angaben, die auf Seite 6 des Mutterpasses dokumentiert sind:

- 36. (Poly-)Hydramnion: abnorm vermehrtes Fruchtwasser („zu viel")
- 37. Oligohydramnion: Fruchtwassermangel („zu wenig")

B. Besondere Befunde im Schwangerschaftsverlauf

27. Behandlungsbedürftige Allgemeinerkrankungen, ggf. welche ______

28. Dauermedikation	43. Harnwegsinfektion
29. Abusus	44. Indirekter Coombstest positiv
30. Besondere psychische Belastung	45. Risiko aus anderen serologischen Befunden
31. Besondere soziale Belastung	46. Hypertonie (Blutdruck über 140/90 mmHg)
32. Blutungen vor der 28. SSW	47. Pathologische Eiweißausscheidung
33. Blutungen nach der 28. SSW	48. Mittelgradige – schwere Ödeme
34. Placenta praevia	49. Hypotonie
35. Mehrlingsschwangerschaft	50. Gestationsdiabetes
36. Hydramnion	• Vortest durchgeführt: ja/nein auffällig: ja/nein
37. Oligohydramnie	• Diagnosetest durchgeführt: ja/nein auffällig: ja/nein
38. Terminunklarheit	51. Einstellungsanomalie
39. Plazenta-Insuffizienz	52. Andere Besonderheiten
40. Isthmozervikale Insuffizienz	ggf. welche ______
41. Vorzeitige Wehentätigkeit	
42. Anämie	

Abb. 1.7: Katalog B „Besondere Befunde im Schwangerschaftsverlauf" im Mutterpass

- 40. Isthmozervikale Insuffizienz: vorzeitige Verkürzung des Gebärmutterhalses (Zervix) in der Schwangerschaft
- 44. Indirekter Coombstest positiv (s. o. Rhesus-Inkompatibilität)
- 51. Einstellungsanomalie: regelwidrige Position des fetalen Kopfes im maternalen Becken.

Diese Befunde der aktuellen Schwangerschaft haben Einfluss auf Schwangerschaft, Geburt und Wochenbett und sind deshalb unbedingt zu beachten!

Außerdem steht auf Seite 6 die **Terminbestimmung**. Es sind zuerst Zyklus- und Blutungsdauer angegeben. Außerdem der erste Tag der letzten Periode. Der Konzeptionstermin kann vor allem bei Sterilitätsbehandlungen sicher angegeben werden. Mit diesen Angaben wird der Entbindungstermin berechnet (Kap. 1.1). Der anamnestische Entbindungstermin soll in der Frühschwangerschaft durch Ultraschall kontrolliert und bei einer Abweichung um +/-7 Tage korrigiert werden (vgl. Deutsche Gesellschaft für Gynäkologie und Geburtshilfe 2020a, S. 28). In diesem Fall verliert der berechnete Entbindungstermin seine Gültigkeit. Es wird also immer vom zuletzt korrigierten Entbindungstermin ausgegangen! Anhand des ersten Tages der letzten Periode oder des Entbindungstermins lässt sich das aktuelle Schwangerschaftsalter angeben.

Seite 7 – 8

Auf den Seiten befindet sich das Gravidogramm und im oberen Bereich der Seite ist die Anti-D-Prophylaxe dokumentiert, falls die Mutter einen negativen Rhesus-Faktor hat.

Im **Gravidogramm** (Abb. 1.8) werden die Vorsorgeuntersuchungen dokumentiert. In der Tabelle steht neben der Datumsangabe die entsprechende Schwangerschaftswoche der Vorsorgeuntersuchung. Laut Mutterschafts-Richtlinien sollen diese anfangs alle vier Wochen und in den letzten zwei Schwangerschaftsmonaten (ab 32+0 SSW) im zweiwöchigen Rhythmus stattfinden. Bei Risikoschwangerschaften werden die Untersuchungen engmaschiger durchgeführt. Ab dem Entbindungstermin sollen engmaschigere Kontrollen alle zwei bis drei Tage stattfinden, um Risiken v. a. durch Plazentainsuffizienz frühzeitig zu erkennen.

Angaben des Gravidogramms sind unter anderem:

- Fundusstand
- Kindslage
- Herztöne
- Kindsbewegungen
- Ödeme
- Varikosis
- Gewicht der Gravida
- Blutdruck (RR syst./diast.)
- Hb-Wert
- Urinwerte (Eiweiß, Zucker, Nitrit).

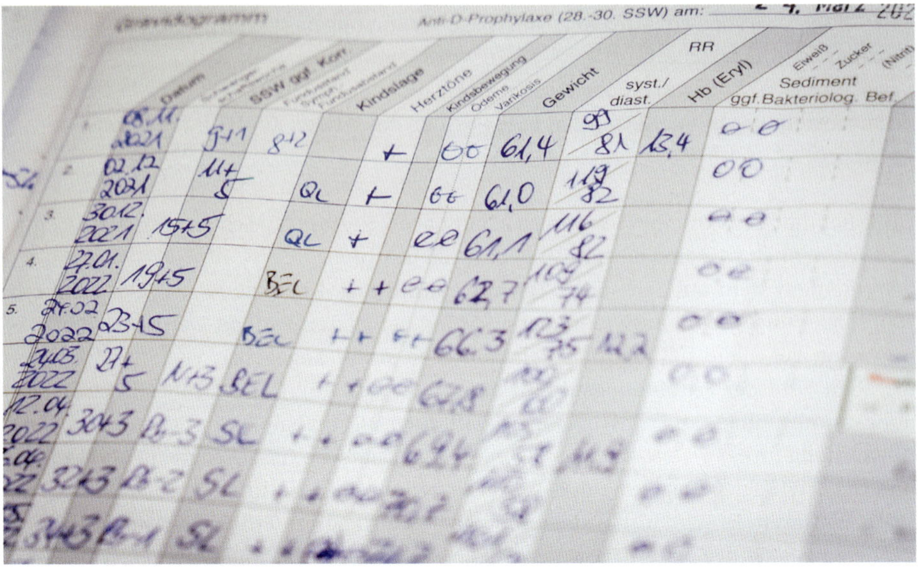

Abb. 1.8: Ausgefülltes Gravidogramm im Mutterpass

Der **Fundusstand** bezeichnet den Höhenstand der Oberkante der Gebärmutter und wird mit S(ymphyse) bzw. N(abel) +/- Querfinger angegeben. Dieser ist – wenn über Nabelniveau tastbar – auch Entscheidungskriterium für einen Notfallkaiserschnitt nach einem Herz-Kreislauf-Stillstand der Mutter von > 4 Minuten (vgl. Deutscher Rat für Wiederbelebung 2021, S. 102, Kap. 9.4). Außerdem wird der Symphysen-Fundus-Abstand gemessen. Diese beiden Befunde geben Anhaltspunkte zum Wachstum des Kindes (vgl. Stiefel und Stiefel 2020, S. 304 f.).

Im Gravidogramm ist die **Kindslage** abgekürzt angegeben:

- SL = Schädellage
- BEL = Beckenendlage
- QL = Querlage
- SchL = Schräglage.

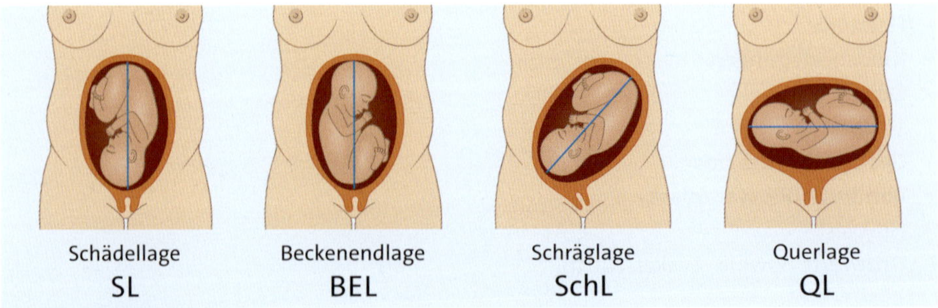

Abb. 1.9: Kindslagen

Falls bei der Kindslage eine Zahl angegeben ist, drückt diese aus, ob sich der kindliche Rücken auf der linken (I.) oder rechten (II.) Seite der Mutter befindet und ist als „Stellung" definiert. Die Lage des Kindes ist entscheidend, ob eine vaginale Geburt vor Ort präklinisch möglich ist (SL, BEL), die Geburt präklinisch vermieden werden sollte (BEL) oder es sich um eine geburtsunmögliche Lage (QL, SchL) handelt.

Die **Herztöne** des Ungeborenen werden mit „+" für vorhanden dokumentiert. Manchmal ist noch die Baseline (Grundlinie der fetalen Herzfrequenz [FHF]) angegeben, die physiologisch im Bereich zwischen 110 – 160 Schlägen/min liegt.

Auch Kindsbewegungen, Ödeme, Varizen, Gewicht der Gravida, Blutdruck, Hämoglobinwert (Hb) und Urin werden regelmäßig kontrolliert und im Gravidogramm dokumentiert. Die Kombination der Symptome Ödeme, Blutdruck und Eiweiß im Sediment deuten auf eine Präeklampsie hin (Kap. 3.5.2).

Bei der vaginalen Untersuchung werden die Portio und der Muttermund beurteilt.

Praxistipp

SAMPLER-Anamnese mit dem Mutterpass:

- **S**ymptome: –
- **A**llergien: Seite 5 Nr. 4
- **M**edikamente: Seite 6 Nr. 28, Seite 8 Spalte „Sonstiges/Therapie/Maßnahmen"
- **P**atientenvorgeschichte: Seite 5 v. a. Nr. 2
- **L**etzte ...: –
- **E**reignis: –
- **R**isikofaktoren: Seite 5 Nr. 16 – 26, Seite 6 (Katalog B), Seite 7 – 8 Gravidogramm, Seite 9 „Stationäre Behandlung während der Schwangerschaft"

Seite 9

Auf dieser Seite sind Besonderheiten zu den Katalogen A und B sowie veranlasste Maßnahmen dokumentiert.

Der Abschnitt „Stationäre Behandlung während der Schwangerschaft" liefert Hinweise über einen Klinikaufenthalt mit Datum, Ort, Diagnose und Therapie. Diese Informationen können Hinweise zu behandlungspflichtigen Befunden und zum Transportziel liefern.

Die kardiotokografischen Befunde (CTG) zeigen die fetale Herzfrequenz und die Wehentätigkeit (Kap. 4.2).

Seite 10 – 14

Die drei Ultraschalluntersuchungen, die laut Mutterschafts-Richtlinien in der Schwangerschaft vorgesehen sind, sind auf diesen Seiten im Detail beschrieben. Wenn Ultraschallkontrolluntersuchungen, weiterführende Ultraschalluntersuchungen und dopplersonografische Untersuchungen vorgenommen wurden, sind dieses auch hier dokumentiert.

Außerdem finden sich hier die Normkurven (Perzentilen) für den fetalen Wachstumsverlauf.

Seite 15/16

Unter der „Abschluss-Untersuchung/Epikrise" werden kurz Schwangerschaft, Geburt und frühes Wochenbett zusammengefasst. Auch die zweite Untersuchung nach der Entbindung beim betreuenden Gynäkologen sechs bis acht Wochen post partum (p. p.) wird zum Abschluss des Wochenbettes hier dokumentiert. Folglich sind diese Seiten nur ausgefüllt, wenn die Frau sich aktuell im Wochenbett befindet oder es sich um eine vorausgegangene Geburt handelt.

Seite 17–32

In einem Mutterpass ist Platz zur Dokumentation von zwei Schwangerschaften. Diese Seiten sind deshalb identisch mit den Seiten 1–16. Darum muss man beim Lesen des Mutterpasses immer darauf achten, ob man sich bei der Dokumentation der aktuellen Schwangerschaft befindet.

Merke

Wichtigste Informationen aus dem Mutterpass:

- **bei einsetzender Geburt**
  - aktuelle SSW → Transportentscheidung:
    Seite 6: ET
    Seite 7: SSW bei letzter Vorsorge
    Seite 4: Angaben zu vorausgegangenen Entbindungen
  - Lage des Kindes:
    Seite 7: Gravidogramm und Kindslage
- **zusätzlich bei bevorstehender Geburt:**
  - Erst- oder Multipara (Wievieltes Kind?):
    Seite 5: Gravida/Para
  - besondere Befunde im Schwangerschaftsverlauf:
    Seite 6: Katalog B
  - Komplikationen bei vorausgegangenen Geburten:
    Seite 4: Angaben zu vorausgegangenen Entbindungen
    Seite 5: Nr. 16–23
    Seite 15: Geburt

1.3 Notfälle nach assistierter Reproduktionsmedizin / künstlicher Befruchtung

Ein Teil der entstandenen Schwangerschaften in der heutigen Zeit ist bedingt durch assistierende Techniken der Reproduktionsmedizin (ART). Darunter sind die intrauterine Insemination und die In-vitro-Fertilisation (IVF) bzw. die intrazytoplasmatische Spermieninjektion (ICSI) zu verstehen.

Bei der intrauterinen Insemination wird kurz vor dem Ovulationszeitpunkt eine aufgearbeitete Menge an Spermien direkt in die Gebärmutterhöhle appliziert. Nach der intrauterinen Insemination gibt es keine speziellen rettungsdienstlichen relevanten Komplikationen.

Die IVF-Behandlung ist die Befruchtung der Eizellen durch die Spermien selbst, ähnlich wie im Eileiter, nur außerhalb des Körpers. Bei der ICSI-Behandlung wird ein einzelnes Spermium direkt in das Zytoplasma der Eizelle eingebracht. Bei den Methoden der IVF und der ICSI sind das ovarielle Überstimulationssyndrom (OHSS), intraabdominelle Blutungen und Infektionen als mögliche Komplikationen rettungsdienstlich relevant.

MUTTERPASS
GEMEINSAMER BUNDESAUSSCHUSS

Assistierte Reproduktionsmedizin / künstliche Befruchtung

Seite 5

16. Zustand nach Sterilitätsbehandlung
ggf. bei Besonderheiten noch Hinweis auf Art (Insemination, IVF, ICSI) oder Zeitpunkt des Embryonentransfers

Abb. 1.10: Angaben zur „assistierten Reproduktionsmedizin/künstlichen Befruchtung" im Mutterpass

Präklinische Diagnostik:
Das **ovarielle Überstimulationssyndrom** ist eine potenziell lebensbedrohliche Komplikation der ovariellen Stimulationstherapie. Pathophysiologisch liegt eine Schrankenstörung des Bauchfells (Peritoneum) vor, die zu einem entzündlich bedingten Austritt von protein- und zellhaltiger Flüssigkeit aus den Gefäßen in das umliegende Gewebe führt (Exsudation). Beim OHSS ist die Diagnose präklinisch sehr schwierig, da sich das Krankheitsbild sehr unterschiedlich äußert. Deshalb ist bei einem unklaren Abdomen diagnostisch auch an das selten vorkommende OHSS zu denken. Klinisch fallen die Patientinnen mit OHSS meist mit unspezifischen Bauchschmerzen sowie einem rasch (zwölf Stunden bis wenige [sechs] Tage) an Volumen zunehmenden Abdomen (Aszites) auf.

Eine **Infektion** nach Follikelpunktion präsentiert sich präklinisch in der Regel als unklares Abdomen mit Beschwerden im Unterbauch. Hierbei ist die weitere Differenzierung der Diagnose des akuten Abdomens präklinisch kaum möglich, sodass die Weiterversorgung der Patientin je nach Beschwerden und Symptomen entweder durch das Zentrum der Kinderwunschbehandlung oder eine Einheit mit gynäkologischer Abteilung anzustreben ist.

Bei der **intraabdominellen Blutung**, die im Zusammenhang mit der Follikelpunktion sehr selten auftritt, kann abhängig von der Blutmenge ein relevanter Volumenverlust entstehen und folgend eine Blutungsanämie bis hin zum hämorrhagischen Schock. Es besteht akuter Handlungsbedarf! Deshalb ist beim Verdacht auf ein derartiges Ereignis die Weiterversorgung in einer operativen Einheit mit gynäkologischer Abteilung anzustreben.

Präklinische Maßnahmen:
Allgemein:
- strukturiertes Vorgehen nach ABCDE-Schema (z. B. gemäß AMLS), vitale Bedrohungen im Primary Assessment und Secondary Assessment behandeln
- Basismonitoring: Atemfrequenz, SpO_2, Puls, Rekapillarisierungszeit (Rekap-Zeit), RR (im Intervall), EKG.

Ovarielles Überstimulationssyndrom und Infektion:
- Lagerung: Bauchdeckenentspannung
- intravenöser Zugang, wenn Analgesie notwendig
- Analgesie: Novalgin oder Fentanyl.

Intraabdominelle Blutung:
Das Vorgehen bei gynäkologischen und geburtshilflichen Blutungen entspricht der Behandlung einer nicht stillbaren inneren Blutung mit der Möglichkeit eines Volumenmangelschocks. Indikatoren für die Kreislaufsituation der Patientin sind die Atemfrequenz, die Rekapillarisierungszeit und die Herzfrequenz. Der Blutdruck sollte nicht allein als Indikator herangezogen werden, da Patientinnen erst sehr spät bei einem Blutverlust über 1.500 ml im Schockverlauf hypoton werden (vgl. Klausmeier 2020, S. 823).

Die Gabe von hochdosiertem Sauerstoff, ein effektiver Wärmeerhalt und eine dem Zustand entsprechende Lagerung der Patientin sind wirksame Möglichkeiten, die mit dem Volumenmangelschock einsetzende Hypothermie, Azidose, Koagulopathie und Hypokalzämie zu verzögern (vgl. Wray et al. 2021).

Grundsätzlich sollte bei einer inneren und damit nicht kontrollierbaren Blutung die permissive Hypotonie (Kap. 9.3.3) in Erwägung gezogen werden. Hierbei sollten ausreichend großlumige Zugänge angelegt werden. Eine kristalloide Volumentherapie ist die Initialtherapie bei einer Verschlechterung der Situation. Die Gabe von 1 g Tranexamsäure als Kurzinfusion (über 10 min) intravenös ist empfohlen. Zur erweiterten Volumentherapie stehen kolloidale Lösungen, z. B. Gelatinelösung 4 % 500 ml initial als Bolus – Repetition nach Wirkung möglich, zur Verfügung. Bei kritischer Hypotonie und einer nicht ausreichenden oder kontraindizierten Volumentherapie steht Cafedrin/Theodrenalin (Akrinor®) mit 0,5 ml als Bolusgabe zur Verfügung, eine Repetitionsgabe nach 5 min ist möglich; die Maximaldosis beträgt 4 ml (zwei Ampullen).

Eine Schmerztherapie kann z. B. mit Fentanyl angegangen werden. Bei allen Patienten mit einer nicht kontrollierbaren Blutung muss dem Transport in eine geeignete Klinik die höchste Priorität eingeräumt werden. Erweiterte Maßnahmen, z. B. ein zweiter intravenöser Zugang oder Tranexamsäure, sollten abhängig von den zur Verfügung stehenden personellen Ressourcen auf der Fahrt in die Klinik durchgeführt werden.
- Lagerung: Flachlagerung
- Wärmeerhalt
- Sauerstoffgabe: 15 l über High-Flow-Maske
- intravenöse Zugänge: zweimal großvolumig, Vollelektrolytlösung und Gelatinelösung
- Medikamente: Tranexamsäure (TXA), Gelatinelösung 4 %, Cafedrin/Theodrenalin, Fentanyl
- Transportpriorität.

Klinische Versorgung:
In der Klinik stehen für das OHSS neben der symptomatischen Therapie die Substitution des Intravasalvolumens und die Überwachung der Diurese im Vordergrund.

Notfall-Steckbrief

Arbeitsdiagnose: akutes Abdomen nach Kinderwunschbehandlung

Einschätzung: Patientin potenziell kritisch

SAMPLER und OPQRST:

- **S**ymptome: Zunahme des Leibesumfangs, abdominelle Schmerzen, in seltenen Extremfällen Atemnot
  - **O**nset: bei Blutung und Infektion plötzlicher Beginn mit allmählicher Zunahme, bei OHSS zweigipflig, nach der Stimulationsbehandlung und im Verlauf nach positivem Schwangerschaftsnachweis
  - **P**rovocation/**P**alliation:
    Verstärkung: auf äußeren Druck auf das Abdomen oder Anspannung der Bauchdecke
    Abschwächung: Entlastung des Bauches, z. B. im Liegen
  - **Q**uality: dumpf drückend
  - **R**adiation: vom Unterbauch ausgehend abhängig vom Ausmaß über das gesamte Abdomen ausstrahlend
  - **S**everity: numerische Rating-Skala (NRS) 1–10
  - **T**ime: bei Fortschreiten (Progredienz) zunehmend, sonst eher gleichbleibend, im Abklingen nachlassend (regredient)
- Patientenvorgeschichte: Zustand nach Stimulationsbehandlung für ART
- Risikofaktoren: hohe Anzahl gewonnener Eizellen

Medikamentöse Behandlung: Tranexamsäure, Gelatinelösung 4 %, Cafedrin/Theodrenalin, Fentanyl, Novalgin

Voranmeldung: akutes Abdomen nach Kinderwunschbehandlung

Maßnahmen / Lagerung während der Fahrt ins KH: Sauerstoff, Wärmeerhalt, permissive Hypotonie, Schmerztherapie, Lagerung je nach Zustand (Bauchdeckenentspannung bis Schocklagerung), Überwachung

Zielklinik: behandelndes Reproduktionszentrum oder gynäkologische Abteilung

1.4 Mehrlinge

Die häufigste Art von Mehrlingsschwangerschaften beim Menschen ist die Zwillingsschwangerschaft (Gemini-Gravidität). Ohne die Nutzung von Techniken der ART tritt diese mit einer Häufigkeit von 1 : 85 Schwangerschaften auf. Wenn eine Schwangerschaft aus drei Mehrlingen besteht, wird diese als Drillingsschwangerschaft bezeichnet. Diese tritt mit einer Wahrscheinlichkeit von 1 : 7.225 auf.

Mehrlingsschwangerschaften haben ein höheres Frühgeburtsrisiko, das mit der Anzahl der Mehrlinge zunimmt. Außerdem gestaltet sich der Schwangerschaftsverlauf sehr viel häufiger kompliziert, als dies bei Einlingsschwangerschaften der Fall ist.

Aufgrund des höheren Risikos für die Mutter und die zu entbindenden Kinder bei Mehrlingsentbindungen ist eine präklinische Geburt nicht empfohlen. Hier steht der Transport zur stationären Versorgung im Vordergrund.

Im Fall von Verlegungstransporten von einer Klinik mit niedriger Versorgungsstufe in eine Klinik mit höherer Versorgungsstufe besteht häufig die Möglichkeit, dass die Patientin mit einer bereits laufenden Tokolyse transportiert wird.

Mehrlinge		
Der Mutterpass wird pro Schwangerschaft und nicht pro Kind angelegt, d. h. bei Mehrlingsschwangerschaften wie bei Einlingen auch. Im Mutterpass werden dann allerdings die entsprechenden Befunde und Messwerte mit römischen Zahlen dem jeweiligen Kind (I, II, III ...) zugeordnet.		
Seite 5: Besonderheiten		
Seite 6: B. Besondere Befunde im Schwangerschaftsverlauf		
35. Mehrlingsschwangerschaft		
Seite 8: Gravidogramm – Besonderheiten		
Hier oft nochmals Vermerk: Gemini, Drillinge usw.		
Seite 10 / 11: Ultraschalluntersuchungen		
I. Screening	Mehrlinge	x ja
II. und III. Screening	Einling	x nein

Abb. 1.11: Angaben zu „Mehrlingen“ im Mutterpass

1.5 Extrauteringravidität

Bei einer Extrauteringravidität (EUG) nistet sich der Embryo nicht an der vorgesehenen Stelle in die Gebärmutterhöhle in die Gebärmutterschleimhaut ein, sondern an einer anderen Stelle. In über 90 % der Fälle findet die fehlerhafte Implantation (Einpflanzung, Nidation = Einnistung) im Bereich des Eileiters, der Tuba uterina, statt (vgl. Helmy und Kucera-Sliutz 2016, S. 33), aber auch Lokalisationen auf dem Eierstock (Ovar) oder in der Bauchhöhle sind möglich. Eine Sonderform stellt die zervikale Gravidität dar, bei der sich der Embryo in die Schleimhaut des Gebärmutterhalskanals einnistet. Diese Struktur gehört zwar zur Gebärmutter (Uterus), aber wie bei allen Formen der EUG kann diese Schwangerschaft nicht ausgetragen werden.

Eine EUG kann eine Gefährdungssituation für die Schwangere darstellen: Abhängig vom Ort der Einnistung und der Größe des Embryos kann eine EUG symptomlos verlaufen, zu einem Abort oder zu einer Ruptur des Gewebes führen.

Die EUG fällt am häufigsten mit vaginalen Blutungen auf. Diese können schmerzfrei, aber auch mit einer meist einseitigen Schmerzsymptomatik (vgl. Aktas und Weber o. J.) bis hin zum Vollbild des akuten Abdomens auftreten, was die Differenzialdiagnose zu

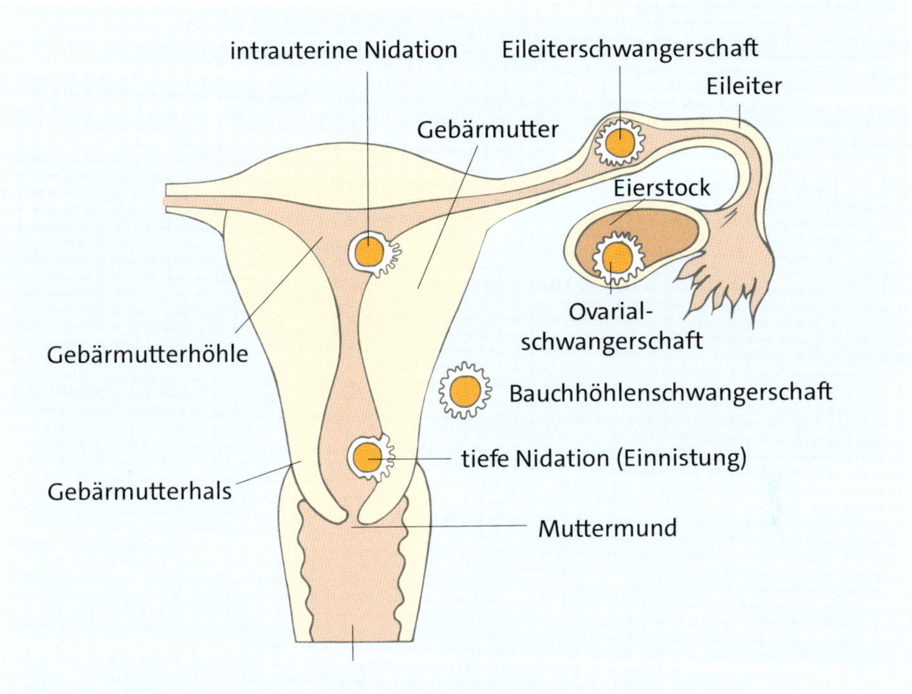

Abb. 1.12: Möglichkeiten der Einnistung einer befruchteten Eizelle

physiologischen Implantationsblutungen schwierig macht. Das akute Abdomen mit den Leitsymptomen der starken abdominellen Schmerzen, einer Abwehrspannung der Bauchdecke und der hämodynamischen Instabilität ist ein deutliches Zeichen für einen lebensbedrohlichen Zustand.

Präklinische Diagnostik:
Am häufigsten wird die EUG fünf bis neun Wochen nach Ausbleiben der Periode (Amenorrhoe) diagnostiziert, gemessen ab dem ersten Tag der letzten Regelblutung. Charakteristik und Intensität der Schmerzen sind abhängig von der peritonealen Reizung: Diffus anhaltende oder kolikartige Unterbauchschmerzen sind genauso möglich wie ein generalisierter Druckschmerz mit allen Symptomen eines akuten Abdomens. Ab der 5. SSW kann es zu einer Ruptur des Eileiters kommen, wenn der Embryo dort eingenistet ist; der Häufigkeitsgipfel liegt bei der 7. SSW. Dabei können Zerreißungsschmerzen mit später nachlassender Intensität auftreten. Eine leichte Schmierblutung kann auftreten und ist häufig wegweisend. Wurde die Schwangerschaft früh festgestellt, jedoch keine sichere intrauterine Lage, ist eine EUG möglich und zu bedenken. Auch bei Patientinnen nach einer Eizellenspende besteht das Risiko für eine EUG, da der Ort der Implantation nicht vorhersehbar ist.

Merke

Die Schmierblutung entspricht nicht dem tatsächlichen Blutverlust.

Präklinische Maßnahmen:

Die Versorgung der Patientin ist abhängig vom Ausmaß der hämodynamischen Situation und der Schmerzsymptomatik. Kreislaufstabile Patientinnen mit Verdacht auf eine EUG ohne Tubenruptur sollten genauso zügig und umsichtig behandelt werden, wie kreislaufinstabile Patientinnen mit Ruptur, da die Dynamik des Notfalls sehr hoch ist. In der Präklinik ist eine Stabilisierung des Kreislaufs, eine Schmerztherapie (z. B. mit Fentanyl) sowie der Transport mit Transportpriorität in eine geeignete Klinik vordergründig. Als Zielklinik ist eine Einheit mit einer kontinuierlichen Präsenz eines Gynäkologieteams und der Möglichkeit einer zügigen operativen Therapie zu wählen.

Allgemein:
- strukturiertes Vorgehen nach ABCDE-Schema (z. B. gemäß AMLS), vitale Bedrohungen im Primary Assessment und Secondary Assessment behandeln
- Basismonitoring: Atemfrequenz, SpO_2, Puls, Rekap-Zeit, RR (im kurzen Intervall), EKG.

Abhängig von der hämodynamischen Situation:
- Behandlung intraabdomineller Blutung: Kap. 1.3
- Lagerung: Flachlagerung
- Wärmeerhalt
- Sauerstoffgabe: 15 l über High-Flow-Maske
- intravenöse Zugänge: zweimal großvolumig, Vollelektrolytlösung und Gelatinelösung
- Medikamente: Tranexamsäure, Gelatinelösung 4 %, Cafedrin/Theodrenalin, Fentanyl
- Transportpriorität.

Klinische Versorgung:

Eine Diagnose lässt sich sowohl in der Klinik als auch in gynäkologischen Facharztpraxen durch Korrelation von Serum-hCG-Werten und vaginaler Ultraschalluntersuchung stellen, um die extrauterine Schwangerschaft nachzuweisen und ggf. ein Hämatoperitoneum darzustellen.

Die weitere Therapie in der Klinik richtet sich nach dem Allgemeinzustand der Patientin. In der Regel ist eine operative Therapie indiziert. Diese sollte beim Verdacht auf ein Hämatoperitoneum möglichst umgehend erfolgen.

In seltenen Fällen besteht die initiale Therapie abhängig von der Lage der EUG nicht in einer operativen Maßnahme, sondern in der Applikation von MTX (Methotrexat), einem milden Zytostatikum, um Trophoblastzellen der EUG untergehen zu lassen. Beispiele dafür sind die direkte Lage der EUG im Tubenabgangswinkel oder eine zervikale Gravidität.

Notfall-Steckbrief

Arbeitsdiagnose: EUG

Einschätzung: Patientin potenziell kritisch bis kritisch

SAMPLER und OPQRST:

- **S**ymptome: (einseitige) Unterbauchschmerzen, vaginale Blutung, evtl. Schocksymptome, ausbleibende Regelblutung (Amenorrhoe)
  - **O**nset: häufig akutes Schmerzereignis bei Tubenruptur, im Fall eines Hämatoperitoneums generalisiert druckschmerzhaftes Abdomen mit Punctum maximum im Unterbauch
  - **P**rovocation/**P**alliation:
    Verstärkung: auf äußeren Druck auf das Abdomen, abhängig von der Menge der aktiven Blutung in die Bauchhöhle
    Abschwächung: meist nicht
  - **Q**uality: dumpf drückend
  - **R**adiation: vom Unterbauch ausgehend abhängig vom Ausmaß über das gesamte Abdomen ausstrahlend
  - **S**everity: NRS 1–10
  - **T**ime (Verlauf): bei Zunahme, sonst eher gleichbleibend
- **P**atientenvorgeschichte: Patientin in der Altersspanne ab dem Beginn der ersten Periodenblutung bis ins fortgeschrittene Alter im Fall einer Eizellspende, ab der 5.–9. Woche nach Ausbleiben der Periode, ab dem ersten Tag der letzten Regelblutung
- **R**isikofaktoren: Operationen an den Tuben, Stimulationsbehandlung, Ovulationsinduktion, gynäkologische Infektionen, Rauchen

Medikamentöse Behandlung: kristalloide und kolloidale Infusionslösungen, Tranexamsäure, Analgetikum

Voranmeldung: V. a. EUG

Maßnahmen / Lagerung während der Fahrt ins KH: Sauerstoff, Wärmeerhalt, permissive Hypotonie, Schmerztherapie, Lagerung je nach Zustand (Bauchdeckenentspannung bis Schocklagerung), Überwachung

Zielklinik: Klinik mit Gynäkologie

1.6 Frühabort

Bei einem Abort (Fehlgeburt) handelt es sich um eine nicht mehr weiter regulär ablaufende vitale Gravidität (Kap. 3.8). Es wird ein nicht lebensfähiger Embryo/Fötus abgestoßen. Man unterscheidet zwischen Früh- und Spätabort: Die Grenze zur Einteilung liegt am Ende des I. Trimenons (12. SSW).

Frühschwangerschaften mit abortivem Ausgang sind häufig. Es wird davon ausgegangen, dass es in ca. 50 % aller Befruchtungen zu keiner regulären Schwangerschaft kommt (vgl. Lasch und Fillenberg 2017, S. 176). Hierbei handelt es sich um Schätzungen, da genaue Zahlen sich nicht ermitteln lassen. Nach dem Ausbleiben der Regelblutung kommt es in ca. 15 % der festgestellten Schwangerschaften zu einem Abortgeschehen (vgl. Pildner von Steinburg 2016, S. 23). Dabei liegt eine Altersabhängigkeit vor: bei jüngeren Frauen ist ein Frühabort seltener als bei älteren. Ab der dritten Fehlgeburt spricht man von einem habituellen Abortgeschehen.

Merke

Eine Schwangere mit vaginalen Blutungen sollte immer zügig in eine Klinik transportiert werden.

Die Formen des Abortgeschehens sind vielfältig. Normalerweise handelt es sich um unkomplizierte vaginale Blutungen, die für die Patientin ohne ein Risiko ablaufen. Aber es sind auch komplizierte Verläufe möglich. Man unterscheidet folgende Formen des Aborts:

- Abortus completus: das Schwangerschaftsprodukt ist bereits vollständig ausgestoßen
- Abortus incompletus: das Schwangerschaftsprodukt ist nur unvollständig ausgestoßen
- Abortus imminens: drohende Fehlgeburt
- Abortus incipiens: beginnender, nicht mehr aufzuhaltender Abort
- Missed Abortion: verhaltene Fehlgeburt
- Abortus febrilis: fieberhafter Abort
- septischer Abort: Abortgeschehen mit positiven Sepsiszeichen
- habitueller Abort: rezidivierender Abort von drei und mehr aufeinanderfolgenden Aborten.

Die drohende Fehlgeburt lässt sich präklinisch nicht von der im Gang befindlichen unterscheiden!

Präklinische Diagnostik:

Physiologisch kommt es bei einem Abort zu einer vaginalen Blutung. Die Patientinnen können leichte bis starke vaginale Blutungen mit und ohne Unterbauchschmerzen (ziehende oder wehenartige Schmerzen) aufweisen. Diese Blutung kann der individuellen Stärke einer normalen Monatsblutung entsprechen oder auch darüber liegen (ein Maß zum Abschätzen der Stärke der Blutung [s. a. Anhang]: Frage nach den durchgebluteten Binden/Tampons innerhalb eines Zeitraums [vgl. Bahnsen, Hüneke und Hinz 2019, S. 597]). Wird eine nicht mehr vitale Schwangerschaft ohne Blutung- oder Abortbestrebung festgestellt, lautet die Diagnose „verhaltene Fehlgeburt“ (Missed Abortion).

Blutungen können auch physiologisch im Rahmen der Einnistung des Embryos in die Gebärmutterschleimhaut zur Versorgung mit Sauerstoff und Nährstoffen auftreten. Kommt es im Rahmen des Anschlusses an das mütterliche Gefäßsystem zur Eröffnung von mütterlichen Gefäßen, können leichtere vaginale Blutungen auftreten. Diese werden Einnistungs- oder Implantationsblutungen genannt. Wenn hierbei sehr starke Blutungen auftreten, können diese hämodynamisch wirksam werden.

Meist sind die Schwangeren, wenn die Abortdiagnose noch nicht gestellt wurde, sehr durch die Blutung beunruhigt. Präklinisch kann ein Frühabort nicht sicher diagnostiziert werden; es ist eine gynäkologische Einheit mit Möglichkeit der Vaginalsonografie zur Diagnosestellung erforderlich. Ebenso ist eine Differenzialdiagnose zur EUG präklinisch nicht möglich. In den seltensten Fällen ist die Abortblutung eines Ausmaßes, dass sie für die Schwangere kreislaufrelevant ist oder einem hämorrhagischen Schockgeschehen entspricht.

Bei zwei von drei positiven qSOFA-Kriterien muss immer auch an eine Sepsis als Folge eines Aborts gedacht werden.

Tab. 1.3: qSOFA-Kriterien

Atemfrequenz	≥ 22 Atemzüge/min
verändertes Bewusstsein	GCS < 15
systolischer Blutdruck	≤ 100 mmHg

Präklinische Maßnahmen:

Die symptomatische Therapie steht im Vordergrund. Im Fall einer Sepsis sollte eine Volumentherapie (Kap. 1.3 und 9.3.3) erfolgen. Sofern erforderlich, ist präklinisch eine Schmerztherapie möglich. Präklinisch abgegangenes abortives Gewebe sollte mit in die Klinik gebracht werden. Je weiter das Schwangerschaftsalter fortgeschritten ist, desto mehr ist der Embryo bzw. Fötus visuell als „Kind“ wahrnehmbar.

Allgemein:

- strukturiertes Vorgehen nach ABCDE-Schema (z. B. gemäß AMLS), vitale Bedrohungen im Primary Assessment und Secondary Assessment behandeln
- Basismonitoring: Atemfrequenz, SpO_2, Puls, Rekap-Zeit, RR (im kurzen Intervall), EKG.

Abhängig von der inflammatorischen Situation einer Sepsis:

- Lagerung: Flachlagerung, Lagerung nach Fritsch (Kap. 6.4) bis Schocklagerung
- Wärmeerhalt
- Sauerstoffgabe: 15 l über High-Flow-Maske
- intravenöse Zugänge: zweimal großvolumig, Vollelektrolytlösung
- Medikamente: Cafedrin/Theodrenalin
- Transportpriorität mit der Voranmeldung V. a. Sepsis.

Wichtig

Ein Abort ist immer ein Verlusterleben für die werdenden Eltern. Dieses ist unabhängig von Schwangerschaftswoche und Geburtsgewicht. Achten Sie deshalb unbedingt auf eine besonders sensible Begleitung und empathische Gesprächsführung!

Klinische Versorgung:

Liegt eine verhaltene Fehlgeburt vor, ist ein Weg der klinischen Therapie die medikamentöse Induktion eines Aborts. Hierbei tritt in der Regel auch eine entsprechend starke Blutung auf, über die die Betroffene informiert ist und mit der sie aufgrund der Aufklärung gerechnet hat, wenn sie wieder zu Hause ist. Betroffene Frauen weisen initial häufig eine verstärkte Blutung auf, die zur Alarmierung des Rettungsdienstes führen kann.

Der operative Weg stellt die andere Form der Therapie eines Frühaborts oder einer Missed Abortion dar. Hierbei wird durch Ausschabung (Kürettage) der Inhalt der Gebärmutterhöhle geleert.

Notfall-Steckbrief

Arbeitsdiagnose: Frühabort

Einschätzung: Patientin nicht bis potenziell kritisch

SAMPLER und OPQRST:
- **S**ymptome: vaginale Blutung, wehenartige oder kontinuierliche Schmerzen, Fieber
  - > **O**nset: aus völliger Beschwerdefreiheit heraus möglich
  - > **Q**uality: Kontraktionen bis zu kontinuierlichem Schmerz
  - > **R**adiation: in der Mitte des Unterbauches
  - > **S**everity: NRS 1 – 10
- **P**atientenvorgeschichte: evtl. bereits Kenntnis der Schwangerschaft

Medikamentöse Behandlung: rein symptomatisch: analgetisch, spasmolytisch, ggf. Tranexamsäure bei hämodynamisch relevantem Blutverlust, Cafedrin/Theodrenalin

Voranmeldung: vaginale Blutung, bei bekannter Schwangerschaft diese angeben, bei V. a. eine Sepsis unbedingt angeben

Maßnahmen / Lagerung während der Fahrt ins KH: Sauerstoff, Wärmeerhalt, Lagerung je nach Zustand (Lagerung nach Fritsch [Kap. 6.4] bis Schocklagerung), Überwachung, Verbringen des abortiven Gewebes in die Klinik

Zielklinik: gynäkologische Klinik

Exkurs: Schwangerschaftsabbruch

Die „gezielte Beendigung einer Schwangerschaft vor Erreichen der extrauterinen Lebensfähigkeit von Embryo oder Fetus, instrumentell und/oder pharmakologisch" (Pschyrembel online o. J.a) wird als Schwangerschaftsabbruch bezeichnet. Andere Bezeichnungen hierfür sind Interruptio, Abruptio graviditatis oder Abtreibung. In Deutschland ist der Schwangerschaftsabbruch durch § 218 StGB gesetzlich geregelt. Er ist demnach nur bei einer der folgenden Indikationen straffrei: bis zur 13+6 SSW p. m. auf Wunsch der Schwangeren, darüber hinaus nur bei kriminologischer Indikation nach einer Sexualstraftat oder medizinischer Indikation mit Lebensgefahr oder Gefahr einer schwerwiegenden Beeinträchtigung des körperlichen oder seelischen Gesundheitszustandes der Schwangeren. Voraussetzung hierfür ist immer, dass die Einwilligung der Schwangeren und bei Durchführung auf Wunsch der Schwangeren eine Beratungsbescheinigung einer anerkannten Beratungsstelle vorliegen. Außerdem muss die Durchführung durch einen approbierten Arzt stattfinden.

2 Zweites Trimenon – 13. bis 27. Woche

2.1 Physiologische Veränderungen in der Schwangerschaft

In der Schwangerschaft finden zahlreiche physiologische Veränderungen des mütterlichen Organismus statt. Diese Adaptationsvorgänge bieten dem heranwachsenden Fetus optimale Voraussetzungen, um zu reifen, sowie Schutz. Die Veränderungen dienen außerdem dazu, den Körper auf die Geburt und Stillzeit vorzubereiten. Nur mit dem Wissen über diese Veränderungen können Befunde korrekt interpretiert werden, die außerhalb der Schwangerschaft als pathologisch zu bewerten sind, jedoch bei schwangeren Patientinnen als physiologisch gelten. Auf die präklinisch beurteilbaren und relevanten Veränderungen wird deshalb im Folgenden eingegangen. Es kann zwischen genitalen Veränderungen an Vulva, Zervix und Uterus und extragenitalen Veränderungen unterschieden werden.

2.1.1 Vulva

Bei der Inspektion erscheint die Vulva livide (bläulich) verfärbt, da sie aufgrund von Östrogeneinwirkung stärker durchblutet wird (Chadwick-Zeichen). Eventuell ist weißlicher Fluor sichtbar, der in der Schwangerschaft aufgrund von nicht entzündlich bedingtem Austritt von Flüssigkeit aus Gefäßen (Transsudation), stärkerer Sekretproduktion der Zervix und der Abstoßung von Epithelschichtzellen vermehrt auftritt. Durch den erhöhten Venendruck kann es außerdem zu sichtbaren Vulvavarizen kommen.

2.1.2 Zervix

Um den Uterus zu verschließen und als Schutzbarriere vor aszendierenden Infektionen, wird bereits zu Beginn der Schwangerschaft durch zahlreiche zervikale Drüsen ein dickflüssiges Sekret gebildet. Dieses verschließt den Zervikalkanal mit einem Schleimpfropf, der sich erst bis zu vier Tage vor dem Geburtsbeginn löst und dann vaginal abgeht.

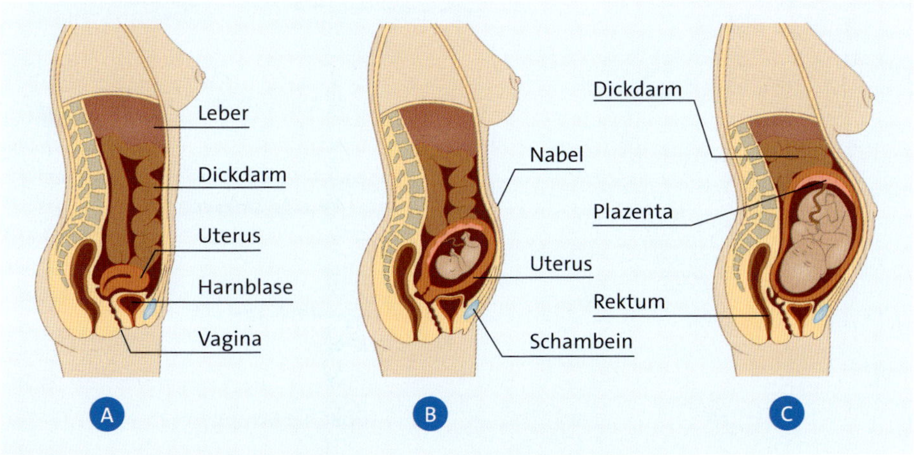

Abb. 2.1: Körperliche Veränderungen der Schwangeren A) nicht schwanger, B) 20. SSW, C) 30. SSW

Außerdem kommt es zu einer Ausstülpung der Zervikalschleimhaut (Schwangerschaftsektropium). Diese ist sehr empfindlich, wodurch es zu Kontaktblutungen (z. B. beim Geschlechtsverkehr) kommen kann (s. a. Anhang).

2.1.3 Uterus

In der Schwangerschaft kommt es zu einer Vervielfachung des Uterusgewichts um den Faktor 12 – 20, das heißt, der Uterus wiegt gegen Ende der Schwangerschaft ca. 1,0 – 1,5 kg. Ursächlich ist das asymmetrische Wachstum des Uterus bis zur Form eines aufgeblasenen Luftballons.

Die Größe der Gebärmutter kann durch Palpation der Oberkante (Fundus uteri) beurteilt werden (1. Leopold-Handgriff) und gibt Hinweise auf die aktuelle Schwangerschaftswoche (Abb. 2.2).

2.1.4 Körpergewicht

Eine Schwangere nimmt im Durchschnitt insgesamt ca. 12 kg zu. Größtenteils ist die Gewichtszunahme durch körperliche Veränderungen der Frau bedingt und nur weniger als 50 % machen Kind, Uterus, Plazenta und Fruchtwasser aus. Im I. Trimenon findet meist keine nennenswerte Gewichtszunahme statt, z. T. sogar eine Gewichtsabnahme durch schwangerschaftsbedingte Übelkeit und Erbrechen (Emesis gravidarum). Nur übermäßiges Erbrechen (Hyperemesis gravidarum) ist behandlungsbedürftig. Ab dem II. Trimenon nimmt die Schwangere ca. 400 g pro Woche zu. Ein sprunghafter Anstieg des Gewichts – v. a. im III. Trimenon – kann Hinweis auf eine verstärkte Ödembildung sein, weshalb eine Präeklampsie (Kap. 3.5.2) ausgeschlossen werden muss.

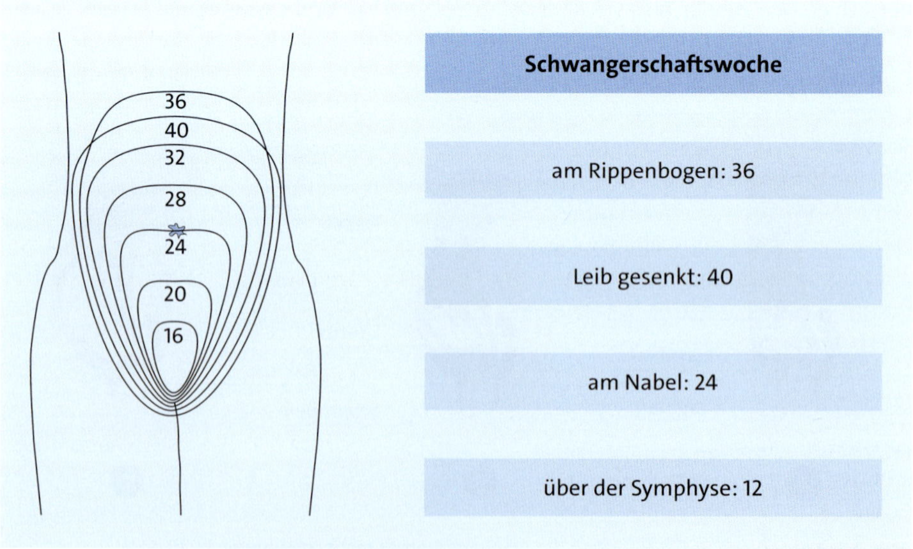

Abb. 2.2: Fundusstand nach Schwangerschaftswoche

2.1.5 Nasen-Mund- und Rachenraum

Durch einen veränderten Hormonstatus und Wassereinlagerungen in der Schwangerschaft sind auch die Schleimhäute des Nasen-Mund- und Rachenraumes sowie die des luftleitenden Systems angeschwollen und sehr verletzlich. Häufiges Nasenbluten, Heiserkeit und eine Schwangerschaftsrhinitis (SSR, eine mehrwöchige, schwangerschaftsbegleitende nasale Obstruktion) können die Folge sein.

Die Veränderungen in Pharynx und Larynx korrelieren mit einer erhöhten Inzidenz für einen schwierigen Atemweg; Manipulationen führen schneller als normal zu Blutungen (vgl. Aust 2018, S. 87).

2.1.6 Atmung

Bei der Schwangeren kann eine physiologische Hyperventilation beobachtet werden. Die Atemfrequenz steigt in Ruhe um 10 % auf bis zu ca. 20 Atemzüge/min an. Das Atemzugvolumen steigt um ca. 40 % an, da der erhöhte Sauerstoffbedarf von Mutter und Fetus mit einem ca. 20 % höheren Sauerstoffverbrauch verbunden ist.

Durch Veränderungen der Lungenfunktionsparameter und den erhöhten Sauerstoffbedarf kann es zu einer Dyspnoe (Kurzatmigkeit) v. a. bei Belastung, aber auch in Ruhe kommen. Die Hypoxietoleranz ist durch die vor allem im III. Trimenon verringerte funktionelle Residualkapazität der Lunge reduziert. Gleichzeitig ist auch das Atemminutenvolumen (AMV) um ca. 20 – 50 % erhöht.

2.1.7 Herz und Kreislauf

Durch den erhöhten Venendruck vor allem im Bereich der unteren Körperhälfte treten vermehrt Varizen an Beinen oder an der Vulva auf und es kann zu Hämorrhoiden kommen.

Ist der venöse Rückstrom zum Herzen durch den immer größer werdenden Uterus in Rückenlage gehindert, kommt es zum Vena-cava-Kompressionssyndrom (Kap. 3.4).

Auch der Blutdruck verändert sich aufgrund der hämodynamischen Veränderungen. Durch Abnahme des peripheren Gefäßwiderstandes sinkt der systolische Blutdruck im I. Trimenon um ca. 12 mmHg und der diastolische um 10 – 20 mmHg. Hierdurch können bei der Schwangeren ggf. Symptome einer Hypotonie auftreten. Erst ab der 34. SSW steigt der Blutdruck wieder auf präkonzeptionelle Werte an.

Aufgrund der erhöhten Blutmenge im mütterlichen Organismus erhöht sich in den ersten 27 SSW das Herzminutenvolumen (HMV) um ca. 30 – 50 % (ca. 1,8 l/min mehr), die mütterliche Herzfrequenz (physiologische Sinustachykardie) um ca. 20 % (im Durchschnitt 15 Schläge/min mehr) und das Herzschlagvolumen (HSV) um ca. 10 – 35 % (75 – 170 ml).

Am Ende des I. Trimenons entwickelt sich durch die zunehmende Belastung eine kardiale Hypertrophie, was bei der Auskultation des Herzens zu beachten ist.

Im letzten Schwangerschaftsdrittel kommt es, bedingt durch den Zwerchfellhochstand, zu einer Verlagerung des Herzens nach kranial und einer Drehung der Herzachse nach anterior, sodass im EKG falsch positive ST-Strecken und veränderte T-Wellen zu sehen sind (vgl. Aust 2018, S. 85).

2.1.8 *Blut*

Aufgrund der überproportionalen Zunahme des Plasmavolumens gegenüber dem Erythrozytenvolumen kommt es zu einer physiologischen Schwangerschaftsanämie (bis 11 – 12 g/dl). Der Hämoglobinwert (Hb) wird deshalb regelmäßig bei der Schwangerenvorsorge kontrolliert. Bei weiterem Absinken des Hb-Wertes können bei der Schwangeren Symptome der Eisenmangelanämie auftreten (z. B. Müdigkeit und Blässe). Dies wird meist mit einer angepassten Ernährung und Eisenpräparaten therapiert.

Ab der 12. SSW und mit Maximum in der 32. – 36. SSW steigt das zirkulierende Gesamtblutvolumen um ca. 40 % (1 – 2 l).

Außerdem kommt es in der Schwangerschaft zu einer Hyperkoagulabilität (erhöhte Gerinnungsneigung des Blutes), was wiederum zu einem erhöhten Thromboserisiko bei verminderter Mobilität der Schwangeren führt.

Hämoglobinwert
Seite 6: B. Besondere Befunde im Schwangerschaftsverlauf
42. Anämie
Seite 8: Gravidogramm
Hb (Eryl)

Abb. 2.3: Angaben zum „Hämoglobinwert“ im Mutterpass

2.1.9 *Niere und Harnwege*

Vor allem im III. Trimenon treten gehäuft Ödeme auf, da hormonell bedingt verstärkt NaCl und Wasser im Gewebe zurückgehalten werden. In Kombination mit Hypertonie und Proteinurie muss an eine Präeklampsie gedacht werden (Kap. 3.5.2).

In der Schwangerschaft kommt es außerdem zu einer Erweiterung des Nierenbeckenkelchsystems. Hierdurch wird eine aszendierende Infektion begünstigt, was ein erhöhtes Risiko für Harnwegsinfekte oder auch eine Nierenbeckenentzündung (Pyelitis gravidarum) mit sich bringt.

2.1.10 *Haut*

Die Hormone Östrogen, Progesteron und FSH (follikelstimulierendes Hormon) führen zu einer Hyperpigmentierung an der Brust, im Genitalbereich und am Bauchnabel sowie der Mittellinie darunter (Linea fusca/Linea nigra). Unter Sonneneinstrahlung kann auch ein Chloasma gravidarum (schmetterlingsförmige Pigmentierung, „Mutterflecken“) an Nase, Stirn und Wangen auftreten.

Auffällig sind oft auch die an Brust, Bauch, Hüfte und Oberschenkeln auftretenden Schwangerschaftsstreifen (Striae gravidarium). Diese rötlich-lividen Streifen entstehen durch übermäßige Hautdehnung unter dem Einfluss einer gesteigerten Kortisolkonzentration und bilden sich nach der Geburt des Kindes (postpartum) meist als feine weiße Narben zurück.

Tab. 2.1: Physiologische Veränderungen in der Schwangerschaft (Übersicht)

Körperregion	physiologische Veränderung
Körpergewicht	Ø + 12 kg
Haut	– Hyperpigmentierung – Chloasma gravidarum – Schwangerschaftsstreifen
Atmung	– Hyperventilation – Dyspnoe – AMV ↑
Herz und Kreislauf	– Varizen, Hämorrhoiden – Blutdruck ↓ – Sinustachykardie – HMV und HSV ↑
Blut	– Schwangerschaftsanämie – Gesamtblutvolumen ↑ – Hyperkoagulabilität → – Thromboserisiko ↑
Niere und Harnwege	Ödeme
Uterus	Größen- und Gewichtszunahme
Zervix	– Schleimpfropf – Schwangerschaftsektropium
Vulva	– Hyperpigmentierung – Vulvavarizen – Fluor

2.2 Psychisches Befinden

Neben den vielfältigen körperlichen Veränderungen ist eine Schwangerschaft auch eine psychische Herausforderung, denn „bereits vor der Geburt ist die Erwartung eines Kindes ein einschneidendes Erlebnis für die zukünftigen Eltern. Eltern zu werden ist mit einer tiefgreifenden Veränderung der eigenen Identität verbunden" (Alvarez und Cayol 2016, S. 13). Auf das individuelle Erleben der Schwangerschaft haben zahlreiche Faktoren Einfluss (Abb. 2.4).

Während der intensiven Zeit einer Schwangerschaft sind ambivalente Gefühle der Frau gegenüber der Schwangerschaft und dem Kind aufgrund der psychischen Veränderungen als physiologisch anzusehen. Sind diese jedoch sehr ausgeprägt, sollte im Wochenbett besonders auf Hinweise psychischer Erkrankungen geachtet werden (Kap. 8). Die peripartale Depression trifft zwölf von hundert Frauen in der Schwangerschaft (vgl. Ärztliches Zentrum für Qualität in der Medizin o. J.).

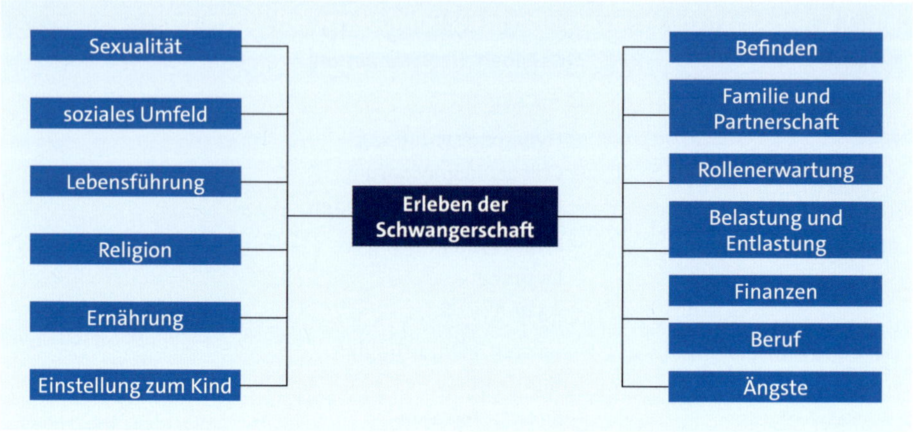

Abb. 2.4: Beeinflussende Faktoren für das Erleben einer Schwangerschaft

Im I. Trimenon und somit dem Beginn eines neuen Lebensabschnittes setzt sich die werdende Mutter mit der Schwangerschaft sowie allen Bereichen des eigenen Lebens auseinander. Außerdem üben gesellschaftliche Anforderungen oft Druck auf die Schwangere aus, was auch zu einem inneren Konflikt führen kann. In diesem Abschnitt der Schwangerschaft sind ambivalente Gefühle besonders stark ausgeprägt.

Im II. Trimenon prägen die von außen sichtbare Schwangerschaft, das Spüren von Kindsbewegungen und die angepassten körperlichen Veränderungen die Schwangere und führen häufig zu Wohlbefinden. Es findet ein erster Beziehungsaufbau zum Kind sowie eine Auseinandersetzung mit der Mutterrolle statt.

Im letzten Schwangerschaftsabschnitt (III. Trimenon) kommt es zu einer ansteigenden körperlichen Belastung und ggf. Beschwerden aufgrund der fortgeschrittenen Schwangerschaft. Die Eltern kümmern sich nun um den „Nestbau". Zusätzlich ist die bevorstehende Geburt und auch das anschließende Leben mit Kind ein wichtiges Thema (vgl. Heinzl 2020, S. 289 f.).

2.3 Gestationsdiabetes

Unter einem Gestationsdiabetes (GDM) versteht man eine „Glukosetoleranzstörung, die erstmals in der Schwangerschaft mit einem 75-g-oralen Glukosetoleranztest (OGTT) unter standardisierten Bedingungen und qualitätsgesicherter Glukosemessung aus venösem Plasma diagnostiziert wird" (Deutsche Diabetes Gesellschaft 2018, S. 7). In weiteren Schwangerschaften besteht ein Wiederholungsrisiko von 35 – 50 %.

In Deutschland lag die Prävalenz des Gestationsdiabetes bei der Bundesauswertung Geburtshilfe IQWiG zum Erfassungsjahr 2020 bei 9,49 %, das heißt, ungefähr jede zehnte Schwangere ist betroffen.

Die akuten Folgen eines GDM für die Mutter sind:

- Infektionen
- Frühgeburt

- hypertensive Erkrankungen
- Sectio
- Schulterdystokie
- Geburtsverletzungen
- postpartale Blutungen
- Depressionen.

Die Folgen für das Kind haben unterschiedliches Ausmaß:
- diabetische Embryopathie in Form von Fehlbildungen
- diabetische Fetopathie mit Hypoglykämie (Kap. 7.5.3), Atemstörungen, Polyglobulie, Hypokalzämie, Hypomagnesiämie, Hyperbilirubinämie.

Zur Diagnose wird jeder Schwangeren ohne manifesten Diabetes mellitus deshalb ein Screening auf Schwangerschaftsdiabetes angeboten. Dieses soll zwischen der 24+0 bis 27+6 SSW stattfinden. Primär empfehlen die Mutterschafts-Richtlinien (Gemeinsamer Bundesausschuss 2022, S. 8) einen Glukose-Challenge-Test (50 g GCT). Bei einem positiven Screening wird zeitnah ein diagnostischer oraler Glukosetoleranztest (75 g oGTT) durchgeführt. Hierbei wird von der Frau eine Glukoselösung getrunken und in festgelegten Zeitabständen werden Blutzuckerwerte im venösen Plasma erhoben, die dann anhand festgelegter Grenzwerte beurteilt werden.

Der Gestationsdiabetes wird je nach Blutzuckerwerten entweder durch Ernährungstherapie und körperliche Aktivität diätetisch eingestellt oder durch Insulin therapiert.

Das erhöhte Risiko für die oben genannten akuten Folgen des Gestationsdiabetes muss vom Gesundheitsfachpersonal bei der Betreuung während Schwangerschaft, Geburt und Wochenbett berücksichtigt werden. Aufgrund der Risikoschwangerschaft muss der Rettungsdienst eine geeignete Geburtsklinik wählen (Kap. 10.4), das heißt, bei diätischem Gestationsdiabetes (dGDM) sollte immer die Entbindung in einer Klinik mit diabetologischer Erfahrung und angeschlossener Neonatologie angeraten werden (vgl. Deutsche Diabetes Gesellschaft 2018, S. 61).

Bei der Versorgung und dem Transport von Neugeborenen ist auf die Symptome einer Hypoglykämie wie Zittrigkeit, Irritabilität, Apnoe, Tachypnoe, schwaches oder schrilles Schreien, Hypotonie, Lethargie, Trinkschwäche oder Krampfanfälle zu achten.

Gestationsdiabetes		
Seite 6: B. Besondere Befunde im Schwangerschaftsverlauf		
50. Gestationsdiabetes – Vortest durchgeführt	ja/nein	auffällig: ja/nein
– Diagnosetest durchgeführt	ja/nein	auffällig: ja/nein
ggf. Vermerk dGDM (diätischer Gestationsdiabetes) oder iGDM (insulinpflichtiger Gestationsdiabetes)		

Abb. 2.5: Angaben zu „Gestationsdiabetes“ im Mutterpass

2.4 Spätabort

Als einen Spätabort bezeichnet man das Nichtfortbestehen einer Schwangerschaft zwischen der 14+0 SSW und dem Erreichen der Lebensfähigkeit. Der Spätabort kann zwei Situationen aufweisen: eine nicht mehr vitale Schwangerschaft mit sich noch in der Gebärmutterhöhle befindendem Embryo (Situation 1) oder es kam bereits zur Geburt des nicht lebensfähigen Fetus (Situation 2).

Ein Spätabort ist deutlich seltener als ein Abortgeschehen im I. Trimenon. Ursächlich für einen Spätabort kann Wehentätigkeit oder ein vorzeitiger Blasensprung sein. Die häufigste Ursache für einen Spätabort sind aszendierende Infektionen. In seltenen Fällen können auch traumatologische Ereignisse zu einem Spätabort führen. Für die Schwangere ist das Ereignis in aller Regel nicht vital bedrohlich, auch der Volumenverlust durch eine begleitende vaginale Blutung hat keine kreislaufrelevanten Mengen. Allerdings ist diese Situation für die betroffene Schwangere fast immer eine ausgesprochen große psychische Belastung, denn nach dem Überstehen der ersten 14+0 SSW und der Seltenheit des Auftretens von Spätaborten wird damit kaum gerechnet.

Die erste Aufgabe in der gynäkologischen Einheit, nachdem die Patientin dorthin übergeleitet wurde, liegt darin, festzustellen, ob die Schwangerschaft noch vital ist, und die mögliche Ursache für die vorzeitige Wehentätigkeit auszumachen.

Präklinische Diagnostik:
Präklinisch ist keine Diagnose für die Situation möglich, dass eine nicht mehr vitale Schwangerschaft mit sich noch in der Gebärmutterhöhle befindendem Embryo vorliegt. Die Diagnose für die Situation, dass es bereits zur Geburt des nicht lebensfähigen Fetus kam, ergibt sich aus der vorliegenden Situation selbst.

Präklinische Maßnahmen:
Es sind keine speziellen Maßnahmen für die Situation möglich, dass eine nicht mehr vitale Schwangerschaft mit sich noch in der Gebärmutterhöhle befindendem Embryo vorliegt. Für die Situation, dass es bereits zur Geburt des nicht lebensfähigen Fetus kam, sollte der Fetus abgenabelt und mit in die Klinik genommen werden. Die Mutter sollte nach Fritsch gelagert (Kap. 6.4) zur Klinik transportiert werden. Dabei müssen die Vitalparameter und die vaginale Blutung kontrolliert werden.

Allgemein:
- strukturiertes Vorgehen nach ABCDE-Schema (z. B. gemäß AMLS), vitale Bedrohungen im Primary Assessment und Secondary Assessment behandeln
- Basismonitoring: Atemfrequenz, SpO_2, Puls, Rekap-Zeit, RR (im Intervall), EKG
- Lagerung: Flachlagerung nach Fritsch (Kap. 6.4)
- Wärmeerhalt
- angepasste Sauerstoffgabe bei Bedarf
- Zugänge: intravenöser Zugang, Vollelektrolytlösung
- Medikamente: -.

Klinische Versorgung:

In der Situation 1 wird am häufigsten unter stationärer Überwachung eine medikamentöse Abortinduktion vorgenommen. Alternativ ist es auch möglich, den spontanen Verlauf abzuwarten. Aus dem Praxisalltag ist zu berichten, dass sich die größere Anzahl an Patientinnen für die Abortinduktion entscheidet.

In der Situation 2 steht die Therapie der vaginalen Blutung im Vordergrund, sodass eine Abortkürettage (Ausschabung der Gebärmutter) zu planen ist.

Notfall-Steckbrief
Arbeitsdiagnose: Spätabort
Einschätzung: Mutter nicht kritisch bis kritisch
SAMPLER und OPQRST: – **S**ymptome: vaginale Blutung mit oder ohne uterine Kontraktionen > **O**nset: plötzlich aus dem Wohlbefinden heraus > **Q**uality: Kontraktionen bis zu dauerhaftem Schmerz möglich > **R**adiation: mittig im Unterbauch > **S**everity: NRS 1 – 10 > **T**ime (Verlauf): variabel
Medikamentöse Behandlung: kristalloide Infusionslösungen
Voranmeldung: Symptomangabe und SSW, wenn bekannt
Maßnahmen / Lagerung während der Fahrt ins KH: Sauerstoff, Wärmeerhalt, Flachlagerung nach Fritsch (Kap. 6.4), Überwachung, psychische Betreuung
Zielklinik: gynäkologische Klinik

3 Drittes Trimenon – Spätschwangerschaft

3.1 Vorzeitige Wehentätigkeit

Als vorzeitige Wehentätigkeit wird die muttermundwirksame Wehentätigkeit und Muttermundschwäche vor allem des inneren Muttermundes des Uterus vor dem Ende der 37. SSW (≤ 36+6 SSW) bezeichnet. Sie tritt etwa bei 10 – 15 % der Schwangeren auf. Zu den Risikofaktoren zählen vorzeitige Wehen in dieser oder einer Vorschwangerschaft bis hin zur Frühgeburt, vaginale aszendierende oder systemische Infektionen sowie Harnwegsinfektionen und Uterusfehlbildungen. Außerdem tritt vorzeitige Wehentätigkeit bei Mehrlingsschwangerschaften und Präeklampsien auf.

Präklinische Diagnostik:
Präklinisch ist die Diagnose schwierig, auch in der Klinik lässt sich die Diagnose erst im Verlauf stellen, weshalb auch eine Therapie nur sehr eingeschränkt möglich ist.

Vorzeitige Wehentätigkeit
Seite 6: B. Besondere Befunde im Schwangerschaftsverlauf
41. Vorzeitige Wehentätigkeit
Seite 9: Stationäre Behandlung während der Schwangerschaft siehe Diagnose

Abb. 3.1: Angaben zur „vorzeitigen Wehentätigkeit" im Mutterpass

Präklinische Maßnahmen:
Allgemein:
- strukturiertes Vorgehen nach ABCDE-Schema (z. B. gemäß AMLS), vitale Bedrohungen im Primary Assessment und Secondary Assessment behandeln
- Basismonitoring: Atemfrequenz, SpO_2, Puls, Rekap-Zeit, RR (im Intervall), EKG.

Abhängig von der Gesamtsituation aus Wehen und der Zeit bis zum Erreichen einer Zielklinik kann ein Bolus eines Tokolytikums appliziert werden, abhängig von der Bevorratung an Menge und Wirkstoff im Rettungswagen.

Klinische Versorgung:
Zur genauen Diagnosestellung ist sowohl ein Tokogramm (Aufzeichnung der Wehenkurve i. d. R. ab der 24. SSW als Kardiotokogramm [CTG, Kap. 4.2]) als auch die vaginale Untersuchung des Muttermundes erforderlich. Hierbei sind ein gewisses Maß an Erfahrung sowie sterile Untersuchungsbedingungen erforderlich, in der Regel erfolgt vorher eine Spekulumeinstellung. Deshalb scheidet diese Diagnostik präklinisch, auch für den geübten Untersucher, aus.

Notfall-Steckbrief

Arbeitsdiagnose: vorzeitige Wehentätigkeit

Einschätzung: Mutter kritisch/Kind kritisch

SAMPLER und OPQRST:
- **S**ymptome: Kontraktionen entsprechend der Wehentätigkeit
  - > **O**nset: langsam zunehmende Kontraktion, aber auch plötzlich stark möglich
  - > **Q**uality: kommend und gehend, bis krampfartig
  - > **R**adiation: vom mittleren Bauch ausgehend, Ausstrahlung in die Leisten, Flanken oder den Rücken möglich
  - > **T**ime (Verlauf): sehr variabel
- **R**isikofaktoren: frühere Frühgeburt oder vorzeitige Wehentätigkeit in dieser oder vorherigen Schwangerschaft

Medikamentöse Behandlung: ggf. Bolus eines Tokolytikums

Voranmeldung: V. a. Wehentätigkeit und Angabe der SSW

Maßnahmen / Lagerung während der Fahrt ins KH: möglichst entspannte Lagerung der Patientin in Seitenlage

Zielklinik: Versorgungsstufe entsprechend der SSW (Tab. 10.2)

3.2 Früher vorzeitiger Blasensprung

Als früher vorzeitiger Blasensprung (oder auch Preterm Premature Rupture of Membranes [PPROM]) wird ein Blasensprung vor vollendeter 37. SSW und somit im Bereich der Frühgeburtlichkeit bezeichnet. Beim vorzeitigen Blasensprung ist sowohl der schwallartige Abgang nahezu des gesamten Fruchtwassers als auch der tröpfchenweise Fruchtwasserabgang möglich. Die Differenzierung zwischen Fruchtwasser und anderen Körperflüssigkeiten und Sekreten ist nur durch eine geburtshilfliche Untersuchung möglich.

Merke

Unabhängig von der Lage des Kindes muss bei frühem vorzeitigen Blasensprung der Transport der Schwangeren aufgrund der Frühgeburtlichkeit immer im Liegen erfolgen!

Präklinische Maßnahmen:

Allgemein:
- strukturiertes Vorgehen nach ABCDE-Schema (z. B. gemäß AMLS), vitale Bedrohungen im Primary Assessment und Secondary Assessment behandeln
- Basismonitoring: Atemfrequenz, SpO_2, Puls, Rekap-Zeit, RR (im Intervall), EKG.

Der frühe vorzeitige Blasensprung kann in der Akutsituation der präklinischen Versorgung nicht medikamentös behandelt werden, sondern nur in der Klinik. Weitere Hinweise zum Vorgehen und zum Notfall sind im Kapitel 4.1 zu finden. Sollte zum Blasensprung oder im weiteren Verlauf Wehentätigkeit hinzukommen, so ist eine therapeutische Option, ein Tokolytikum als Bolus zu geben.

3.3 Plazentainsuffizienz

Die Plazentainsuffizienz stellt eine unzureichende Leistungsfähigkeit des Mutterkuchens dar. Die Folge ist die Entwicklungsstörung des Fetus. Diese fällt in einer Wachstumsretardierung (Small for Gestational Age [SGA]) auf, die in der sonografischen Biometrie dokumentiert wird. Es sind verschiedene Schweregrade der Ausprägung möglich, von leichter Wachstumsdiskrepanz bis zum ausgeprägten Fehlwuchs (Dystrophie) und dem intrauterinen Fruchttod.

In der Genese werden chronische und akute Ursachen unterschieden. Zu den chronischen Ursachen gehören Nikotin- oder sonstiger Suchtmittelabusus. Ein Diabetes mellitus oder eine präexistente oder schwangerschaftsinduzierte Hypertonie können einen negativen Effekt auf das Organ Plazenta haben und in der Folge zur Plazentainsuffizienz führen. Zu den akuten Formen der Plazentainsuffizienz zählt man die vorzeitige Plazentalösung oder Nabelschnurkompression, z. B. im Fall eines Nabelschnurvorfalls (Kap. 4.1.2).

Präklinische Diagnose:
Eine präklinische Diagnosestellung ist nicht möglich. Eine bereits bekannte Plazentainsuffizienz wird in der Regel im Mutterpass dokumentiert.

Präklinische Maßnahmen:
Allgemein:
- strukturiertes Vorgehen nach ABCDE-Schema (z. B. gemäß AMLS), vitale Bedrohungen im Primary Assessment und Secondary Assessment behandeln
- Basismonitoring: Atemfrequenz, SpO_2, Puls, Rekap-Zeit, RR (im Intervall), EKG.

Eine Therapie ist präklinisch nicht möglich.

MUTTERPASS GEMEINSAMER BUNDESAUSSCHUSS	**Plazentainsuffizienz**
	Seite 6: B. Besondere Befunde im Schwangerschaftsverlauf
	39. Placenta-Insuffizienz

Abb. 3.2: Angaben zur „Plazentainsuffizienz" im Mutterpass

3.4 Vena-cava-Kompressionssyndrom

Das Vena-cava-Kompressionssyndrom ist eine Sonderform der arteriellen Hypotonie. Es kann ca. ab der 20. SSW auftreten. Es handelt sich um eine „akute, vorwiegend in Rückenlage der Schwangeren auftretende Schocksymptomatik" (Pschyrembel online o. J.b). Verursacht wird es, wenn in Rückenlage der durch die Schwangerschaft deutlich vergrößerte

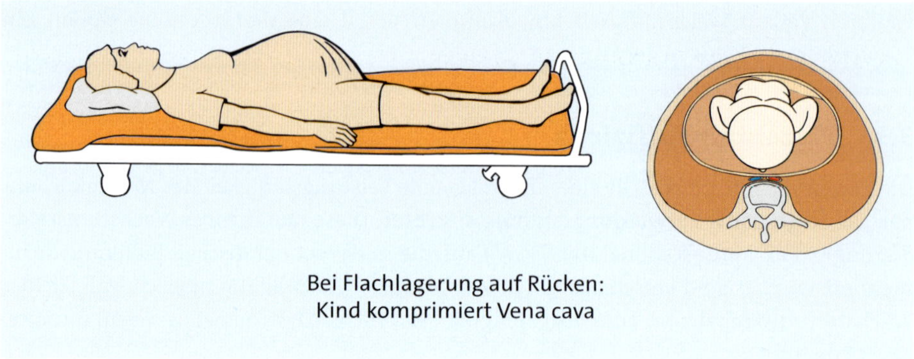

Abb. 3.3: Vena-cava-Kompressionssyndrom

Uterus auf die Vena cava inferior (untere Hohlvene) der Schwangeren drückt. Aufgrund dessen kommt es zu einem verminderten venösen Blutrückstrom zum Herzen. Hierdurch sinkt die Vorlast und es kommt zum Blutdruckabfall durch das akut abnehmende Herzzeitvolumen (HZV).

In extremen Fällen kann es zu einer akuten Minderperfusion des Uterus und der Plazenta mit der Gefahr einer fetalen Hypoxie kommen (vgl. Kainer 2016, S. 388 f., Franz, Kainer und Husslein 2016, S. 425).

Merke

Eine Schwangere mit Z. n. einem Vena-cava-Kompressionssyndrom sollte immer zur Abklärung des Fetus in einer geburtshilflichen Abteilung vorgestellt werden.

Präklinische Diagnostik:
Bei Schwangeren treten in Rückenlage die Symptome eines obstruktiven Schocks auf. Es kommt zu Blässe, Schwindel, Übelkeit, einer erhöhten Atemfrequenz, Tachykardie, Blutdruckabfall, kaltschweißiger Haut, Bewusstseinsstörungen bis zur Bewusstlosigkeit.

Präklinische Maßnahmen:
Allgemein:
- strukturiertes Vorgehen nach ABCDE-Schema (z. B. gemäß AMLS), vitale Bedrohungen im Primary Assessment und Secondary Assessment behandeln
- Basismonitoring: Atemfrequenz, SpO_2, Puls, Rekap-Zeit, RR (im kurzen Intervall), EKG.

Die entscheidende Maßnahme ist ein Positionswechsel in die Linksseitenlage zur Entlastung der Vena cava inferior. Daraufhin kommt es meist rasch zur deutlichen Besserung der Symptome! Weitere Maßnahmen sind in der Regel nicht erforderlich.

Einige Schwangere können in der gesamten Schwangerschaft symptomlos auf dem Rücken liegen. Zur Vermeidung eines Vena-cava-Kompressionssyndroms sollte allerdings grundsätzlich eine Lagerung in Linksseitenlage empfohlen werden.

Hinweis

Sowohl als Prophylaxe als auch zur Behandlung des Vena-cava-Kompressionssyndroms ist die Entlastung der unteren Hohlvene durch Seitenlagerung zielführend. Hierbei ist die linke Seitenlage günstiger wegen des anatomischen Verlaufs der Vena cava. Ist sie einsatztaktisch oder anamnestisch nicht möglich, ist die rechte Seitenlage genauso effektiv.

Skill: Lagerung einer Schwangeren in Linksseitenlage

Die maximale Linksseitenlagerung wird dadurch erreicht, dass sich die Schwangere komplett auf die linke Seite legt. Alternativ kann die Seitenlagerung um 30 Grad (vgl. Lee und Landau 2018, S. 71 f.) nach links gekippt erfolgen. Hierbei können auch Lagerungshilfen (z. B. Decken, Kissen usw.) eingesetzt werden.

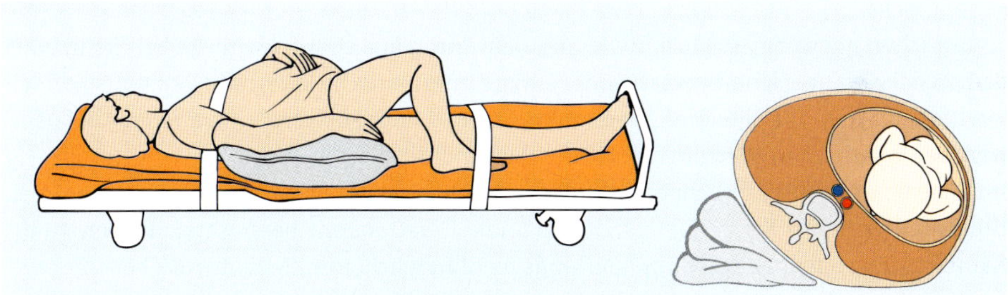

Abb. 3.4: Entlastung der Vena cava inferior durch Linksseitenlagerung

Notfall-Steckbrief

Arbeitsdiagnose: Vena-cava-Kompressionssyndrom

Einschätzung: Mutter kritisch/Kind kritisch

SAMPLER und OPQRST:
- **S**ymptome: Blutdruckabfall, Tachykardie, kaltschweißige Haut, Blässe, Schwindel, Übelkeit, Bewusstseinsstörungen bis zur Bewusstlosigkeit
- **P**atientenvorgeschichte: Schwangerschaft ab dem II. Trimenon
- OPQRST: keine Schmerzen

Voranmeldung: Z. n. Vena-cava-Kompressionssyndrom mit/ohne Synkope

Maßnahmen / Lagerung während der Fahrt ins KH: Linksseitenlagerung

Zielklinik: Versorgungsstufe I – IV (Tab. 10.2)

3.5 Hypertensive Erkrankungen in der Schwangerschaft

In der Schwangerschaft gibt es eine Reihe von Erkrankungen, die mit Blutdruckveränderungen, vorwiegend hypertensiver Art, vergesellschaftet sind. Abzugrenzen davon ist die Schwangere, die bereits mit einem vorbestehenden, sogenannten präexistenten Hypertonus in die Schwangerschaft geht. Letzteres ist in der heutigen Zeit gar nicht mehr allzu selten, da es sowohl mehr ältere als auch vorerkrankte Schwangere gibt. Allerdings ist nicht selbstverständlich, dass den Frauen vor Eintritt der Schwangerschaft eine vorbestehende Hypertonie bekannt ist.

3.5.1 Schwangerschaftsinduzierte Hypertonie

Eine schwangerschaftsinduzierte Hypertonie (SIH) liegt vor, wenn die Patientin vor dem Eintritt der Schwangerschaft normotensiv war und in der Schwangerschaft eine Hypertonie entwickelt.

Die schwangerschaftsinduzierte Hypertonie tritt gehäuft auf, wenn sie bereits in einer früheren Schwangerschaft bestand oder andere internistische Erkrankungen vorliegen wie ein Diabetes mellitus oder eine Nierenerkrankung. Der Grenzwert zur weiteren Abklärung liegt bei systolischen Werten von 150 mmHg und diastolischen Werten von 100 mmHg. Im Zuge einer geburtshilflichen Überwachung sollte bei der Blutdrucksenkung, sobald die Lebensfähigkeit des Fetus erreicht ist, die fetale Herzfrequenz beobachtet werden. In der Akutsituation präklinisch ist das allerdings nicht möglich. Der Zielblutdruck bei einer therapeutischen Intervention sollte dem unten angegebenen Grenzwert entsprechen. Eine deutlich tiefere Absenkung sollte vermieden werden, da die Möglichkeit besteht, dass bei bereits länger bestehendem Hypertonus sich die Plazenta an den erhöhten Blutdruck angepasst hat. Eine Senkung in den Normalbereich einer Nichtschwangeren würde dann zu einer unzureichenden plazentaren Perfusion und somit einer Minderversorgung des Fetus führen. Abzugrenzen von der schwangerschaftsinduzierten Hypertonie sind die Krankheitsbilder der Präeklampsie und des HELLP-Syndroms.

Präklinische Diagnostik:

Die Diagnostik in der Präklinik stützt sich auf die intervallhafte Messung des Blutdrucks sowie ggf. die Hinweise aus dem Mutterpass.

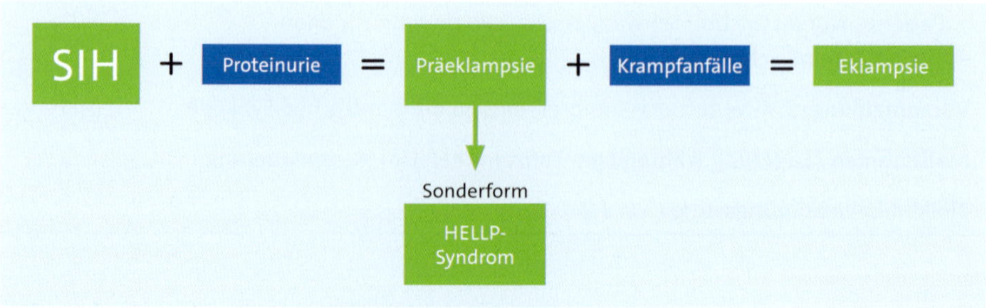

Abb. 3.5: Schwangerschaftserkrankungen mit Hypertonie

Präklinische Maßnahmen:

Allgemein:
- strukturiertes Vorgehen nach ABCDE-Schema (z. B. gemäß AMLS), vitale Bedrohungen im Primary Assessment und Secondary Assessment behandeln
- Basismonitoring: Atemfrequenz, SpO_2, Puls, Rekap-Zeit, RR (im kurzen Intervall), EKG.

Therapeutisch steht bei einer arteriellen Hypertonie in der Schwangerschaft die Blutdrucksenkung mit Urapidil zur Verfügung. Die Applikationen sollten fraktioniert bis zum Titrieren in Richtung des unten angegebenen Wertes erfolgen. Dabei ist zu beachten, dass bereits geringe Dosen einen relevanten therapeutischen Effekt haben können.

Der Zielwert der Blutdrucksenkung liegt präklinisch bei 160/100 mmHg. Die Autoren empfehlen bei deutlich über diesem Zielwert liegenden Blutdruck eine präklinische Blutdrucksenkung nicht über 30 mmHg des Ausgangswertes. **CAVE:** Eine intensive Blutdrucksenkung sollte nur unter CTG-Kontrolle passieren.

Klinische Versorgung:
Im stationären Bereich wird ein Blutdruckprofil der Patientin angefertigt. Unter kontinuierlicher CTG-Überwachung wird der Blutdruck eingestellt.

Notfall-Steckbrief
Arbeitsdiagnose: schwangerschaftsinduzierte Hypertonie (SIH)
Einschätzung: Mutter abhängig von der Höhe des Blutdrucks kritisch
SAMPLER und OPQRST: – **S**ymptome: symptomfrei, aber auch Kopfschmerz möglich   > **P**rovocation/**P**alliation: unter Stress Zunahme des Blutdrucks – **R**isikofaktoren: SIH in vorheriger Schwangerschaft
Medikamentöse Behandlung: Urapidil
Voranmeldung: V. a. schwangerschaftsinduzierte Hypertonie
Maßnahmen / Lagerung während der Fahrt ins KH: Seitenlage
Zielklinik: Versorgungsstufe I – II (Tab. 10.2)

3.5.2 *Präeklampsie*

Bei der Präeklampsie handelt es sich um eine schwangerschaftsbedingte Erkrankung, die sich durch das Auftreten einer schwangerschaftsinduzierten Hypertonie, einer Proteinurie (Eiweiß im Urin) und dem Vorliegen von Ödemen ab der 20. SSW auszeichnet. Ödeme sind in der Schwangerschaft durchaus häufig, ohne dass sie einen relevanten Krankheitswert haben.

Präklinische Diagnostik:
Eine Proteinurie ist in der Präklinik regulär nicht diagnostizierbar. Deshalb ist die Differenzialdiagnose schwierig. Da eine suffiziente Diagnostik präklinisch nicht zur Verfügung

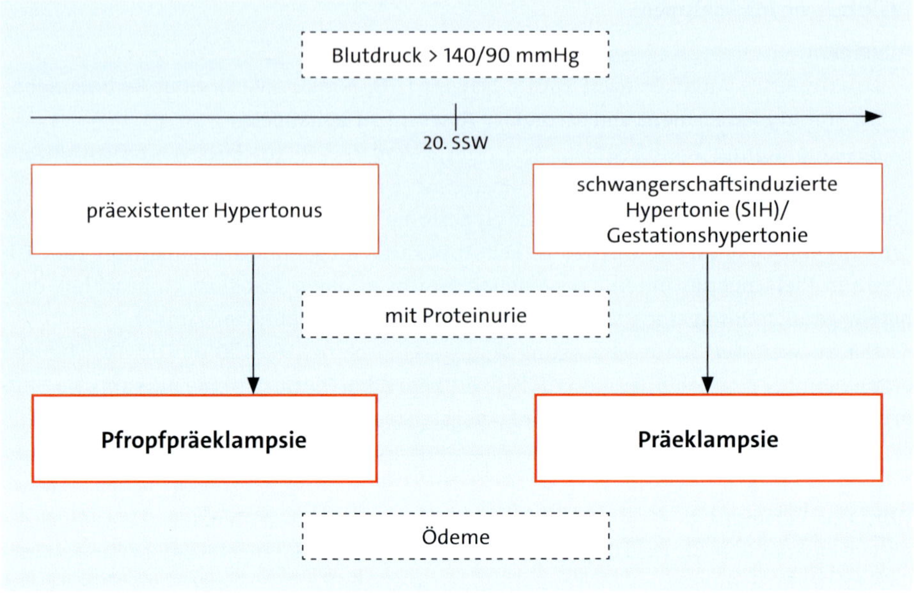

Abb. 3.6: Symptom-Trias einer Präeklampsie

steht, lassen sich aus der Anamnese Hinweise auf eine Präeklampsie erhalten. Dazu gehört die Angabe von Kopfschmerz und/oder Augenflimmern. Weitere Symptome sind: Schwindel, Übelkeit und Erbrechen. Klinisch fallen bei einigen Schwangeren mit Präeklampsie verbreiterte Reflexzonen und eine Hyperreflexie auf. In diesem Fall gelingt das Auslösen der Reflexe allein durch das digitale Drauftippen.

Präeklampsie		
Symptome: Blutdruck – Proteinurie – Ödeme		
Seite 6: B. Besondere Befunde im Schwangerschaftsverlauf		
46. Hypertonie (Blutdruck über 140/90) 47. Pathophysiologische Eiweißausscheidung 48. Mittelgradige – schwere Ödeme		
Seite 7/8: Gravidogramm		
Ödeme	RR syst./diast.	Urineiweiß

Abb. 3.7: Angaben zur „Präeklampsie" im Mutterpass

Präklinische Maßnahmen:

Präklinisch steht nur die Therapie der Hypertonie zur Verfügung (Urapidil, Zielwert der Blutdrucksenkung: 160/100 mmHg, Kap. 3.5.1). Eine Abschirmung der Schwangeren vor optischen Reizen, z. B. grellem oder flackerndem Licht sowie Lichtblitzen als mögliche Trigger eines Krampfanfalls, sollte versucht werden.

Allgemein:
- strukturiertes Vorgehen nach ABCDE-Schema (z. B. gemäß AMLS), vitale Bedrohungen im Primary Assessment und Secondary Assessment behandeln
- Basismonitoring: Atemfrequenz, SpO_2, Puls, Rekap-Zeit, RR (im kurzen Intervall), EKG
- Lagerung: Seitenlage
- Zugänge: ein intravenöser Zugang, Vollelektrolytlösung
- Medikamente: Urapidil.

Klinische Versorgung:
Eine kausale Therapie ist nur durch eine Entbindung möglich. Abhängig von der Schwangerschaftswoche wird stationär die Schwangerschaft prolongiert (verlängert), ggf. eine RDS-Prophylaxe (Atemnotsyndrom, Respiratory Distress Syndrome) durchgeführt und der wellenförmige Verlauf beobachtet, um einen eklamptischen Anfall zu vermeiden (Kap. 3.5.3). Ab 34+0 SSW besteht eine relative Entbindungsindikation.

Notfall-Steckbrief
Arbeitsdiagnose: Präeklampsie
Einschätzung: Mutter kritisch/Kind kritisch je nach Ausprägung der Präeklampsie
SAMPLER und OPQRST: – **S**ymptome: Kopfschmerz, Augenflimmern, allgemeines Unwohlsein > **O**nset: langsam zunehmend bis plötzlich akut > **P**rovocation/**P**alliation: äußere Reize, insbesondere Licht > **S**everity: keine Skala, nur klinische Einschätzung möglich > **T**ime (Verlauf): gleichbleibend bis zunehmend möglich – **R**isikofaktoren: Präeklampsie in einer Vorschwangerschaft in gleicher Partnerschaft
Medikamentöse Behandlung: Urapidil, präklinisch nur Blutdrucksenkung (Kap. 3.5.1)
Voranmeldung: V. a. Präeklampsie
Maßnahmen / Lagerung während der Fahrt ins KH: Seitenlage
Zielklinik: Versorgungsstufe I – II

3.5.3 Eklampsie
Eine Eklampsie ist das Auftreten eines generalisierten tonisch-klonischen Krampfanfalls in der Schwangerschaft. Eine Eklampsie tritt in 0,1 – 0,3 % aller Schwangerschaften auf und ist somit ein relativ seltenes Ereignis, das vorwiegend im letzten Schwangerschaftsdrittel als Komplikation der Präeklampsie auftritt.

Präklinische Diagnostik:
Bei der Eklampsie handelt es sich um ein Notfallereignis, bei dem keine präklinische Diagnostik möglich ist. Der Eklampsie geht häufig eine Präeklampsie (Kap. 3.5.2) voraus. Aller-

dings gibt es auch Fälle, in denen aus nahezu völliger Symptomfreiheit eine Eklampsie auftritt.

Präklinische Maßnahmen:
Präklinisch steht das kontinuierliche Monitoring der Vitalparameter im Vordergrund. Sollte der Krampfanfall noch nicht selbstlimitierend sein, ist sofort das Durchbrechen durch Antikonvulsiva notwendig. Hierzu empfehlen sich Benzodiazepine. Abhängig vom Schwangerschaftsalter und Allgemeinzustand der Patientin ist in dieser Situation eine sehr großzügige und umgehende Indikationsstellung zur Entbindung gerechtfertigt, sodass die Zielklinik entsprechend dem Versorgungsstufenkonzept der Perinatalzentren eine Versorgung der Schwangeren in der entsprechenden Schwangerschaftswoche gewährleisten können sollte. Eine initiale Infusion mit Magnesium (2 – 4 g Magnesiumsulfat über 15 – 20 min i. v.) kann verabreicht werden. Wenn eine Blutdrucksenkung nach Sistieren des eklamptischen Anfalls notwendig ist, siehe Kapitel 3.5.1.

Allgemein:
- strukturiertes Vorgehen nach ABCDE-Schema (z. B. gemäß AMLS), vitale Bedrohungen im Primary Assessment und Secondary Assessment behandeln
- Basismonitoring: Atemfrequenz, SpO_2, Puls, Rekap-Zeit, RR (im kurzen Intervall), EKG, BZ
- Lagerung: Seitenlagerung
- Sauerstoffgabe nach Bedarf
- Zugänge: ein intravenöser Zugang, Vollelektrolytlösung
- Medikamente: Midazolam, Urapidil, Magnesium
- Transportpriorität mit Voranmeldung V. a. Eklampsie.

Klinische Versorgung:
In der Regel besteht die Therapie in der Klinik in der umgehenden Entbindung der Schwangeren.

Notfall-Steckbrief
Arbeitsdiagnose: Krampfanfall in der Schwangerschaft
Einschätzung: Mutter kritisch/Kind kritisch
SAMPLER: – Symptome: Schwangere noch krampfend oder postiktal – Risikofaktoren: evtl. aus Fremdanamnese Symptome der Präeklampsie
Medikamentöse Behandlung: Midazolam (kurze Halbwertszeit), Magnesium, Urapidil
Voranmeldung: V. a. Eklampsie
Maßnahmen / Lagerung während der Fahrt ins KH: liegend in Seitenlage, Sicherung der Atemwege bei Bewusstlosigkeit, Monitoring der Vitalfunktionen
Zielklinik: Versorgungsstufe I oder II und Erwachsenen-Intensivstation und Neurologie

3.5.4 *HELLP-Syndrom*

Beim HELLP-Syndrom handelt es sich um das Auftreten folgender Auffälligkeiten, die dem Syndrom den Namen gegeben haben:
- **H**ämolyse (Erytrozytenzerfall)
- **e**rhöhte **L**eberwerte und
- erniedrigte Thrombozyten (**L**ow **P**latelets).

In ganz seltenen Fällen kommt es aufgrund des Untergangs von Lebergewebe zur Einblutung in die Leberkapsel. Als schwerste Komplikation kann es zur Leberruptur kommen.

Präklinische Diagnostik:
Die Patientin mit einem HELLP-Syndrom fällt meist mit Oberbauchbeschwerden insbesondere rechtsseitig (Leberkapselschmerz) und epigastrisch auf. Allerdings gibt es auch einzelne Fälle, bei denen beim HELLP-Syndrom genau diese Befundkonstellation nicht vorliegt. Ein HELLP-Syndrom kann außerdem auch postpartal nach zwei bis drei Wochen auftreten, was in 31 % der Fälle zutrifft. Ergänzend können noch die Symptome der Präeklampsie (Kopfschmerz, Schwindel, Augenflimmern, Übelkeit, Erbrechen) hinzukommen, was die Differenzialdiagnostik erschwert. Die Diagnostik erfolgt laboranalytisch, deshalb kann in der Präklinik nur die Verdachtsdiagnose gestellt werden.

Präklinische Maßnahmen:
Außer dem Transport in die Klinik besteht präklinisch keine spezifische Therapiemöglichkeit.

Allgemein:
- strukturiertes Vorgehen nach ABCDE-Schema (z. B. gemäß AMLS), vitale Bedrohungen im Primary Assessment und Secondary Assessment behandeln
- Basismonitoring: Atemfrequenz, SpO_2, Puls, Rekap-Zeit, RR (im Intervall), EKG, BZ
- Lagerung: Seitenlagerung
- Sauerstoffgabe nach Bedarf
- Zugänge: ein venöser Zugang, Vollelektrolytlösung
- Medikamente: -
- Transportpriorität mit Voranmeldung V. a. HELLP.

Klinische Versorgung:
Die einzig kausale Therapie des präpartalen HELLP-Syndroms ist die Entbindung der Patientin. Im Fall einer extremen Frühgeburtssituation kann durch eine Kortikoidtherapie versucht werden, die Schwangerschaft um wenige Tage zu verlängern.

Notfall-Steckbrief
Arbeitsdiagnose: Oberbauchschmerzen in der Schwangerschaft
Einschätzung: Mutter abhängig von der Schwere des HELLP-Syndroms kritisch
SAMPLER und OPQRST: – **S**ymptome: Oberbauchbeschwerden sind wegweisend, zusätzlich Symptome der Präeklampsie möglich > **O**nset: meist plötzlich > **Q**uality: dumpf drückend > **R**adiation: beschränkt auf den Oberbauch > **S**everity: NRS 1 – 10 > **T**ime (Verlauf): wellenförmiger Verlauf – **R**isikofaktoren: HELLP-Syndrom in einer Vorschwangerschaft in gleicher Partnerschaft
Medikamentöse Behandlung: keine
Voranmeldung: V. a. HELLP-Syndrom
Maßnahmen / Lagerung während der Fahrt ins KH: Seitenlage, Monitoring der Vitalfunktionen
Zielklinik: Versorgungsstufe I oder II

3.6 Placenta praevia

Im Rahmen der Einnistung des Embryos erfolgt die Anlage der Plazenta am häufigsten an der Uterusseiten- oder -hinterwand. In seltenen Fällen ist es möglich, dass die Plazentaanlage im Bereich des inneren Muttermundes oder der direkten Umgebung erfolgt. Eine Fehllage der Plazenta wird während der Schwangerenvoruntersuchung durch Ultraschall diagnostiziert. Die Placenta praevia stellt für sich genommen zunächst kein Problem beim

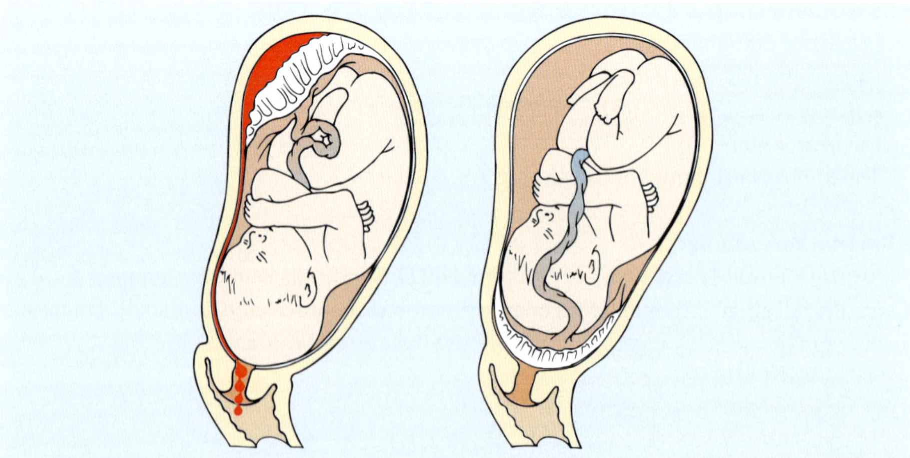

Abb. 3.8: Placenta praevia (rechts), normale Plazentaanlage (links) nach vorzeitiger Plazentalösung

Fortschreiten der Schwangerschaft dar. Eine kritische Situation ergibt sich erst, sollte es mit oder ohne Wehentätigkeit zu einer Blutung kommen (z. B. bei einer vorzeitigen Plazentalösung). Es können kreislaufrelevante vaginale Blutungen resultieren, die sowohl den Fetus durch eine (partielle) Ablösung der Plazenta gefährden als auch die Schwangere schnell in einen Volumenmangelschock bringen können.

Eine Plazenta, die knapp an den inneren Muttermund heranreicht, wird Placenta praevia marginalis genannt. Wenn die Plazenta komplett über dem inneren Muttermund liegt, dann bezeichnet man diese als Placenta praevia totalis. Eine vaginale Entbindung ist bei einer Placenta praevia totalis nicht möglich.

Präklinische Diagnostik:
Eine präklinische Diagnostik ist nicht möglich. Die Information, dass eine Placenta praevia vorliegt, kann das Rettungsteam durch die Anamnese und über den Mutterpass erhalten.

Placenta praevia
Seite 6: B. Besondere Befunde im Schwangerschaftsverlauf
34. Placenta praevia
Seite 10 / 11: Ultraschalluntersuchungen
II. bzw. III. Screening bei Plazentalokalisation/-struktur ggf. Kommentar mit H. a. Placenta praevia

Abb. 3.9: Angaben zur „Placenta praevia" im Mutterpass

Präklinische Maßnahmen:
Der Transport erfolgt in eine Zielklinik entsprechend dem Versorgungsstufenkonzept der Perinatalzentren. Im Fall eines therapiebedürftigen Volumenmangels wird dieser mit den entsprechenden Maßnahmen behandelt.

Merke

Wenn eine Placenta praevia diagnostiziert ist, sollte jede weitere vaginale Manipulation unterbleiben.

Allgemein:
- strukturiertes Vorgehen nach ABCDE-Schema (z. B. gemäß AMLS), vitale Bedrohungen im Primary Assessment und Secondary Assessment behandeln
- Basismonitoring: Atemfrequenz, SpO_2, Puls, Rekap-Zeit, RR (im kurzen Intervall), EKG.

Abhängig von der hämodynamischen Situation:
- Behandlung intraabdomineller Blutung: Kap. 1.3
- Lagerung: kombinierte Fritsch-Lagerung mit Kopftief- bzw. Beckenhochlagerung
- Wärmeerhalt

- Sauerstoffgabe: 15 l über High-Flow-Maske
- Zugänge: zwei großvolumige intravenöse Zugänge, Vollelektrolytlösung und Gelatinelösung
- Medikamente: Tranexamsäure, Gelatinelösung 4 %, Cafedrin/Theodrenalin
- Transportpriorität.

Klinische Versorgung:
Die klinische Versorgung ist abhängig von der Schwangerschaftswoche, einer ggf. vorliegenden Kompromittierung des Fetus und ob es möglich ist, im Rahmen einer stationären Beobachtung die Schwangerschaft noch fortbestehen zu lassen. Im Idealfall tritt ein Sistieren der Blutung ein, ansonsten wird unter stationären Bedingungen kontinuierlich überwacht.

Notfall-Steckbrief

Arbeitsdiagnose: vaginale Blutung in der Schwangerschaft, ggf., wenn bekannt, Diagnose Placenta praevia

Einschätzung: Mutter kritisch/Kind kritisch

SAMPLER und OPQRST:
- **S**ymptome: vaginale Blutung
  - **O**nset: meist akut
  - **P**rovocation/**P**alliation: nach lokaler Manipulation wie gynäkologischer Untersuchung oder nach Geschlechtsverkehr
  - **S**everity: schmerzfrei, aber auch mit Schmerz
  - **T**ime (Verlauf): von Sistieren der Blutung bis Progredienz alles möglich
- **P**atientenvorgeschichte: besondere Befunde im Schwangerschaftsverlauf: Placenta praevia

Medikamentöse Behandlung: Tranexamsäure, Gelatinelösung 4 %, Cafedrin/Theodrenalin

Voranmeldung: vaginale Blutung in der Schwangerschaft mit SSW, Diagnose Placenta praevia (falls bekannt)

Maßnahmen / Lagerung während der Fahrt ins KH: Sauerstoff, Wärmeerhalt, Normotension, Lagerung Beckenhochlagerung mit Fritsch-Lagerung kombiniert, Überwachung
CAVE: Bei bekannter Placenta praevia verbietet sich jegliche vaginale Manipulation oder Untersuchung!

Zielklinik: Versorgungsstufe I oder II

3.7 Vorzeitige Plazentalösung

Es ist möglich, dass sich die Plazenta vor der Geburt des Kindes komplett oder teilweise von der Funduswand ablöst. Diese Situation wird als vorzeitige Plazentalösung bezeichnet. Dies kann ohne äußere Einflüsse, unter Wehentätigkeit oder durch ein traumatisches Ereignis geschehen.

Bis zu einem gewissen Maß kann eine Ablösung eines Teils der Plazenta von der Resthaftfläche kompensiert werden. Das Bild, in dem sich die Patientinnen präsentieren, kann sehr heterogen sein: Abstufungen von völlig symptom- und schmerzfrei bis hin zu einem kontinuierlichen, dauerhaften krampfartigen Schmerz, einer vaginalen Blutung und Druckempfindlichkeit des Uterus sind möglich. Das Resultat können zwei extrem kritische Patienten (Mutter und Kind) aufgrund des Volumenmangelschocks sein.

Präklinische Diagnostik:
Eine präklinische Diagnose ist nicht möglich; es bedarf einer differenzierten Ultraschalldiagnostik.

CAVE

Es ist dringend davon abzuraten, die Druckempfindlichkeit des Uterus umfassend zu testen, da dadurch eine weitere Ablösung der Plazenta provoziert werden könnte. Das Ausmaß der nach außen sichtbaren Blutung korreliert nicht mit dem Ausmaß der Plazentalösungsfläche.

Präklinische Maßnahmen:
Die Patientin ist unter Transportpriorität unverzüglich in die Klinik zu transportieren.

Allgemein:
- strukturiertes Vorgehen nach ABCDE-Schema (z. B. gemäß AMLS), vitale Bedrohungen im Primary Assessment und Secondary Assessment behandeln
- Basismonitoring: Atemfrequenz, SpO_2, Puls, Rekap-Zeit, RR (im kurzen Intervall), EKG.

Abhängig von der hämodynamischen Situation:
- Behandlung intraabdomineller Blutung: Kap. 1.3
- Lagerung: Seitenlagerung/Fritsch-Lagerung (Kap. 6.4)
- Wärmeerhalt
- Sauerstoffgabe: 15 l über High-Flow-Maske
- Zugänge: zwei großvolumige intravenöse Zugänge, Vollelektrolytlösung und Gelatinelösung
- Medikamente: Tranexamsäure, Gelatinelösung 4 %, Cafedrin/Theodrenalin, Fentanyl
- Transportpriorität.

Klinische Versorgung:
Die klinische Versorgung ist abhängig vom diagnostizierten Ausmaß der gelösten Plazentafläche, der Schwangerschaftswoche und der möglicherweise bestehenden Kompromittierung des Fetus. Entweder wird die Schwangerschaft umgehend durch eine Notsectio beendet oder die Patientin wird unter stationären Bedingungen weiter überwacht.

Notfall-Steckbrief

Arbeitsdiagnose: vaginale Blutung und/oder unklares Abdomen in der Schwangerschaft

Einschätzung: Mutter kritisch/Kind kritisch

SAMPLER und OPQRST:
- **S**ymptome: vaginale Blutung, Druckempfindlichkeit des Uterus, Bild des akuten Abdomens
  - > **O**nset: akut
  - > **R**adiation: Unter- und Mittelbauch bis gesamtes Abdomen
  - > **S**everity: NRS 1–10
  - > **T**ime (Verlauf): gleichbleibende Symptomatik oder bei Fortschreiten der Plazentalösung zunehmende Symptomatik möglich
- **R**isikofaktoren: Gewalteinwirkung auf das Abdomen

Medikamentöse Behandlung: Tranexamsäure, Gelatinelösung 4 %, Cafedrin/Theodrenalin, Fentanyl

Voranmeldung: vaginale Blutung

Maßnahmen / Lagerung während der Fahrt ins KH: Sauerstoff, Wärmeerhalt, Normotension, Lagerung Seitenlagerung mit Fritsch-Lagerung kombiniert (Kap. 6.4), Überwachung

Zielklinik: Versorgungsstufe I oder II

3.8 Intrauteriner Fruchttod und Totgeburt

Beim intrauterinen Fruchttod (IUFT) handelt es sich um einen Fetus, der in der Gebärmutter (in utero) keine Herzaktion mehr aufweist. Dabei handelt es sich nicht um eine Notfallsituation, auch wenn es für die Patientin sehr belastend ist. Von einer Totgeburt spricht man, wenn ein Fetus avital geboren wurde (Kap. 10.7). Der Rettungsdienst wird im Fall einer psychischen Ausnahmesituation in der Arztpraxis zum Patiententransport in die Klinik gerufen.

Präklinische Diagnostik:
Keine, in der Regel wurde die Diagnose bereits gesichert.

Präklinische Maßnahmen:
Die präklinischen Maßnahmen beschränken sich auf die psychologisch-unterstützende Begleitung der Patientin.

Wenn eine Totgeburt vorliegt, sollen das tot geborene Kind und, falls auch schon vorhanden, die Plazenta in die Klinik mitgenommen werden.

Klinische Versorgung:
Bei einem IUFT wird durch Prostaglandine die Geburt des avitalen Kindes eingeleitet. Zu empfehlen ist dabei eine sehr suffiziente Schmerztherapie für die Mutter.

Bei der Einweisung einer Patientin nach Totgeburt ist in der Klinik zu kontrollieren, ob die Plazenta vollständig geboren wurde. Außerdem wären, sofern vorhanden, Geburtsverletzungen zu versorgen und auf gute Rückbildung des Uterus zu achten.

3.9 Terminüberschreitung und Übertragung

Ungefähr 36 % aller Geburten finden erst nach dem errechneten Entbindungstermin statt, das heißt, es kommt zu einer Verlängerung der Schwangerschaftsdauer. Zeitlich wird hierbei zwischen der Terminüberschreitung (TÜ) ab 40+1 SSW und der Übertragung ab 42+0 SSW unterschieden.

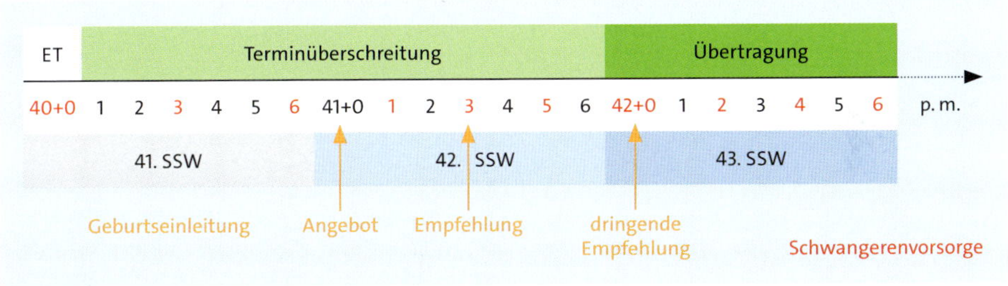

Abb. 3.10: Terminüberschreitung und Übertragung

Eine verlängerte Schwangerschaft wird mit abwartendem Management ab dem Entbindungstermin begleitet, indem eine engmaschigere Überwachung von Mutter und Fetus durchgeführt wird. Die Schwangerenvorsorge findet demnach ab dem Entbindungstermin alle zwei bis drei Tage statt.

Sowohl bei Terminüberschreitung als auch Übertragung besteht das Risiko einer Plazentainsuffizienz (Kap. 3.3), das bedeutet, dass die Funktionen der Plazenta als transientes Versorgungsorgan des Fetus bereits eingeschränkt sind. Folglich kann es zu einer intrauterinen Hypoxie bis hin zum intrauterinen Fruchttod kommen.

Meist wächst der Fetus aber uneingeschränkt weiter, manchmal sogar bis hin zum makrosomen Fetus (Gewicht > 4.000 g), was ein erhöhtes Risiko für Geburtskomplikationen und -traumata mit sich bringt (vgl. Weiss, Abele und Schneider 2016, S. 767 ff.).

Praxistipp

Neugeborene, die nach dem Entbindungstermin geboren wurden, zeigen z. T. unter anderem folgende klinische Symptome (Runge-Zeichen), die mit der verlängerten Schwangerschaftsdauer in Verbindung gebracht werden. Diese sind durch Inspektion erkennbar:

- Gelbfärbung von Körperhaut, Eihäuten und/oder Nabelschnur
- „Waschfrauenhaut" (faltige, aufgequollene Haut)
- Abschälung oder Abschilferung der Epidermis
- Rötung der Labien bzw. des Skrotums
- fehlende Käseschmiere (Vernix caseosa) und Lanugobehaarung
- überstehende Fingernägel.

4 Geburtsbeginn

Als Geburtsbeginn wird entweder der vorzeitige Blasensprung oder die regelmäßige muttermundwirksame Wehentätigkeit bezeichnet. Damit beginnt die Eröffnungsphase und somit die Geburt.

4.1 Blasensprung

Unter Blasensprung versteht man die Öffnung der Fruchtblase. Oft findet der Blasensprung erst dann statt, wenn die Schwangere bereits Wehen hat. Es gibt deshalb unterschiedliche Definitionen je nach Zeitpunkt des Blasensprungs im Geburtsverlauf (Tab. 4.1). „Ein vorzeitiger Blasensprung [...] ist definitionsgemäß ein Blasensprung vor Geburtsbeginn (muttermundwirksamer Wehentätigkeit) am Termin (≥ 37+0 SSW)“ (Deutsche Gesellschaft für Gynäkologie und Geburtshilfe 2020b, S. 96). Bis zur 36+6 SSW wird dieser als früher vorzeitiger Blasensprung bezeichnet (Kap. 3.2). Manche Kinder werden auch in vor dem kindlichen Kopf intakter Fruchtblase geboren, das nennt man „Glückshaube“ (Caput galeatum).

Tab. 4.1: Einteilung Blasensprung nach Zeitpunkt

Blasensprung	Zeitpunkt
vorzeitiger	vor Wehenbeginn
frühzeitiger	in Eröffnungsphase
rechtzeitiger	in Austrittsphase

Bei einem Blasensprung rupturieren die Eihäute meist zervixnah im Bereich des unteren Eipols (oberhalb des Übergangs Gebärmutterhals zur Gebärmutterhöhle), wodurch es zum vaginalen Abgang von Fruchtwasser kommt. Ein Blasensprung oberhalb des unteren Eipols wird als hoher Blasensprung bezeichnet (vgl. Römer, Schleußner und Straube 2012, S. 55).

Risikofaktoren für einen vorzeitigen Blasensprung (primär keine Wehen) sind eine vorausgegangene Frühgeburt, wiederholte Aborte oder operative Eingriffe an der Gebärmutter. Außerdem findet sich gehäuft ein vorzeitiger Blasensprung bei Zervixinsuffizienz, vaginalen Blutungen, bei einer Fruchtwassermenge über der Norm ([Poly-]Hydramnion) und bei Infektionen. Auch bei Raucherinnen tritt dieses Ereignis gehäuft ein.

Das Symptom des Blasensprungs ist der vaginale Abgang von Fruchtwasser. Präklinisch ist, insbesondere bei nur geringen Flüssigkeitsmengen, die Diagnose sehr eingeschränkt sicher zu stellen. Hierfür ist eine sterile Untersuchungssituation erforderlich und insbesondere im Bereich der Frühgeburtlichkeit eine gynäkologische Spekulumeinstellung sowie eine sonografische Kontrolle der Fruchtwassermenge in der Fruchthöhle nötig. Dies ist im Rettungsdienst nicht möglich.

Bei einem Blasensprung besteht die Gefahr eines Nabelschnurvorfalls (Kap. 4.1.2). Die Leitlinie „Vaginale Geburt am Termin“ empfiehlt bei unklarem Höhenstand des vorangehenden Kindsteils (VT) kein Hinlegen der Schwangeren nach vorzeitigem Blasensprung (vgl. Deutsche Gesellschaft für Gynäkologie und Geburtshilfe 2020b, S. 96), weist jedoch gleichzeitig darauf hin, dass „keine Empfehlung für oder gegen die Maßnahme des Hinlegens nach vorzeitigem Blasensprung gegeben werden“ kann (Deutsche Gesellschaft für Gynäkologie und Geburtshilfe 2020b, S. 97). Argumentiert wird damit, dass die Maßnahme des Liegendtransports zum nächstgelegenen Geburtsort zu „mütterliche[r] Verunsicherung“ und zu „zusätzlichen Kosten für das Gesundheitssystem [...] gegenüber dem minimalen Risiko für einen Nabelschnurvorfall“ führe. Jedoch gilt diese Empfehlung nur „am Termin“ (also erst ab der 37+0 SSW, d. h. keine Frühgeburtlichkeit) und für Schädellagen, was durch den Rettungsdienst vor Ort nicht immer verifizierbar ist. Wenn der Rettungsdienst vor Ort ist, werden die Kostenpauschalen unabhängig von der Lagerungsart der werdenden Mutter abgerechnet. Die Fachkräfte im Rettungsdienst sollten daher, aus Sicht der Autoren, in jedem Fall präventiv einen konsequenten liegenden Transport (in Linksseitenlage) anstreben, um die Komplikation eines Nabelschnurvorfalls so gering wie möglich zu halten. Vor allem beim nicht sichtbaren Nabelschnurvorfall, der somit präklinisch auch nicht diagnostiziert werden kann, wird somit der Druck des Kindes durch die Schwerkraft auf die Nabelschnur minimiert.

Der Geburtskanal wird durch den kleineren Umfang des vorangehenden Kindsteils bei Frühgeburtlichkeit, Mehrlingen oder Beckenendlage (Kap. 6.2.6) nicht optimal oder bei Quer- bzw. Schräglage (Kap. 6.2.7 und Abb. 1.9) überhaupt nicht abgedichtet. Somit besteht ein deutlich erhöhtes Risiko für einen Nabelschnurvorfall.

Außer der korrekten Lagerung der Schwangeren sind beim Blasensprung keine besonderen Maßnahmen erforderlich.

Merke

Schwangere mit Blasensprung bei Frühgeburt, Beckenendlage, Querlage und Schräglage des Kindes sowie bei Mehrlingen sollten immer liegend transportiert werden!

Die Informationen zum Zeitpunkt des Blasensprungs und zu Fruchtwasserfarbe und -menge sollten auf dem Einsatzprotokoll dokumentiert und bei der Übergabe in der Entbindungsklinik mitgeteilt werden. Für die dortige Betreuung der Schwangeren ist die Kenntnis des genauen Zeitpunkts des Blasensprungs wichtig, da in bestimmten Zeitabständen verschiedene Maßnahmen (z. B. Temperatur- und Herztonkontrollen sowie eine Antibiotikagabe zur Infektionsprophylaxe) durchgeführt werden müssen. Außerdem sollte ab 37+0 SSW nach 24 Stunden eine Geburtseinleitung angeboten werden (vgl. Deutsche Gesellschaft für Gynäkologie und Geburtshilfe 2020b, S. 96 ff.).

Merke

Relevante Informationen zum Blasensprung:

- Zeitpunkt (Datum und Uhrzeit)
- Fruchtwasserfarbe und -menge.

Notfall-Steckbrief
Arbeitsdiagnose: Blasensprung
Einschätzung: Mutter/Kind nicht kritisch
SAMPLER und OPQRST: – **S**ymptome: vaginaler Flüssigkeitsabgang (Fruchtwasser), ggf. Wehen – Keine Schmerzen!
Voranmeldung: Blasensprung, mit/ohne Wehen
Maßnahmen / Lagerung während der Fahrt ins KH: liegender Transport in Linksseitenlage (Kap. 3.4) zum und im RTW und in die Klinik
Zielklinik: entsprechend SSW

4.1.1 Fruchtwasserfarbe und -menge

Das Fruchtwasser kann verschiedene Farben haben. Als physiologisch ist das Fruchtwasser zu bewerten, wenn es klar, das heißt, wie Wasser erscheint. Manchmal ist es auch trüb oder mit kleinen, weißen Vernixflocken (Käseschmiereflocken). Das Fruchtwasser kann auch roséfarben oder blutig tingiert sein. Ursächlich hierfür ist die Vermischung mit einer geringen Menge an Blut, meist von einer Zeichnungsblutung. Dies ist allerdings unbedenklich.

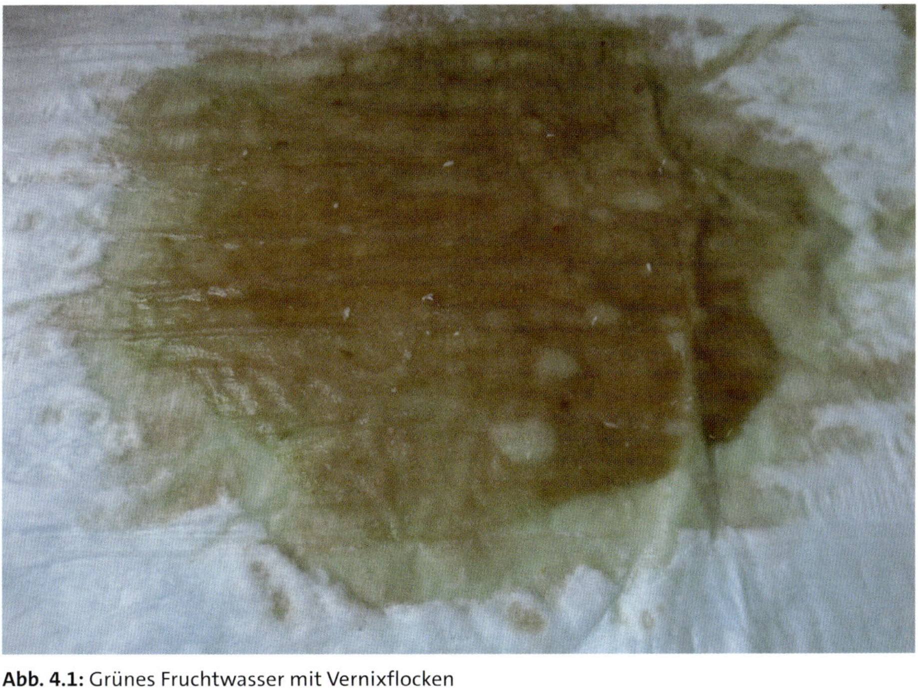

Abb. 4.1: Grünes Fruchtwasser mit Vernixflocken

Bei bis zu 20 % aller Geburten tritt grünes Fruchtwasser auf. Ein gehäuftes Auftreten ist bei Rückstand der kindlichen Entwicklung (Retardierung), Übertragung, fetalem Stress und maternalen Infektionen erkennbar (vgl. Strauss 2006, S. 271 f.). Ursache für die Grünfärbung ist die kindliche Ausscheidung von Darminhalt (Mekonium, „Kindspech"). Das geschieht normalerweise nach der Geburt, jedoch kann u. a. kindlicher Stress zur Entleerung führen. Auch durch eine Hypoxie kann es zur Relaxation und Entleerung des kindlichen Darms kommen. Je nach Menge des abgegangenen Mekoniums verfärbt sich das Fruchtwasser entsprechend. Die Farbe kann von leicht grünlich tingiert über grün bis zu fast braun variieren. Auch bei der Konsistenz gibt es Unterschiede von flüssig bis erbsenbreiartig.

Praxistipp

Während der Geburt sind bei grünem Fruchtwasser keine besonderen Maßnahmen erforderlich. Eine mögliche Komplikation ist jedoch ein Mekoniumaspirationssyndrom (MAS) beim Neugeborenen.

Erscheint das Fruchtwasser von Farbe und Konsistenz eher wie Blut, handelt es sich um einen Notfall. Die Ursache der Blutung sollte rasch abgeklärt werden (s. a. Anhang).

Die Fruchtwassermenge bei intakter Fruchtblase beträgt im III. Trimenon bzw. zum Geburtstermin ungefähr 500 – 1.000 ml. Als wenig werden Fruchtwassermengen von 100 – 500 ml bezeichnet und als reichlich 1.000 – 2.000 ml. Die Abschätzung der Fruchtwassermenge in der Schwangerschaft findet meist sonografisch bei der Voruntersuchung statt. So können auch pathologische Abweichungen mit einer stark verringerten Fruchtwassermenge (< 100 ml, Oligohydramnion) oder abnorm erhöhten Fruchtwassermenge (> 2.000 ml, Polyhydramnion) diagnostiziert werden (vgl. Harder 2020a, S. 630).

Die abgehende Fruchtwassermenge nach einem Blasensprung ist auch von der Lokalisation der Ruptur der Fruchtblase abhängig. Bei einem Blasensprung vor dem vorangehenden Kindsteil läuft deutlich mehr Fruchtwasser ab als bei einem hohen Blasensprung. Bis zur Geburt des Kindes kann immer wieder mehr oder weniger Fruchtwasser ablaufen, da weiterhin Fruchtwasser von der Plazenta produziert wird und der vorangehende Kindsteil das Becken nicht vollständig abdichtet. Die Menge des sichtbar abgegangenen Fruchtwassers kann grob mit wenig – normal – reichlich eingeschätzt werden.

4.1.2 Nabelschnurvorfall

Der Nabelschnurvorfall bezeichnet das Austreten von Nabelschnuranteilen aus der Höhle des Uterus. Hierbei ist sowohl der Vorfall in die Scheide als auch der Vorfall von Nabelschnuranteilen vor die Vulva möglich.

Ein Nabelschnurvorfall tritt häufiger im Bereich der Frühgeburtlichkeit (≤ 36+6 SSW) als bei Kindern um den Entbindungstermin herum auf. Das Auftreten ist gehäuft bei Querlagen, Beckenendlagen und Mehrlingsschwangerschaften; es ist im Vergleich dazu unwahrscheinlicher bei Schädellagen. Ein erhöhtes Risiko besteht, wenn die Nabelschnur bei intakter Fruchtblase bereits vor oder neben dem vorangehenden Kindsteil liegt (Vorliegen der Nabelschnur).

Hinweis

Ein Nabelschnurvorfall kann erst nach einem Blasensprung auftreten.

Die Nabelschnur enthält Gewebe, die sogenannte Wharton-Sulze, das die drei Gefäße umgibt und vor Kompression schützt. Trotzdem ist eine Kompression möglich, wenn die Nabelschnur z. B. zwischen maternalen knöchernen Strukturen und knöchernen Strukturen des Kindes eingeklemmt wird. Dadurch entsteht die Gefahr der Minderperfusion (verminderte Durchblutung) des Kindes mit unmittelbar folgender Bradykardie und möglicher folgender Hypoxie. Dies stellt eine schwere Komplikation dar. Bis das Kind durch eine Notsectio entbunden werden kann, muss die Kompression der Nabelschnur minimiert werden.

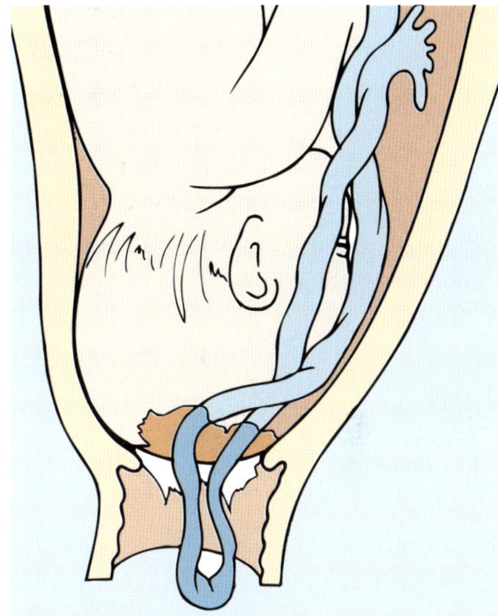

Abb. 4.2: Nabelschnurvorfall

Präklinische Diagnostik:
Im Rettungsdienst ist nur ein sichtbarer Nabelschnurvorfall diagnostizierbar, also wenn ein Teil der Nabelschnur im Bereich der Vulva zu sehen ist. Ist die Nabelschnur nur in den Bereich der Vagina vorgefallen, kann die Verdachtsdiagnose bei einem anamnestischen Fremdkörpergefühl in der Vagina gestellt werden.

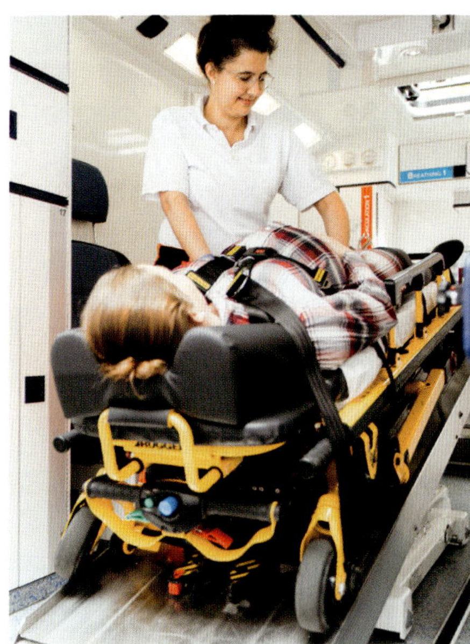

Abb. 4.3: Beckenhochlagerung und Andeutung des Hochschiebens des vorangehenden Kindsteils

Präklinische Maßnahmen:
Alle Maßnahmen bei einem Nabelschnurvorfall zielen auf die Entlastung der Nabelschnurkompression ab, um die Hypoxie beim Neugeborenen möglichst gering zu halten!

Zuerst und bis zum Transport sollte bei der Schwangeren eine Beckenhochlagerung erfolgen, um der Schwerkraft entgegenzuwirken. Dazu kann die Frau sich übergangsweise in die Knie-Ellenbogenlage begeben (Kopf tief – Becken hoch). Beim Transport wird die Schwangere auf der Trage in leichter Linksseitenlage transportiert, entweder Kopf tief oder mit zusätzlichen Lagerungshilfen unter dem Becken.

Allgemein:
- strukturiertes Vorgehen nach ABCDE-Schema (z. B. gemäß AMLS), vitale Bedrohungen im Primary Assessment und Secondary Assessment behandeln
- Basismonitoring: Atemfrequenz, SpO_2, Puls, Rekap-Zeit, RR (im Intervall), EKG, BZ
- Lagerung: Beckenhochlagerung
- Sauerstoffgabe nach Bedarf
- Zugänge: ein intravenöser Zugang, Vollelektrolytlösung
- Medikamente: Fenoterol
- Transportpriorität mit Voranmeldung „Nabelschnurvorfall".

Speziell:
- Zurückschieben von Nabelschnuranteilen in Vagina, Hochschieben des vorangehenden Kindsteils.

Skill: Hochschieben vorangehender Kindsteil
Die Patientin wird liegend – möglichst leicht Kopf tief mit angewinkelten Beinen – gelagert (Abb. 4.3). Mit übergezogenen Handschuhen wird mit Zeige- und Mittelfinger vaginal in die Scheide eingegangen, bis an den Fingerspitzen ein harter Widerstand zu spüren ist (Abb. 4.4). Hierbei handelt es sich um den vorangehenden Kindsteil. Dieser wird kraftvoll nach kranial

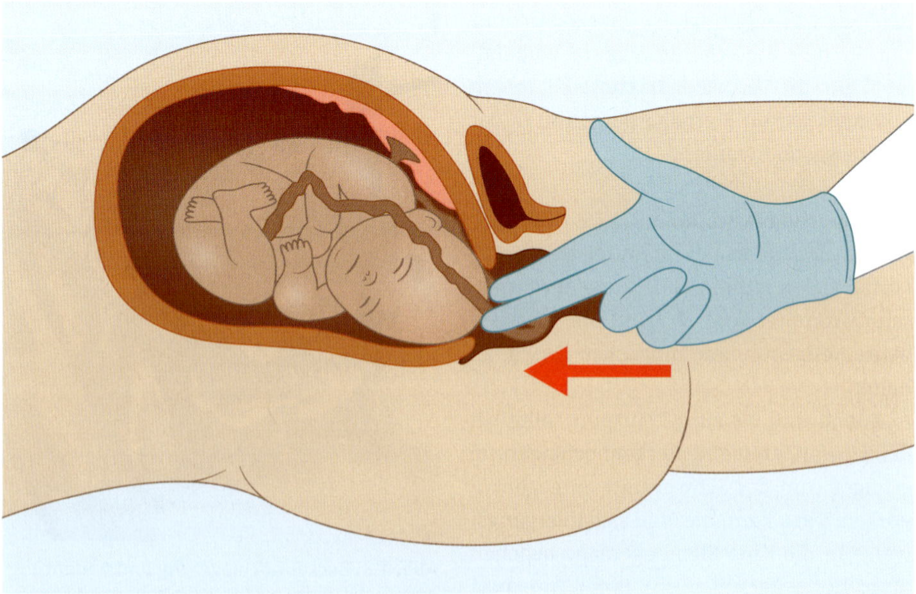

Abb. 4.4: Manuelles Hochschieben des VT zur Entlastung der Nabelschnur

geschoben. Diese Maßnahme sollte dauerhaft von der Diagnose bis zum Eintreffen in der Klinik durchgeführt werden.

Sollte zum Nabelschnurvorfall Wehentätigkeit hinzukommen, so wäre eine Therapie mit einem Tokolytikum (Bolus) möglich. In jedem Fall ist ein zügiger Transport mit Voranmeldung erforderlich, da dieser Ablauf zeitkritisch ist.

Die Zielklinik wird gemäß dem Versorgungsstufenkonzept entsprechend der vorliegenden Schwangerschaftswoche ausgewählt. Sollte die Fahrzeit zwischen einer Klinik der Versorgungsstufe I und II erheblich abweichen, kann es sinnvoll sein, die nächste erreichbare Klinik mit ggf. geringerer Versorgungsstufe anzufahren.

Da man ohne weiteres fetales Monitoring nicht bewerten kann, ob eine Kompromittierung oder noch Vitalität für einen Fetus vorliegt, ist der Nabelschnurvorfall insgesamt als kritisch zu bewerten. Deshalb ist eine zügige Verbringung der Patientin in eine geburtshilfliche Abteilung mit der entsprechenden Voranmeldung des Nabelschnurvorfalls erforderlich.

Klinische Versorgung:
Je nach Situation des Fetus ist eine umgehende Sectio oder auch eine Notsectio indiziert.

Notfall-Steckbrief

Arbeitsdiagnose: Nabelschnurvorfall

Einschätzung: Kind kritisch – Transportpriorität

SAMPLER und OPQRST:
- **S**ymptome: sichtbare Nabelschnuranteile im oder vor dem Scheideneingang, ggf. Fremdkörpergefühl, Fruchtwasserabgang
  - **O**nset: plötzlich
  - **T**ime (Verlauf): es ist, insbesondere unter Wehentätigkeit, eine Progredienz der Menge vorgefallener Nabelschnuranteile möglich
- **P**atientenvorgeschichte: möglicherweise hat die Patientin einen Blasensprung bemerkt, manchmal bleibt dieser aber auch unbemerkt
- **R**isikofaktoren: Blasensprung

Medikamentöse Behandlung: Fenoterol

Voranmeldung: Nabelschnurvorfall

Maßnahmen / Lagerung während der Fahrt ins KH: Beckenhochlagerung, Zurückschieben von Nabelschnuranteilen in Vagina, Hochschieben des vorangehenden Kindsteils, bei Wehen → Tokolyse

Zielklinik: Versorgungsstufe I oder II entsprechend der SSW bei Frühgeburtlichkeit, ansonsten Klinik mit geburtshilflichem Schwerpunkt, wobei im Rahmen der Einsatztaktik (Kap. 10.2 und 10.4) hinsichtlich der Transportzeit eine Abwägung zwischen idealer Versorgungssituation und schnellerer Erreichbarkeit von fachlicher Expertise getroffen werden muss.

4.1.3 Vasa-praevia-Blutung

Kommt es zum Zeitpunkt des Blasensprungs zu einer starken, frischen vaginalen Blutung, ist an eine Ruptur eines auf der Eihaut verlaufenden Plazentagefäßes (Vas praevia) zu denken. Die Stärke der Blutung ist vom Gefäßdurchmesser abhängig.

Bei einer plötzlichen vaginalen Blutung mit dem Blasensprung handelt es sich um einen Notfall! Es handelt sich um einen reinen Blutverlust des Kindes, dieses ist somit als kritisch einzustufen. Es muss ein zügiger Transport in die Klinik zur genauen Diagnostik und Therapie erfolgen. Es ist nicht möglich, eine Vasa-praevia-Blutung von einer Plazentalösungsblutung oder einer Placenta-praevia-Blutung zu unterscheiden.

4.2 Wehentätigkeit

Als Wehe wird die Kontraktion der Gebärmuttermuskulatur (Myometrium) bezeichnet. Wehen werden je nach Auftreten in Schwangerschaft, Geburt oder Wochenbett in verschiedene Arten eingeteilt.

Schwangerschaftswehen können bereits im II. und III. Trimenon erfasst werden. Sie sind zunehmend (vier- bis zehnmal pro Tag) und meist schmerzlos. Hierdurch wird die Uterusdurchblutung gefördert und das Myometriumwachstum angeregt. Nur bei Zervixwirksamkeit sind diese als pathologisch einzustufen und werden als vorzeitige Wehentätigkeit (Kap. 3.1) diagnostiziert.

Ab drei bis vier Wochen vor dem Entbindungstermin können **Vor- und Senkwehen** auftreten. Die meisten Schwangeren spüren diese z. T. auch schmerzhaft zunehmend regelmäßig bis zu ein- bis zweimal pro Stunde. Hierdurch tritt der vorangehende Kindsteil in den Beckeneingang tiefer und die Zervix wird geburtsreif.

Unter der Geburt wird die Wehentätigkeit (WTK) noch einmal entsprechend der jeweiligen Phase in Eröffnungs-, Austreibungs-, Press- und Nachgeburtswehen unterschieden. Für den Geburtsfortschritt werden Wehen hinsichtlich Stärke, Dauer und Frequenz beurteilt. Das Verhältnis Uteruskontraktionsarbeit (Wehe) und -entspannung (Wehenpause) sollte 1 : 2 betragen, um die nötige Sauerstoffzufuhr zu Kind und Myometrium zu gewährleisten.

Eröffnungswehen sind zervixwirksam und führen zur vollständigen Eröffnung des Muttermundes bis auf 10 cm. Anfangs sind die Wehen oft unregelmäßig und eher vereinzelt ca. alle 10 – 30 Minuten. In der Latenzphase können die Wehen auch zwischendurch physiologisch stagnieren oder sogar pausieren. Im Verlauf werden sie dann aber immer rhythmischer, häufiger und stärker bis zu alle drei bis fünf Minuten für bis zu einer Minute. Diese Wehen sollten von der Schwangeren veratmet werden (Kap. 5.2).

Austreibungs- und Presswehen sind regelmäßige, kräftige Wehen ca. alle ein bis zwei Minuten und können bis zu 80 Sekunden dauern. Der Effekt der Presswehen wird durch das aktive Mitschieben der Frau verstärkt. Hierdurch kommt es zum Tiefertreten des Kindes durch das Becken und anschließend zur Geburt.

Viele Schwangere empfinden die Presswehen als besser zu verarbeiten als die Eröffnungs- und Austreibungswehen, weil sie nun aktiv mit der Bauchmuskulatur unterstützen können. Zuvor muss der Schmerz eher passiv ausgehalten bzw. veratmet werden.

Tab. 4.2: Wehenarten und deren Unterschiede*

		Physiologie	Wehenabstand	Dauer	OPQRST (Schmerz)	Verarbeitung durch Frau
Schwangerschaft	Schwangerschaftswehen	– Uterusdurchblutung – Myometriumwachstum	vier- bis zehnmal/Tag		meist schmerzlos	
	Vor- und Senkwehen	– Tiefertreten des VT in Beckeneingang – Zervixreifung	bis zu ein- bis zweimal/Stunde, zunehmend koordinierter		z. T. schmerzhaft	
Geburt	Eröffnungswehen	– Verkürzung der Zervix – Eröffnung des Muttermundes	anfangs unregelmäßig alle 10–30 min, zunehmend rhythmischer bis zu alle 3–5 min	zunehmend, bis zu 1 min	oft „wie Periodenschmerzen" als Ziehen im Unterleib, Leiste und Rücken (Latenzphase), anschließend abdominal vom Fundus aus meist sehr schmerzhaft	schmerzerleichternde Maßnahmen (verschiedene Positionen, Wärme, Massage ...), Veratmen der Wehentätigkeit
	Austreibungswehen	Tiefertreten des VT durch das mütterliche Becken	regelmäßig, kräftig alle 2 min oder länger	bis zu 80 sec	zunehmender Druck nach unten (kaudal)	
	Presswehen		regelmäßig, kräftig alle 2 min oder länger mit Pressdrang!		reflektorischer Pressdrang	aktives Mitschieben durch Bauchpresse
	Nachgeburtswehen	Verkleinerung Plazentahaftstelle → Ablösen der Plazenta → Plazentageburt	nachlassend, unregelmäßig für ca. 10 min bis zur Plazentageburt	↓		
Wochenbett	Nachwehen	bis zu 5 Tage p. p., – Blutstillung an Plazentahaftstelle – Abfluss der Lochien – Rückbildung Uterus			v. a. nach dem Stillen Erstpara: kaum spürbar Multipara: deutlich schmerzhafter	

* Die Angaben in der Tabelle sind grobe Anhaltspunkte. Sowohl die Wehen unter der Geburt als auch das Schmerzempfinden (in jeder Geburtsphase NRS 0–10 möglich!) sind sehr individuell.

Praxistipp

Um Wehen zu beurteilen, fragen Sie bei der Anamnese immer nach Intensität, Dauer und Häufigkeit der Wehen. Hierdurch kann bereits eine erste Einschätzung der aktuellen Geburtsphase anhand der Wehenart erfolgen. Die Wehen in der Latenzphase werden oft als Ziehen im Unterleib und/oder Rücken beschrieben und sind mit Periodenschmerzen vergleichbar. Geburtswehen sind dann deutlich schmerzhafter und stärker und beginnen meist im Oberbauch (fundale Dominanz).

Außerdem ist eine Beobachtung der Frau während der Wehen sinnvoll. Wenn sie sich während der Wehe unterhalten kann, ist von leichten Wehen auszugehen. Muss sie sich konzentrieren und die Wehen veratmen, handelt es sich vermutlich um mittlere bis starke Wehen. Wenn die Schwangere von der Wehe vereinnahmt ist, schnell atmet, unruhig ist und laut stöhnt, ist von starken Wehen auszugehen (vgl. Harder 2020b, S. 508).

Skill: Wehen auszählen

Für das Auszählen von Wehen wird eine Uhr benötigt. Die Schwangere wird gebeten, kurz Bescheid zu geben, sobald sie Wehenschmerz spürt. Bei kräftiger Wehentätigkeit fängt die Frau mit dem Veratmen der Wehe an. Es wird die Zeit vom Beginn der Wehe bis zum Beginn der nächsten Wehe gemessen. Dadurch wird der sogenannte Wehenabstand (Frequenz) ermittelt. Aufgrund von möglichen Unregelmäßigkeiten sollte bei zwei bis drei aufeinanderfolgenden Wehen gezählt werden. Gleichzeitig werden auch noch Dauer und Stärke beurteilt.

Skill: Palpation von Wehen

Für die Palpation von Wehen wird die Hand auf den Oberbauch der Schwangeren gelegt. Bei einer Wehe ist die Kontraktion der Uterusmuskulatur zu spüren. Hiermit ist lediglich festzustellen, wann die Schwangere eine Wehe hat. Aussagen über die Stärke sind nur mit Erfahrung möglich. Die Effektivität kann nicht beurteilt werden.

Nach der Geburt des Kindes spürt die Frau einige mäßig schmerzhafte **Nachgeburtswehen**. Diese führen zur Verkleinerung der Plazentahaftstelle, wodurch sich die Plazenta ablöst und es zur Geburt der Plazenta samt Eihäuten kommt (Kap. 6.3 und 6.5).

Nachwehen können nach der Plazentageburt bis zu fünf Tage post partum spürbar sein. Sie dienen der Blutstillung an der Plazentahaftstelle, dem Abfluss des Wochenflusses (Lochien) und der Rückbildung des Uterus.

Zusätzlich zur Wehentätigkeit sind die Faktoren „Becken“ und „Kind“ für eine Geburt entscheidend: Für eine Spontangeburt ist also nicht nur effektive Wehentätigkeit notwendig, sondern auch die Anatomie des maternalen Geburtskanals relevant. Eine wichtige Rolle hat zudem die Größe des Kindes sowie die Haltung bzw. Einstellung des kindlichen Kopfes.

Exkurs: Kardiotokografie (CTG)

Unter einem CTG versteht man die kontinuierliche Aufzeichnung der fetalen Herzfrequenz und der Wehentätigkeit. Ziel ist es, fetale Gefahrenzustände wie Hypoxie und Asphyxie rechtzeitig zu erkennen, um dann intervenieren zu können. Deshalb werden sowohl in der Schwangerschaft als auch unter der Geburt regelmäßig CTG geschrieben. Diese werden auch im Mutterpass (Seite 9 „Cardiotokographische Befunde") dokumentiert. Ein CTG unterscheidet sich grundlegend von einem EKG und v. a. die fetale Herzfrequenz ist somit ohne spezielle geburtshilfliche Ausbildung nicht beurteilbar!

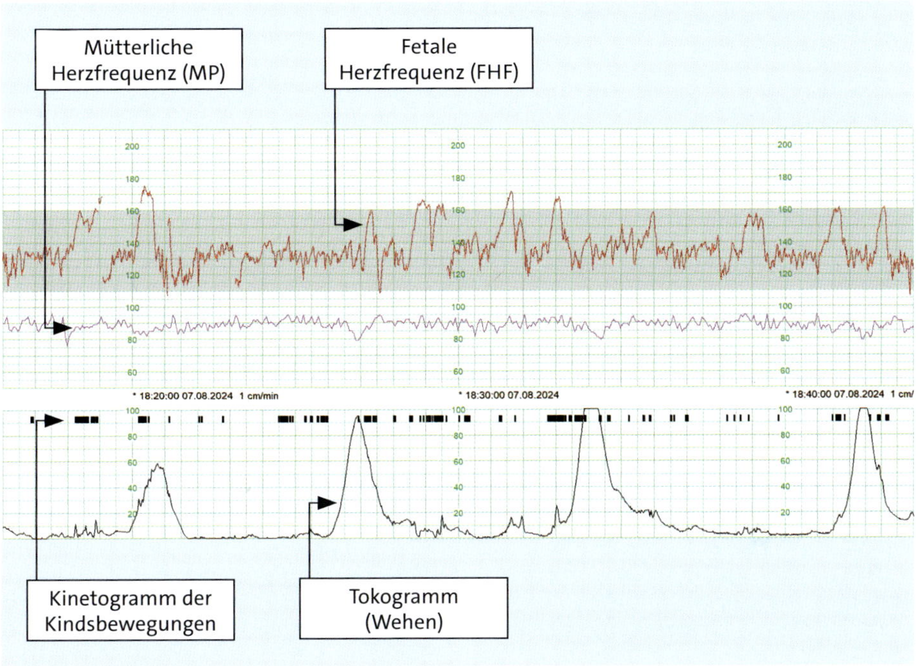

Abb. 4.5: Physiologisches CTG unter der Geburt

5 Eröffnungsphase

Die Eröffnungsphase (EP) wird in die Latenzphase (frühe Eröffnungsperiode) und die aktive Eröffnungsperiode (späte Eröffnungsperiode) unterteilt. In der Eröffnungsphase kommt es durch die Wehentätigkeit zu einer Verkürzung der Zervix und zur Eröffnung des Muttermundes. Die Verkürzung der Zervix und die Eröffnung des Muttermundes sind nur durch eine vaginale Untersuchung beurteilbar. Dies ist nur erfahrenen Geburtshelfern wie Hebammen und Gynäkologen möglich. Diese Maßnahme wird in der Regel von Fachkräften des Rettungsdienstes nicht beherrscht und sollte unterbleiben. Die einzige Ausnahme stellt der Nabelschnurvorfall dar (Kap. 4.1.2), bei dem der vorangehende Kindsteil von vaginal nach oben geschoben wird.

Die Dauer der Eröffnungsphase wird bei Erstgebärenden mit durchschnittlich acht Stunden angegeben; es kann aber auch bis zu 18 Stunden dauern. Bei Mehrgebärenden können es ca. fünf bis zwölf Stunden sein (vgl. National Institute for Health and Care Excellence 2014, S. 42).

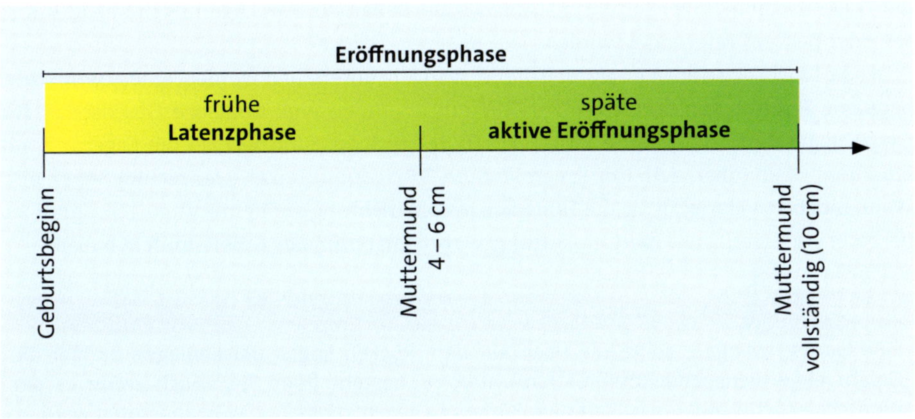

Abb. 5.1: Einteilung der Eröffnungsphase

5.1 Bevorstehende Geburt – Transportentscheidung

Die Entscheidung für einen Transport kann anhand bestimmter Kriterienkataloge und dem Zustand der Patientin sowie des Ungeborenen getroffen werden. Hierbei sind lokale Protokolle, Vorgaben oder Algorithmen (z. B. DBRD, Abb. 5.2) zu beachten und zu befolgen (oder bewusst nicht zu befolgen aufgrund der individuellen Gründe der Notfallsituation).

In bestimmten Fällen ist eine vaginale Geburt aufgrund von Besonderheiten in der Schwangerschaft nicht möglich oder es handelt sich um eine Risikogeburt, die außerklinisch vermieden werden sollte. **CAVE:** Hierbei steht die Transportpriorität sowie die Notarztnachforderung im Vordergrund rettungsdienstlichen Handelns!

Tab. 5.1: Präklinisch kritische Geburten	
vaginal geburtsunmöglich	**Risikogeburten präklinisch vermeiden**
– Querlage – Schräglage – Placenta praevia (partialis/totalis) – (Nabelschnurvorfall)	– Frühgeburt – Beckenendlage – Mehrlinge

Ist die Entscheidung zum Transport der Schwangeren in die Klinik gefallen, weil eine Geburt nicht zu erwarten ist oder eine Risikogeburt besteht, findet zuerst der Transport zum Rettungswagen statt. Hatte die Schwangere noch keinen Blasensprung und fühlt sich dazu in der Lage, kann sie mit Unterstützung des Rettungspersonals zum Fahrzeug laufen. Sollte auf dem Weg eine Wehe kommen, bleiben Sie einfach kurz mit der Schwangeren stehen, bis die Wehe vorbei ist.

Liegt ein Blasensprung (Kap. 4.1) und damit die Indikation für einen Liegendtransport vor, sollte die Frau auch liegend zum Transportmittel gebracht werden. Die Lagerung auf der Trage erfolgt in linker Seitenlage (Abb. 5.3). Bei Bedarf können Lagerungshilfen (z. B. Kissen oder Decken) verwendet werden.

Ist die Fruchtblase noch intakt, soll die Schwangere unterstützt werden, eine gewünschte, bequeme Position auf der Trage/im RTW einzunehmen (vgl. Deutsche Gesellschaft für Gynäkologie und Geburtshilfe 2020b, S. 117). Möglich ist zum Beispiel die Lagerung mit erhöhtem Oberkörper, evtl. mit Knierolle (Abb. 5.4), oder in linker oder rechter Seitenlage. Wenn möglich, verankern Sie die Fahrtrage in Fahrtrichtung auf dem Fahrgestell, damit Sie bei einer einsetzenden Geburt im Rettungswagen ein optimales Arbeitsumfeld haben.

Merke

Eine Hochschwangere sollte nie flach auf dem Rücken liegen (Rückenlage), da hier die Gefahr eines Vena-cava-Kompressionssyndroms besteht (Kap. 3.4). Auch wenn es der Wunsch der Schwangeren ist, auf dem Rücken zu liegen, muss ihr davon abgeraten werden.

Beim Transport muss unbedingt auf die Anschnallpflicht während der Fahrt laut Straßenverkehrs-Ordnung (StVO) geachtet werden. Bringen Sie die Gurte oberhalb und unterhalb der Bauchwölbung an, um Traumata bei einer starken Bremsung zu reduzieren.

Bei zeitnah zu erwartender einsetzender Geburt, bei einem Notfall oder anamnestischen Risikofaktoren ist der Schwangeren ein intravenöser Zugang zu legen.

Ist im Verlauf des Transports eine einsetzende Geburt zu erwarten, ist außerdem das entsprechende Material vorzubereiten (Kap. 10.2), also ein Versorgungsplatz einzurichten.

Anschließend findet der Transport in die entsprechende Zielklinik statt (Kap. 10.4). Denken Sie an eine rechtzeitige Voranmeldung in der Klinik. Während der Fahrt zum Zielkrankenhaus ist Zeit – vor allem wenn die Frau noch keine oder sehr selten Wehen hat –, noch einmal den Mutterpass einzusehen und eine detaillierte geburtshilfliche Notfallanamnese vorzunehmen.

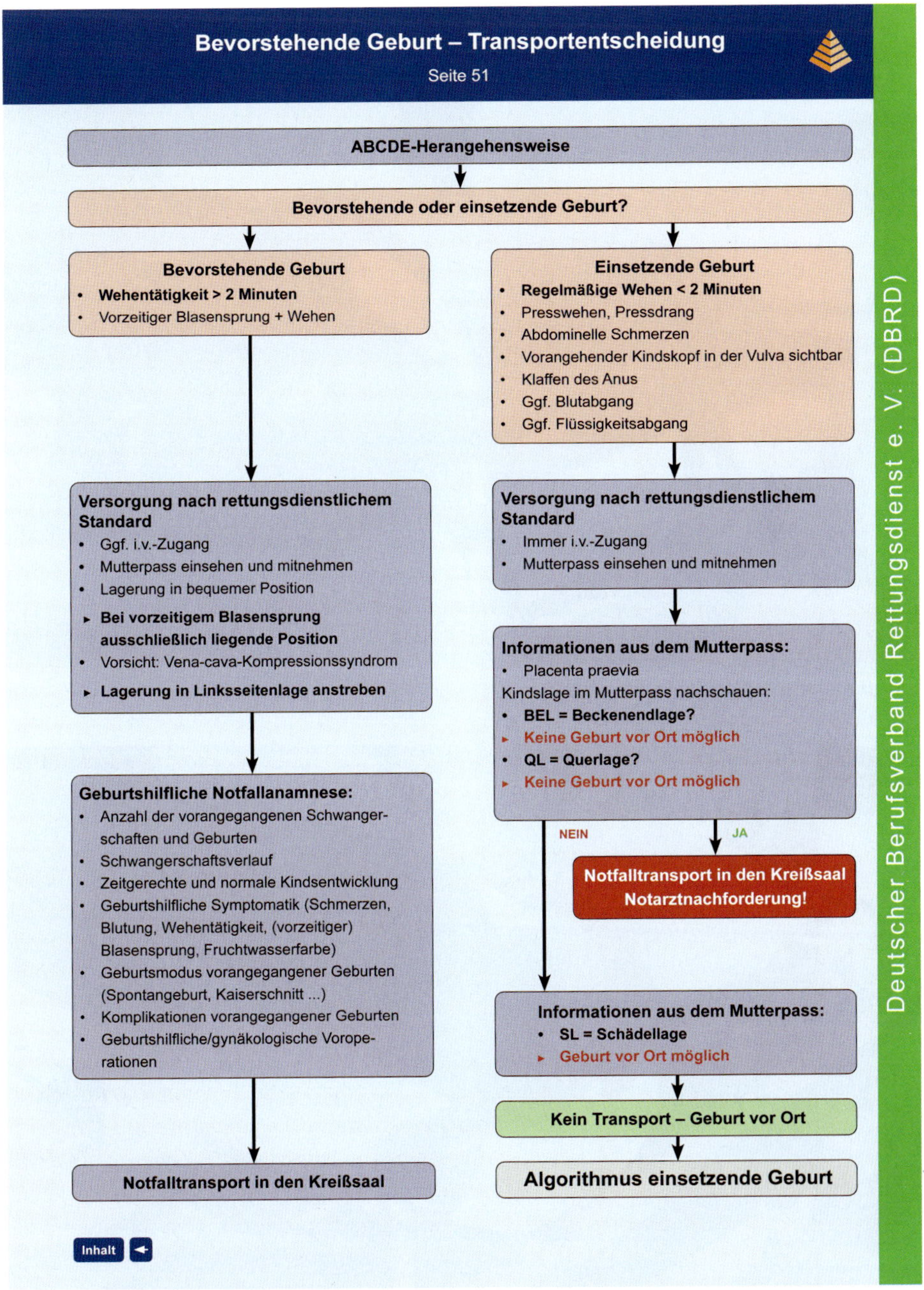

Abb. 5.2: Algorithmus „Bevorstehende Geburt – Transportentscheidung“ (aus: DBRD 2024, S. 51)

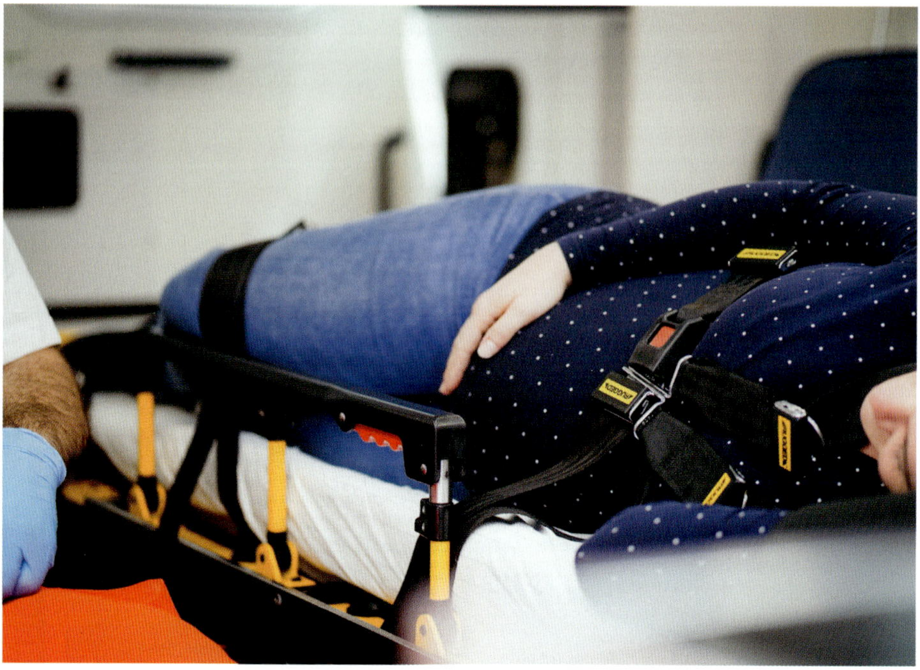

Abb. 5.3: Transport in linker Seitenlage

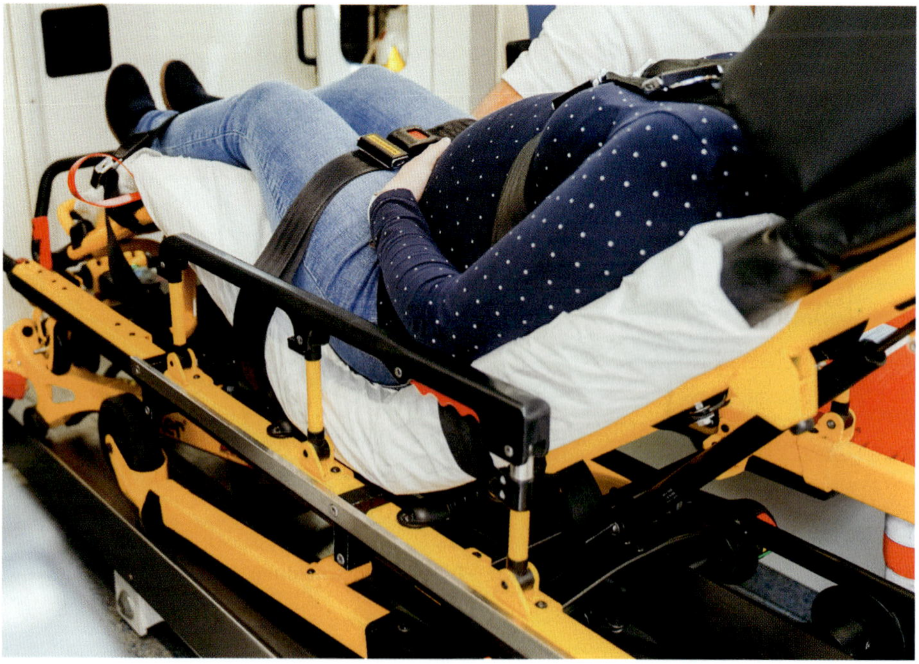

Abb. 5.4: Lagerung mit erhöhtem Oberkörper und Knierolle

In der Zielklinik findet eine Übergabe an das geburtshilfliche Team nach dem ISBAR-Schema statt (Kap. 10.6.4).

Praxistipp

Schauen Sie sich bei jedem Transport einer Schwangeren detailliert die einzelnen Seiten im Mutterpass an (Kap. 1.2), um Erfahrung im Umgang damit zu sammeln und so im Notfall schnell an die wichtigen Informationen zu gelangen.

5.2 Betreuung unter der Geburt

Die hier genannten Maßnahmen können sowohl in der Eröffnungsphase als auch in der passiven Austrittsphase (Kap. 6.1) angewandt werden. Präklinisch sind die Phasen nicht voneinander abzugrenzen.

Unter der Geburt hat die psychische Unterstützung der Gebärenden einen sehr hohen Stellenwert. Hierzu gehören u. a. Gespräche, aber auch Zuspruch und Motivation. Den Gebärenden tut es oft gut, eine vertraute Begleitperson bei sich zu haben.

Die Gebärende verspürt Wehenschmerz, was als physiologisch anzusehen ist. Bestimmte Maßnahmen wie Lagerung, Atemanleitung und Kreuzbeinmassage (s. u.) können den Wehenschmerz reduzieren; damit und dabei ist die Frau zu unterstützen. Besonders im Fall einer Tachypnoe bis hin zur Hyperventilation ist eine Atemanleitung nötig. Manche Frauen empfinden Berührung während der Wehen als angenehm, andere können dies nicht tolerieren. Eine Kreuzbeinmassage kann im Rettungswagen angeboten und dann je nach Bedürfnis der Frau ausprobiert werden.

Skill: Atemanleitung
„Tief durch die Nase einatmen und lange durch den Mund wieder ausatmen."
Oft ist es für die Schwangere hilfreich, wenn das Wort „lange" auch dementsprechend laaaaaangeee ausgesprochen wird oder bei der Umsetzung auch lange von der anleitenden Person mit ausgeatmet wird.

Skill: Kreuzbeinmassage
Üben Sie mittig im Bereich des Kreuzbeins der Frau einen Gegendruck oder kleine kreisförmige Bewegungen mit der Faust oder dem Handballen aus.

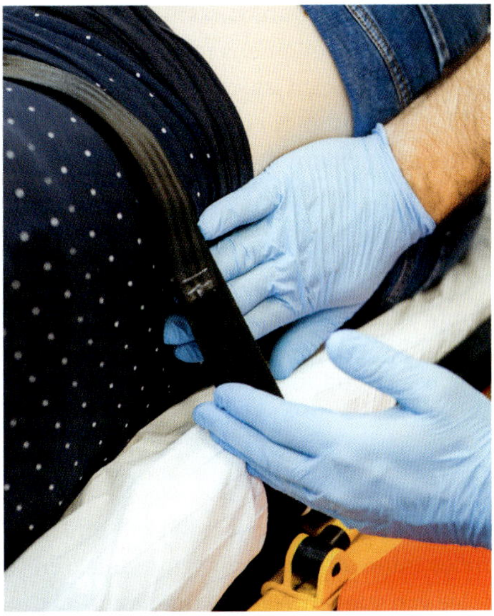

Abb. 5.5: Kreuzbeinmassage

Während der Wehen ist die Schwangere immer ganzheitlich im Blick zu behalten, um den Geburtsverlauf stetig beurteilen zu können. So kann im fortschreitenden Geburtsverlauf auf das Tönen der Frau geachtet und ggf. eine einsetzende reflektorische Bauchpresse beobachtet werden.

Zusätzlich empfiehlt es sich, immer wieder die Wehenabstände auszuzählen. Ist der Wehenabstand < 2 Minten, sollte eine visuelle Inspektion der Vulva durchgeführt werden, ob der vorangehende Kindsteil bereits sichtbar ist. Ist dies nicht der Fall, ist weiterhin der Transport anzustreben. Allerdings sollten aufgrund des Wehenabstandes und einer somit wahrscheinlicheren zeitnahen Geburt einsatztaktische Vorbereitungen für eine Geburt vor Ort getroffen werden.

Praxistipp

Bei einem Wehenabstand von < 2 Minuten ohne sichtbaren vorangehenden Kindsteil ist es einsatztaktisch sinnvoll, sich mit folgenden Maßnahmen auf eine mögliche Geburt vor Ort vorzubereiten:

- Wärmemanagement (Kap. 10.2.1 und 10.2.3)
- Vorbereitung von Materialien (Abnabeln, Versorgungsplatz Neugeborenes, Kap. 10.2.3)
- Nachforderung von Notarzt, Neugeborenennotarztdienst und Transportinkubator (Kap. 10.5).

Ist der vorangehende Kindsteil in der Vulva sichtbar, findet die Geburt vor Ort statt und es wird wie im Kapitel 6.2 beschrieben vorgegangen.

5.3 Uterusruptur

Eine mögliche Komplikation von Wehentätigkeit ist die Uterusruptur. Dabei handelt es sich um ein seltenes Ereignis. Das klinische Erscheinungsbild ist sehr heterogen: Es kann von völlig symptomlos bis hin zu akuten abdominellen Beschwerden und dem Vollbild eines akuten Abdomens reichen. Ebenso kann dabei eine vaginale Blutung auftreten, aber auch deren Fehlen ist möglich.

Risikofaktoren für eine Uterusruptur sind operative Interventionen an der Gebärmutter. Dazu gehören zum Beispiel eine frühere Sectio oder die Entfernung von gutartigen Tumoren (Myomentfernung). Eine Uterusruptur ist aber auch als Folge eines Traumas möglich, zum Beispiel eines Sturzes aus größerer Höhe oder bei einem Transportmittelunfall.

Diagnostisch kann eine Ultraschalluntersuchung einen Hinweis geben, jedoch kann es auch bei dieser Untersuchung sein, dass eine Uterusruptur nicht erkannt wird. Wenn diese Diagnose als Verdachtsdiagnose besteht, so ist die umgehende Entbindung des Kindes per Sectio als Notfallindikation und die Revision des Uterus intraabdominell die klinische Konsequenz.

Präklinische Diagnostik:

Der Bogen spannt sich von Symptomfreiheit bis hin zum akuten Abdomen; ein schmerzfreies Intervall ist möglich, am defekten Uterus kann ein Wehensturm (schnelle Reihenfolge von starken Wehen) auftreten. Präklinisch lässt sich keine definitive Diagnose stellen, sondern sie ist nur durch Ultraschall mit geburtshilflicher Expertise möglich. Der Rettungsdienst sollte Konstellationen, die zum Symptombild passen, immer schnellstmöglich klinisch abklären.

Präklinische Maßnahmen:
Im Fall von Schmerzen ist eine medikamentöse Schmerztherapie angezeigt. Im Fall eines Volumenmangels sollte eine Substitution stattfinden.

Allgemein:
- strukturiertes Vorgehen nach ABCDE-Schema (z. B. gemäß AMLS), vitale Bedrohungen im Primary Assessment und Secondary Assessment behandeln
- Basismonitoring: Atemfrequenz, SpO_2, Puls, Rekap-Zeit, RR (im kurzen Intervall), EKG, BZ
- Lagerung: Flachlagerung/Seitenlagerung
- Sauerstoffgabe 15 l über High-Flow-Maske
- Zugänge: zweimal großvolumig, Vollelektrolytlösung und Gelatinelösung
- Medikamente: Tranexamsäure, Gelatinelösung 4 %, Fentanyl
- Transportpriorität mit Voranmeldung V. a. Uterusruptur.

Klinische Versorgung:
Wird die Diagnose bestätigt und der Fetus ist vital, wird umgehend eine Sectio durchgeführt. Bei stabiler Patientin und Avitalität des Fetus folgt die operative Revision des Abdomens und die Entbindung.

Notfall-Steckbrief
Arbeitsdiagnose: V. a. Uterusruptur
Einschätzung: Mutter kritisch/Kind kritisch
SAMPLER und OPQRST: – **S**ymptome: schmerzfrei, abdominale Beschwerden, nach Schmerzereignis auch symptomfreies Intervall möglich, bis hin zum akuten Abdomen, Wehensturm > **O**nset: plötzlich schmerzhaft, aber auch stumm möglich > **T**ime (Verlauf): plötzliches, aber auch schleichendes Ereignis möglich – **R**isikofaktoren: Voroperationen an der Gebärmutter, einschl. Sectio
Medikamentöse Behandlung: Tranexamsäure, Gelatinelösung 4 %, Fentanyl
Voranmeldung: unklares Abdomen in der Schwangerschaft, V. a. Uterusruptur
Maßnahmen / Lagerung während der Fahrt ins KH: Sauerstoff, Wärmeerhalt, Schmerztherapie, Lagerung je nach Zustand (Bauchdeckenentspannung bis Schocklagerung), Überwachung, Analgesie und ggf. Volumentherapie (Kap. 1.3 und 9.3.3)
Zielklinik: Versorgungsstufe I oder II entsprechend der SSW bei Frühgeburtlichkeit, ansonsten Klinik der Versorgungsstufe III, wobei im Rahmen der Einsatztaktik (Kap. 10.2 und 10.4) hinsichtlich der Transportzeit abgewogen werden muss zwischen idealer Versorgungssituation und schnellerer Erreichbarkeit fachlicher Expertise.

5.4 Fruchtwasserembolie

Bei einer Fruchtwasserembolie tritt die Amnionflüssigkeit (Fruchtwasser) aus der Gebärmutterhöhle in das mütterliche Gefäßsystem ein. Da die Amnionflüssigkeit das Gerinnungssystem der Schwangeren und hier sowohl eine intravasale Gerinnung anregt als auch embolisch sich über das Gefäßsystem weiter verteilen kann, entsteht abhängig von der ins mütterliche System übergetretenen Fruchtwassermenge das Vollbild einer disseminierten intravasalen Gerinnung (DIC). Als Folge kommt es zum einen überall in den Blutbahnen zur Bildung von Thromben und zum anderen zum gesteigerten Verbrauch von Gerinnungsfaktoren und Thrombozyten, sodass neben dem Bild von thromboembolischen Ausfällen auch eine Hämorrhagie bis hin zum Schock möglich ist.

Präklinische Diagnostik:
Eine präklinische Diagnostik ist nicht möglich.

Präklinische Maßnahmen:
Präklinisch ist nur die Therapie der Symptome möglich.

Allgemein:
- strukturiertes Vorgehen nach ABCDE-Schema (z. B. gemäß AMLS), vitale Bedrohungen im Primary Assessment und Secondary Assessment behandeln
- Basismonitoring: Atemfrequenz, SpO_2, Puls, Rekap-Zeit, RR (im kurzen Intervall), EKG, BZ
- Lagerung: nach Zustand
- Sauerstoffgabe: 15 l über High-Flow-Maske
- intravenöse Zugänge: zweimal großvolumig, Vollelektrolytlösung
- Medikamente: -
- Transportpriorität mit Voranmeldung V. a. Fruchtwasserembolie.

Klinische Versorgung:
Im diagnostischen Spektrum gibt es keine Maßnahme, die diese Erkrankung bestätigt. Im Rahmen der klinischen Versorgung handelt sich um eine sogenannte Ausschlussdiagnose, also wenn andere Krankheitsbilder ausgeschlossen wurden, die den Zustand der Patientin hätten erklären können. Eine kausale Therapie für diese Erkrankung gibt es ebenso wenig. Es folgt eine intensivmedizinische Therapie der aufgetretenen Symptome und eine (intensiv-)medizinische Stabilisierung der Patientin.

Notfall-Steckbrief

Arbeitsdiagnose: V. a. Fruchtwasserembolie

Einschätzung: Mutter kritisch/Kind kritisch, sofern noch nicht entbunden

SAMPLER:
- **S**ymptome: thromboembolischer Formenkreis jeglicher Schwere bis hin zum Schlaganfall oder Myokardinfarkt, innere und äußere Blutungen entsprechend der DIC-Symptomatik
- **E**reignis: sehr akut

Medikamentöse Behandlung: symptomatisch

Voranmeldung: Angabe prä- oder postpartal, Grad der Kreislaufkompromittierung, V. a. Fruchtwasserembolie

Maßnahmen / Lagerung während der Fahrt ins KH: liegender Transport, Sauerstoffgabe, Wärmeerhalt, Überwachung

Zielklinik: präpartal Klinik entsprechender Versorgungsstufe hinsichtlich der SSW, aber auch Klinik mit geburtshilflichem Schwerpunkt, allerdings sowohl prä- als auch postpartal Klinik mit intensivmedizinischer Versorgung

6 Austrittsphase

Die Austrittsphase (AP) beginnt mit der vollständigen Eröffnung des Muttermundes und endet mit der Geburt des Kindes. Die Phase kann noch weiter unterschieden werden:

- passive AP: (noch) ohne Pressdrang
- aktive AP: Kind sichtbar und/oder reflektorischer Pressdrang (s. u.) bei vollständig geöffnetem Muttermund bzw. aktives Pressen ohne reflektorischen Pressdrang.

Bei Erstgebärenden dauert die Austrittsphase physiologisch bis zu zwei Stunden und bei Mehrgebärenden bis zu einer Stunde (vgl. Chalubinski 2016, S. 670). Physiologisch sollte die Wehenfrequenz fünf Wehen in zehn Minuten nicht übersteigen. Bei kürzerer Wehentätigkeit spricht man von Polysystolie. Kurzzeitig kann diese in der Präklinik akzeptiert werden.

In der Austrittsphase muss der Fetus durch die drei Beckenräume (Beckeneingang, -mitte und -ausgang) tiefertreten. Währenddessen findet eine Drehung (Rotation) sowie Beugung (Flexion) des kindlichen Schädels statt, um sich mit der ovalen Schädelform an die unterschiedlichen Formen der Beckenräume anzupassen.

6.1 Passive Austrittsphase

Der Beginn der passiven Austrittsphase ist präklinisch nicht sicher zu beurteilen und nur schwer von der aktiven Austrittsphase abzugrenzen. Meist liegt der Wehenabstand in dieser Phase der Geburt bei ca. < 2 Minuten. Die Gebärende beschreibt möglicherweise einen zunehmenden Druck nach unten bzw. auf den Darm, veratmet diesen und verspürt aktuell noch keinen Pressdrang. Der vorangehende Kindsteil ist noch nicht in der Vulva sichtbar. Das Vorgehen des Rettungsteams richtet sich also weiterhin nach dem Algorithmus „Bevorstehende Geburt" (Abb. 5.2). Aufgrund des Wehenabstandes von < 2 Minuten und vor allem bei einsetzendem Pressdrang sollte regelmäßig die Vulva inspiziert werden, um

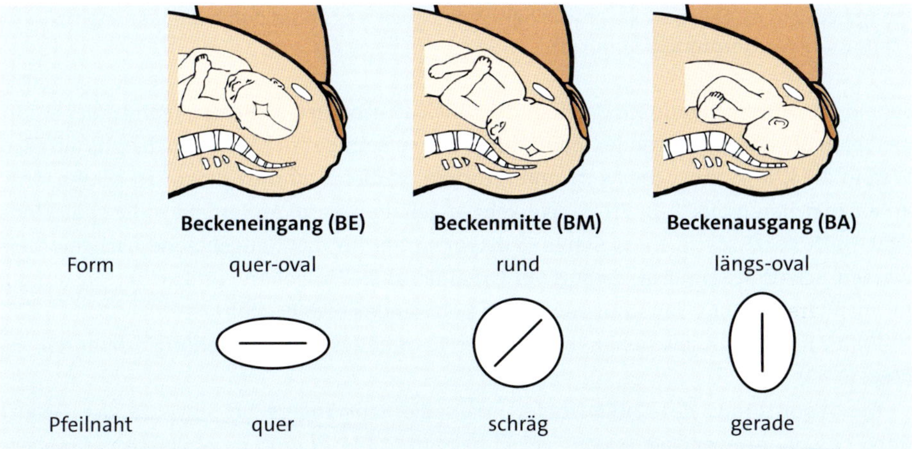

Abb. 6.1: Geburtsmechanik in der Austreibungsphase

zu überprüfen, ob der vorangehende Kindsteil sichtbar ist. Dann findet die Geburt vor Ort statt.

6.2 Einsetzende Geburt

Die folgende Beschreibung des Vorgehens in der aktiven Austrittsphase und des Ablaufs der einsetzenden Geburt folgt dem Algorithmus des Deutschen Berufsverband Rettungsdienst (2024, Abb. 6.2): Bei der einsetzenden Geburt hat die Schwangere regelmäßige Wehen im Abstand < 2 Minuten. Diese werden als Presswehen bezeichnet, sobald die Frau einen Pressdrang spürt. Das bedeutet, dass reflektorisch das Gefühl besteht, mitschieben zu müssen bzw. dem Druck nachzugeben; es ist vergleichbar mit Stuhldrang. Außerdem klafft ggf. der Anus, weil durch den Druck des Kopfes das Gewebe des Enddarms nach außen gedrückt wird. Optisch ist dies mit Hämorrhoiden vergleichbar.

Hintergrundwissen: Reflektorischer Pressdrang

Der Plexus lumbosacralis wird durch den vorangehenden Kindsteil, der die Beckenmitte bereits passiert hat, stimuliert. Hierdurch entsteht der Reflex des Pressdrangs (vgl. Jesacher 2016, S. 161). Dieser wird durch den Ferguson-Reflex noch verstärkt, durch den der Hypothalamus Oxytocin freisetzt, ausgelöst durch Druck des vorangehenden Kindsteils auf Dehnungsrezeptoren in Uterus und Zervix.

Als vorangehender Kindsteil ist nun der Kopf (oder bei Beckenendlage die Füße oder der Steiß) in der Vulva sichtbar. Dies wird als Einschneiden bezeichnet (Abb. 10.3). Gegebenenfalls kommt es zu Blutabgang (Zeichnungsblutung) und bei vorherigem Blasensprung kann ggf. auch etwas Fruchtwasser ablaufen.

Hintergrundwissen: Zeichnungsblutung

Als Zeichnungsblutung („Zeichnen") wird eine geringe oft blutig-schleimige vaginale Blutung bezeichnet. Diese ist als physiologisch zu bewerten, da sie durch die Wehenarbeit an Zervix und Muttermund bedingt ist.

Sobald der vorangehende Kindsteil in der Vulva sichtbar ist, sollte der Teamleader sofort das Team über die einsetzende Geburt informieren. Befindet sich das Team bereits auf dem Weg in die Klinik, muss die Fahrt unterbrochen werden. Dann ist darauf zu achten, dass an einer sicheren Stelle im Straßenverkehr angehalten wird. Außerdem sollte spätestens jetzt ein Notarzt sowie ein weiteres Transportmittel für das Neugeborene nachgefordert werden. Schaffen Sie für die Geburt vor Ort eine ruhige Umgebung und achten Sie auf die Intimsphäre der Frau! Unterstützen Sie die Gebärende bei der Geburt.

Wenn noch nicht geschehen, bereitet der Teamhelfer nun das benötigte Material vor (Kap. 10.2.3).

Der Algorithmus des DBRD fordert, dass die Schwangere bei einsetzender Geburt immer einen intravenösen Zugang gelegt bekommt. Dieser wird prophylaktisch für eventuelle Notfallsituationen gelegt, weshalb zunächst auch keine Infusion angeschlossen werden muss.

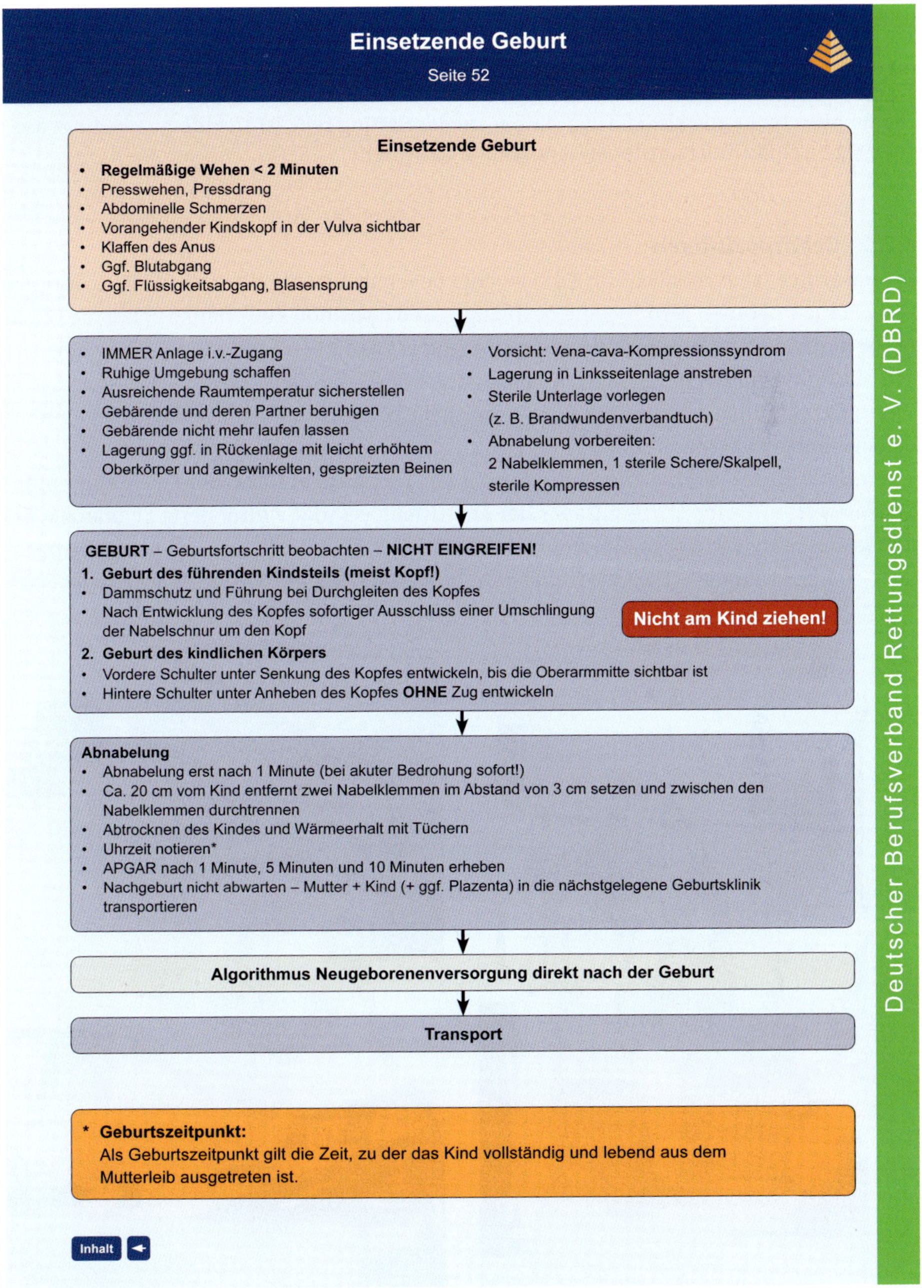

Abb. 6.2: Algorithmus „Einsetzende Geburt" (aus: DBRD 2024, S. 52)

Bei einer Geburt sollte aus Gründen der Infektionsprophylaxe möglichst steril gearbeitet werden. Der Teamleader zieht sich sterile Handschuhe an und legt eine sterile Unterlage unter das Becken der Frau. Zusätzlich wird eine sterile Kompresse für den Dammschutz benötigt.

Merke

Sollte nicht mehr ausreichend Zeit für ein steriles Setting sein, ist trotzdem unbedingt auf den Eigenschutz durch unsterile Handschuhe zu achten!

6.2.1 *Gebärpositionen*

Grundsätzlich ist es möglich, ein Kind in jeder beliebigen Position auf die Welt zu bringen. Viele Frauen nehmen intuitiv eine bevorzugte Gebärposition ein. Hierbei sollte die Gebärende motiviert und unterstützt werden. Mögliche Positionen im stehenden Rettungswagen sind unter anderem: Stehen, Knien, Sitzen oder Seitenlage. Weitere Positionen (z. B. Vierfüßler-Stand oder tiefe Hocke) sind vor allem bei besseren Platzverhältnissen außerhalb des Rettungswagens denkbar.

Eine aufrechte Gebärposition ist aufgrund einiger positiver Effekte auf die Geburt empfehlenswert: u. a. eine kürzere Dauer der Austrittsphase und verminderte Schmerzen bei der Gebärenden (vgl. Gupta, Hofmeyr und Shehmar 2012). Man macht sich bei der aufrechten Gebärposition die Schwerkraft und damit den physiologischen Druck des Kindes nach

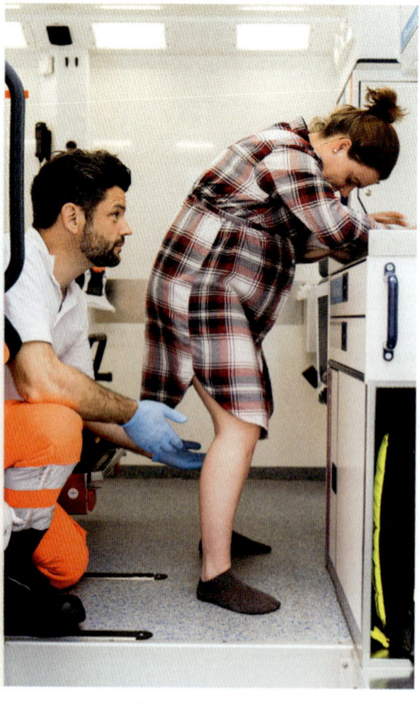

Abb. 6.3: Gebärposition: Stehen

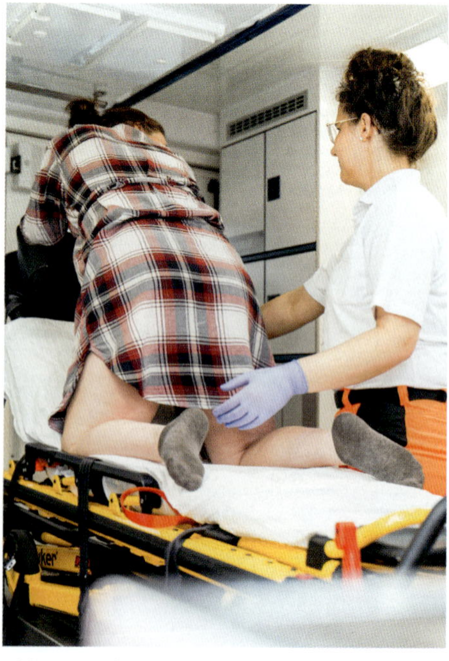

Abb. 6.4: Gebärposition: Knien

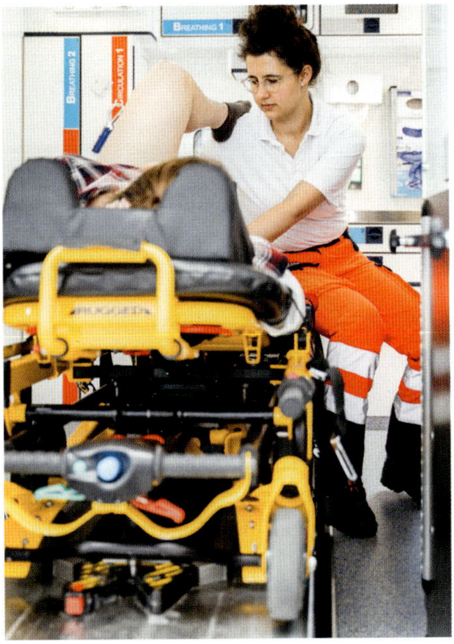

Abb. 6.5: Gebärposition: rechte Seitenlage

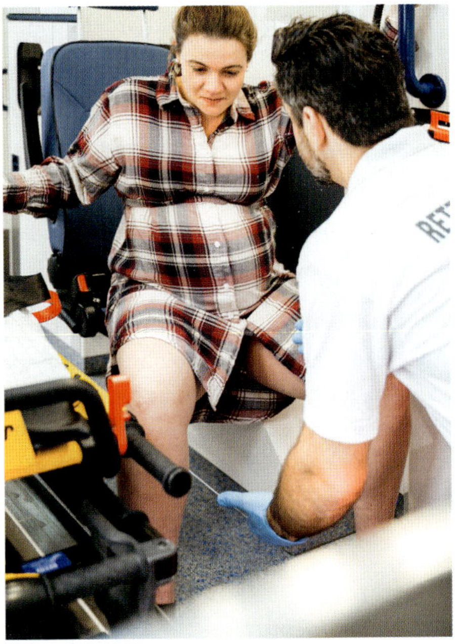

Abb. 6.6: Gebärposition: Sitzen

unten zunutze. Dies wiederum führt zu einem intensiveren Pressdrang und zur Entspannung des Beckenbodens (vgl. Ott 2016, S. 688). Jedoch gehen aufrechte Gebärpositionen aufgrund der Schwerkraft auch mit einem erhöhten Risiko für eine Sturzgeburt einher. Laut Definition handelt es sich dabei um eine Geburt, bei der das Neugeborene aus dem Geburtskanal heraus zu Boden stürzt. Vor allem als unerfahrener Geburtshelfer sollte man besonders aufmerksam sein!

Obwohl die Rückenlage in der Austreibungsphase vermieden werden soll (vgl. Deutsche Gesellschaft für Gynäkologie und Geburtshilfe 2020b, S. 135), ist oft in Fachbüchern für den Rettungsdienst und auch im hier angeführten Algorithmus die Lagerung in halbsitzender Position mit angewinkelten, gespreizten Beinen beschrieben. Aufgrund der begrenzten Platzverhältnisse im Rettungswagen ist vermutlich die Geburt

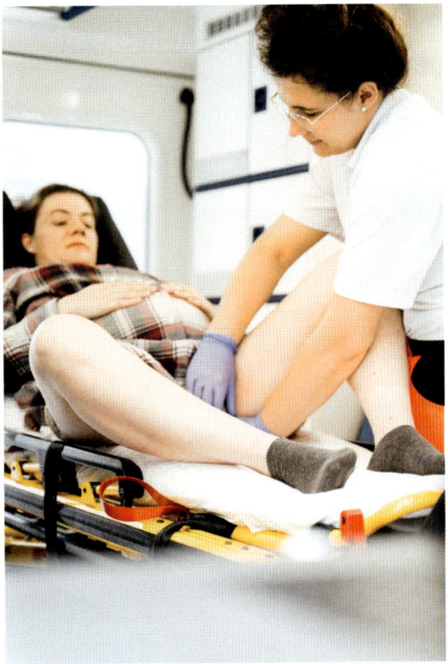

Abb. 6.7: Gebärposition: halbsitzend mit angewinkelten, gespreizten Beinen

auf der Trage angedacht. Außerdem bietet die Geburt in halbsitzender Position für unerfahrene Geburtshelfer den besten Überblick über den Geburtsfortschritt und vermindert die Sturzgefahr des Neugeborenen.

Praxistipp

Motivieren Sie die Gebärende zu einer für sie angenehmen, möglichst aufrechten Position, in der Sie die Frau aber auch professionell und sicher begleiten können!

6.2.2 Anleitung der Gebärenden

Auch in der aktiven Austreibungsphase soll die Frau bei Bedarf in den Wehenpausen zum ruhigen, langsamen Atmen angeleitet werden (Kap. 5.2). Die Frau sollte bestärkt werden, sich während der Wehe vom reflektorischen Pressdrang leiten zu lassen. So ergeben sich intuitiv Zeitpunkt, Art und Dauer des aktiven Mitschiebens („Pressen"). Für das angeleitete Pressen durch Geburtshelfer gibt es keine Evidenz über einen positiven Effekt auf das Geburts-Outcome (vgl. Deutsche Gesellschaft für Gynäkologie und Geburtshilfe 2020b, S. 139).

6.2.3 Kopfgeburt

Bei der Geburt des Kindes kann entweder die Hands-on- oder die Hands-off-Technik durch den Geburtshelfer angewandt werden (vgl. Deutsche Gesellschaft für Gynäkologie und Geburtshilfe 2020b, S. 144).

Hands-on-Technik (Dammschutz): Ist der Kindskopf auch außerhalb der Wehe in der Vulva sichtbar (= Durchschneiden), wird der Dammschutz begonnen. Als Damm (Perineum) wird das Gewebe zwischen der hinteren Kommissur (Vereinigung der großen

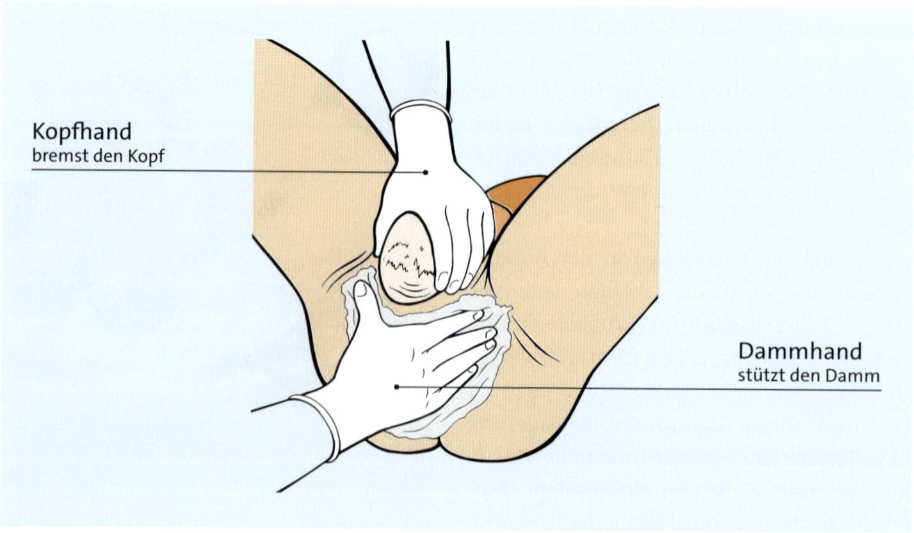

Abb. 6.8: Dammschutz

Labien) und dem Anus bezeichnet. Beim Dammschutz wird mit beiden Händen gearbeitet. Welche Hand dabei welche Aufgabe übernimmt, spielt keine Rolle. Die eine Hand fungiert als **Dammhand** und wird flach mit abgespreiztem Daumen auf den Damm der Mutter gelegt, um so das Gewebe von außen zu stützen. Hierbei kann das Gewebe zur Entlastung etwas Richtung Scheideneingang geschoben/gerafft werden. In der Hand wird ein Dammschutzlappen (z. B. Saugkompresse) festgehalten; er liegt also zwischen Damm und Hand. Der Dammschutzlappen schützt den kindlichen Kopf und die Hand des Geburtshelfers vor ggf. abgehendem Stuhlgang. Um Dammverletzungen zu verringern, kann der Dammschutzlappen im häuslichen Umfeld mit warmem Wasser getränkt werden (vgl. Deutsche Gesellschaft für Gynäkologie und Geburtshilfe 2020b, S. 141 ff.).

Die andere Hand ist die **Kopfhand**. Die Finger dieser Hand werden auf den kindlichen Kopf gelegt und ein leichter Gegendruck ausgeübt, damit der Druck des kindlichen Kopfes etwas gebremst wird. Wichtig ist, dass keine Weichteile der Mutter, z. B. Labien (Schamlippen), festgehalten werden, da dies zu Geburtsverletzungen führen kann.

Der Dammschutz hat folgende Ziele:

- langsamer Kopfaustritt zum langsamen Dehnen des Gewebes und zur Vermeidung einer zu schnellen Dekompression des Kopfes (Gefahr intrakranieller Blutungen)
- Austritt des Kopfes mit seinem kleinsten Umfang
- Vermeidung einer Rissverletzung an Damm, Labien, Scheide (vgl. Harder und Lippens 2007, S. 265).

Bei der **Hands-off-Technik (kein Dammschutz)** hält der Geburtshelfer seine Hände in Bereitschaft, berührt Kopf und Damm aber nicht. Der Austritt des Kopfes wird genau beobachtet und bei Bedarf kann jederzeit eingegriffen werden (Hands-on-Technik). Die Hands-off-Technik wird vor allem bei aufrechten Gebärhaltungen angewandt, da hier aufgrund der Position der Frau ein Dammschutz kaum möglich ist.

Merke

Es gibt laut Studien keinen Unterschied zwischen der Hands-on- und der Hands-off-Technik bezüglich der Wirksamkeit auf Dammverletzungen (vgl. Deutsche Gesellschaft für Gynäkologie und Geburtshilfe 2020b, S. 144 f.). Diese Erkenntnis stellt eine Entlastung für den oft unerfahrenen präklinischen Geburtshelfer dar, da nicht zwingend ein Dammschutz erforderlich ist und es vor allem kein Nachteil ist, wenn dieser nicht ganz korrekt ausgeführt wird.

Hintergrundwissen: Dammschnitt (Episiotomie)

Ein standardmäßiger Dammschnitt soll nicht durchgeführt werden. Eine kindliche Indikation kann Anlass für einen solchen Eingriff sein. Die pathologischen Veränderungen der fetalen Herzfrequenz können präklinisch jedoch nicht beurteilt werden. Abgesehen davon ist präklinisch das benötigte Material (Episiotomieschere) wahrscheinlich nicht vorhanden. Wenn überhaupt, ist diese Maßnahme bei mütterlicher Indikation dem Notarzt vorbehalten und es sollte eine medio-laterale Episiotomie erfolgen.

Während der kindliche Kopf über den Damm gleitet, wird die Frau aufgefordert, nicht mehr zu pressen. Alternativ soll sie Hecheln oder auch langsam Atmen, damit kein zusätzlicher Druck durch die Bauchpresse entsteht und der Kopf langsam austritt.

Der Kopf ist nun geboren und das Kind blickt nach unten. Sollte die Fruchtblase noch intakt sein, erfordert dies zu diesem Zeitpunkt keine besonderen Maßnahmen.

Der Dammschutzlappen kann bei der Hands-on-Technik jetzt entsorgt werden. Möglicherweise kommen aus Nase und Mund des Kindes durch die Kompression des Thorax im Geburtskanal Schleim und Fruchtwasser. Dies kann mit einem sauberen Tuch weggewischt oder einfach belassen werden.

Eventuell ist eine Nabelschnurumschlingung am Hals des Kindes sichtbar. Das Kind ist nicht kritisch, da die Sauerstoffversorgung weiterhin durch die Nabelschnur und nicht durch Atmung erfolgt!

Hintergrundwissen: Nabelschnurumschlingung

Eine Nabelschnurumschlingung (NSU) ist das ein- oder mehrfache Umschlingen eines oder mehrerer Körperteile (Hals, Körper, Extremitäten) des Fetus durch die Nabelschnur und tritt bei ca. einem Drittel aller Geburten auf. Präklinisch ist die Nabelschnurumschlingung frühestens nach der Kopfgeburt erkennbar und erfordert vorerst keine besonderen Maßnahmen. Erst unmittelbar nach der Geburt des Kindes wird die Nabelschnur dann abgewickelt. Nur in seltenen Fällen kann der Körper aufgrund der kurzen Nabelschnur nicht geboren werden. In diesem Fall muss bereits vor der Schultergeburt abgenabelt werden. Beim Neugeborenen besteht ein höheres Risiko für eine Anpassungsstörung.

In der nach der Kopfgeburt folgenden Wehenpause rutschen die Schultern des Kindes quer in den Beckeneingang. Von außen ist eine Rotation des Kopfes sichtbar (Abb. 6.9). Das bedeutet, das Kind schaut nun zum linken oder rechten Oberschenkel der Mutter. Der Teamleader hält seine Hände – auf die nächste Wehe wartend – mit etwas Abstand rechts und links neben dem Kopf des Kindes. **Wichtig:** Die Geburtsmechanik ist entscheidend für

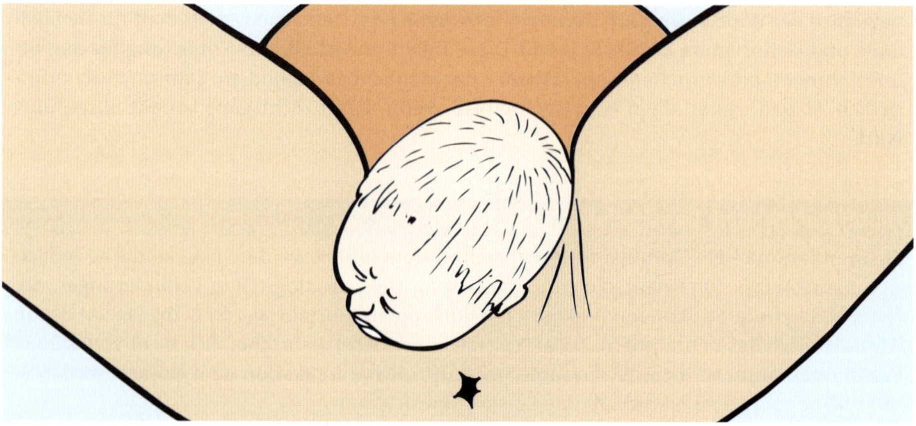

Abb. 6.9: Äußere Rotation des Kopfes

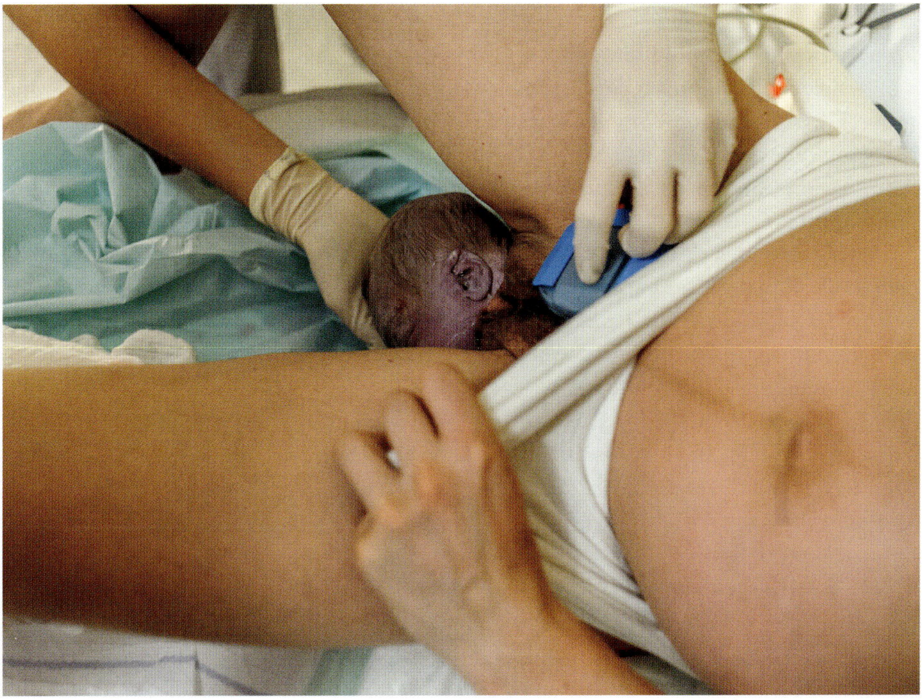

Abb. 6.10: Abwarten der nächsten Wehe nach Kopfgeburt

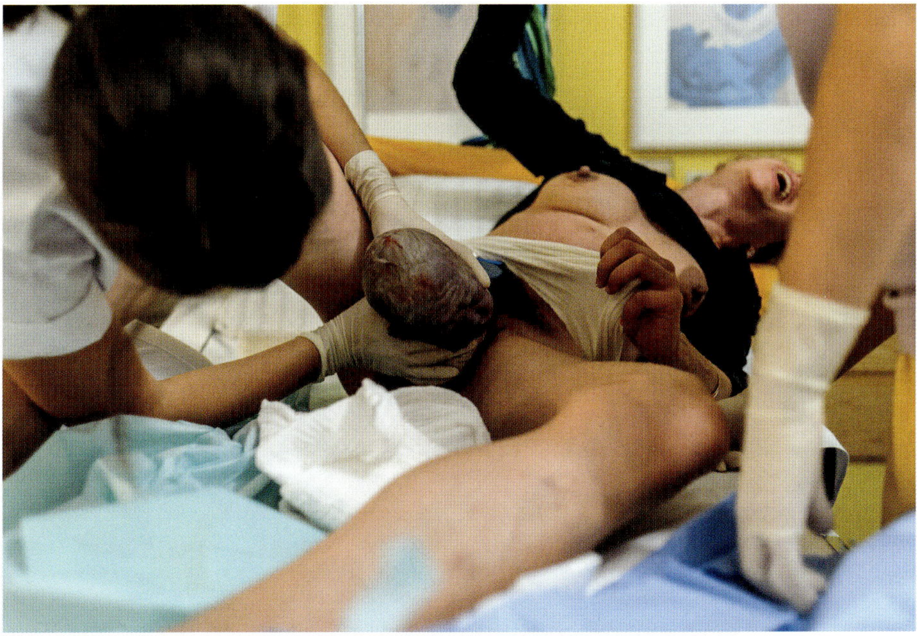

Abb. 6.11: Nach der Kopfgeburt werden die Schultern geboren.

eine physiologische Geburt! Diese soll abgewartet werden, das bedeutet: **kein Ziehen** am Kind und **keine Manipulation**!

Physiologisch folgt nach der Kopfgeburt nur noch eine weitere Wehe, in der das Kind geboren wird. **Achtung:** Wird der Körper nicht mit der nächsten Wehe geboren, muss auf die Symptome einer Schulterdystokie (Kap. 6.2.5) geachtet werden.

Durch eine kurze Nabelschnur (physiologisch oder infolge einer Nabelschnurumschlingung) kann die Geburt des Körpers verhindert werden. Dabei ist eine straffe Nabelschnur am Hals des Kindes sicht- und tastbar. Es muss also abgenabelt werden (Kap. 7.2), um die Geburt des Kindes zu ermöglichen. Hierbei ist besondere Vorsicht geboten, um Verletzungen am Hals des Kindes und der Vulva der Mutter zu vermeiden! Sobald die Nabelschnur durchtrennt ist, findet keine Versorgung des Ungeborenen mehr durch die Plazenta statt. Deshalb muss das Kind so schnell wie möglich geboren werden, was durch das Anleiten der Gebärenden zum aktiven Mitschieben („Pressen“) auch ohne Wehe forciert werden sollte. In seltenen Fällen ist der Druck durch Wehen und aktive Pressarbeit nicht ausreichend: Zur Geburt des Kindes ist dann meist eine motivierende Anleitung der Frau zum kraftvollen Pressen hilfreich.

6.2.4 Schultergeburt

Zuerst wird die vordere, dann die hintere Schulter geboren. Dabei befinden sich die Hände des Geburtshelfers am Kopf des Kindes, ohne daran zu ziehen, um das Kind sanft aufzunehmen (Abb. 6.12). Das Kind ist nun geboren. Die Geburtszeit (Kap. 10.7) muss auf den Dokumentationsunterlagen notiert werden.

Wird das Kind mit Eihäuten über dem Kopf („Glückshaube“, Caput galeatum) geboren, müssen diese direkt nach der Geburt abgestreift werden. Ist die Fruchtblase noch intakt, sollte sie im Bereich der Beine mit dem Finger oder einem möglichst stumpfen Gegenstand

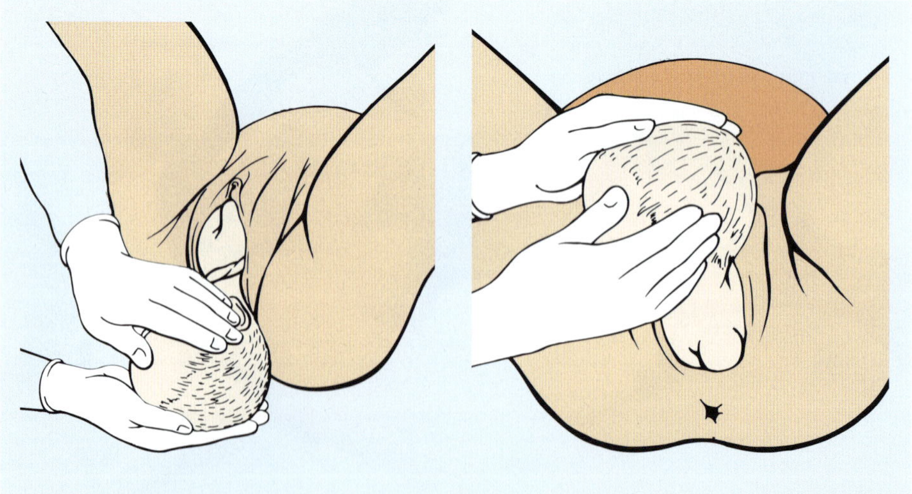

Abb. 6.12: Schultergeburt: links: Geburt der vorderen Schulter (Kopfsenkung), rechts: Geburt der hinteren Schulter (Kopfhebung)

eröffnet werden, um Verletzungen zu vermeiden. Sollte das Kind eine Nabelschnurumschlingung (NSU, Kap. 6.2.3) haben, wird diese nun gelöst.

Das Neugeborene wird kurz mit einem Handtuch abgetrocknet und anschließend der Mutter im Haut-zu-Haut-Kontakt (Bonding) auf die Brust gelegt und sofort mit einer warmen Decke zugedeckt.

Praxistipp

Ein im Ersteindruck kritisches Neugeborenes sollte sofort auf dem Bauch der Mutter stimuliert werden (Kap. 10.2.4). Dabei sollte auf ein suffizientes Wärmemanagement geachtet werden.

6.2.5 Schulterdystokie

Beim Durchtritt der Schultern durch den knöchernen Geburtskanal besteht die Möglichkeit, dass der kindliche Schultergürtel nicht in einer quer-ovalen Konfiguration in den quer-ovalen Beckeneingang eintritt. Sollte es auch unter den folgenden Wehen nicht zur korrekten Konfiguration kommen, ist es möglich, dass der kindliche Schultergürtel am mütterlichen Becken hängen bleibt oder sich dort sogar verkeilt. Das Kind kann sich hierdurch nicht weiter durch den Geburtskanal bewegen und bleibt hängen. Dabei handelt es sich um eine geburtshilfliche Notfallsituation!

Von außen ist das Problem nicht direkt erkennbar, nur ein indirektes Zeichen deutet darauf hin: Der kindliche Kopf ist auf die Weichteile des Geburtskanalausgangs (Vulva und Damm) aufgepresst. Dieses Phänomen bezeichnet man als Turtle-Neck-Zeichen, weil es ähnlich aussieht wie ein Schildkrötenkopf im Bereich des Panzers ohne sichtbaren Halsanteil. Wenn das Turtle-Neck-Zeichen auftritt und der Geburtsablauf nicht voranschreitet, ist die Diagnose Schulterdystokie zu stellen und die unten erläuterten Maßnahmen sind sofort einzuleiten. Für diese Situation ist nochmal besonders wichtig zu betonen, dass kein starkes Ziehen oder Drehen am Kopf erfolgt. Außerdem sollte die Schwangere nicht mitpressen, falls eine Wehe kommt.

Wichtig

Bei einer Schulterdystokie muss das Becken der Gebärenden mobilisiert werden, um zu erreichen, dass sich die kindliche Schulter löst und der Geburtsvorgang weiter voranschreiten kann.

Die initiale Maßnahme ist das **McRoberts-Manöver**. Dabei werden bei der Schwangeren in halbsitzender Position zunächst beide Beine in gestreckter Haltung gleichzeitig mit der Fußsohle bodenwärts so weit wie möglich gestreckt. Dann werden die Beine im Knie gebeugt und mit dem Oberschenkel parallel an die Rumpfwand geführt. Dieses Manöver wird langsam, dreimal hintereinander wiederholt. Da das Manöver auf einer Rettungsdiensttrage bzw. im Rettungswagen nicht vollständig durchzuführen ist (die Breite der Trage verhindert das Strecken der Beine bodenwärts), sollte zumindest so weit wie möglich gestreckt werden (Abb. 6.13 a – c).

Skill: McRoberts-Manöver

Die Frau befindet sich in halbsitzender Position. Zwei Geburtshelfer befinden sich links und rechts neben der Frau und fassen jeweils ein Bein am Knöchel und in der Kniekehle. Die Schritte a – c werden dreimal in langsamem Tempo wiederholt.

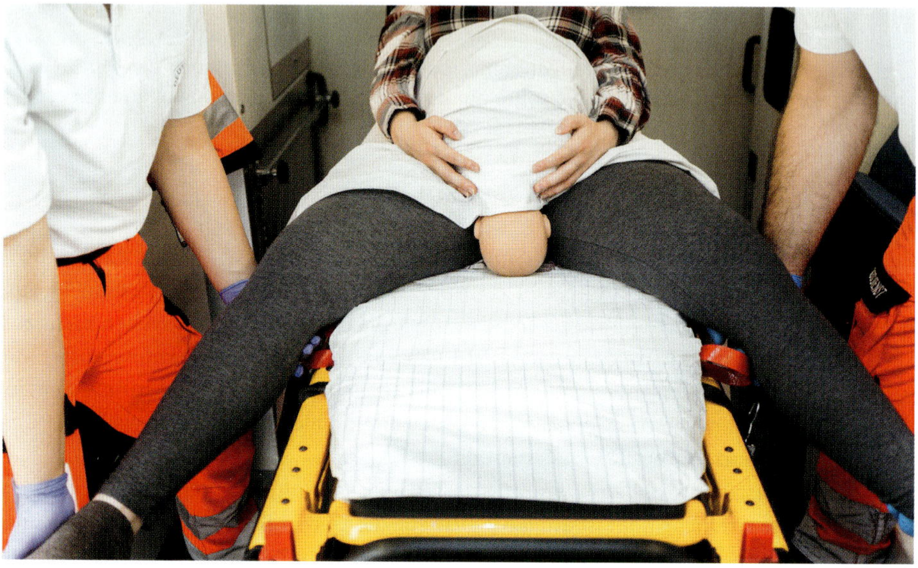

Abb. 6.13a: Überstrecken der gestreckten Beine nach unten (Walcher'sche Hängelage)

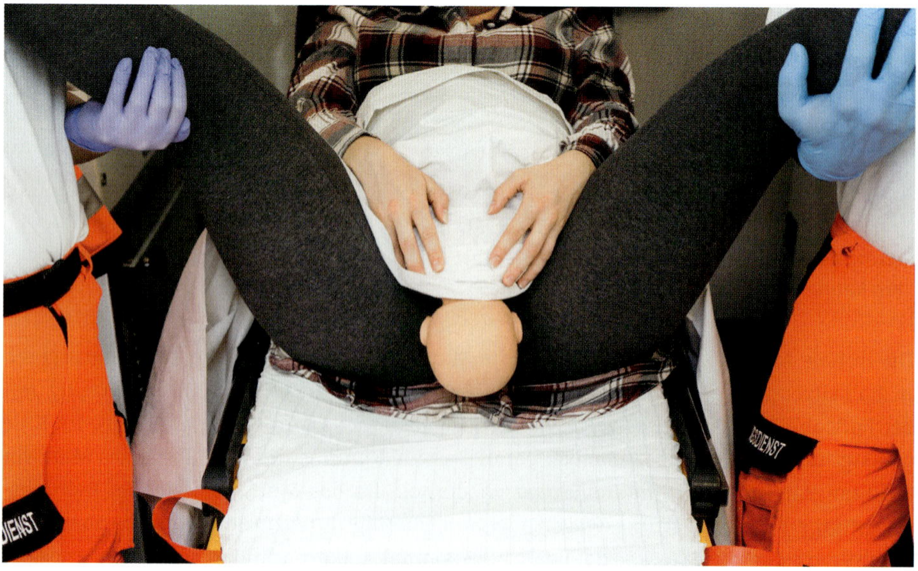

Abb. 6.13b: Gestrecktes Anheben der Beine

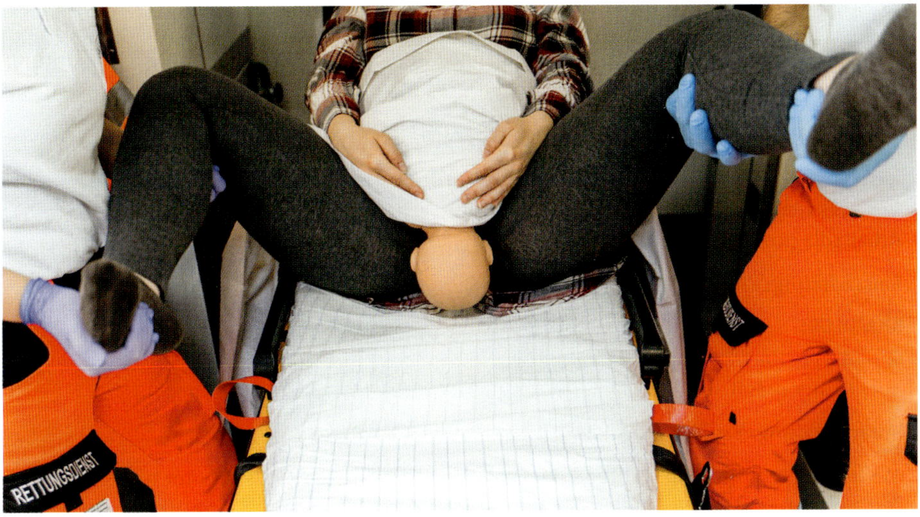

Abb. 6.13c: Maximales Beugen der Beine im Hüftgelenk

Im Anschluss wird geprüft, ob ein Teil des Kindshalses erkennbar geworden ist. Das Manöver selbst besteht aus drei Zyklen, wenn das erste Manöver nicht erfolgreich und die kindliche Schulter nicht gelöst wurde, kann das Manöver zwei weitere Male wiederholt werden.

Falls auch dadurch das Lösen der Schultern nicht gelungen ist, gibt es eine Reihe von geburtshilflichen inneren Handgriffen und Mobilisationstechniken (u. a. den Vierfüßler-Stand der Mutter), die zur Entwicklung des kindlichen Schultergürtels beitragen. Diesen manuellen Hilfen liegt zugrunde, dass man sich durch eine Tastuntersuchung entlang des kindlichen Halses über die Situation der Lage des kindlichen Rückens und der genauen Seite der hängenden Schulter klar wird und diese durch verschiedene manuelle Maßnahmen dann löst. Hierzu sind allerdings eine geburtshilfliche Routine und Können erforderlich, sodass diese weiteren Maßnahmen für den Ungeübten kaum durchführbar erscheinen.

Hinsichtlich des Kindes ist zu beachten, dass durch den Stress eine relevante Beeinträchtigung bis hin zum „Floppy Child"/„Floppy Infant" vorliegen kann, also Neugeborene, die einen abnorm schlaffen Muskeltonus aufweisen und mit Bewegungsarmut auffallen. In dieser Situation ist bei der Dokumentation die genaue Angabe zum kindlichen Zustand post partum wichtig.

Präklinische Diagnostik:
Die Diagnose Schulterdystokie wird gestellt, nachdem auf die Geburt des Kopfes der Rumpf nicht geboren wird und der kindliche Kopf auf die Vulva aufgepresst erscheint.

Präklinische Maßnahmen:
Präklinisch sollte die Lösung der Schulterdystokie durch Lagerungsmaßnahmen erfolgen: Begonnen wird mit dem McRoberts-Manöver (dreimalige Wiederholung, s. o.). Sollte das nicht erfolgreich sein, folgen weitere Lösungsmanöver, wie das Umlagern in den Vierfüßler-Stand (All-Fours-Manöver nach Gaskin).

Klinische Versorgung:

In der Klinik werden dieselben Manöver angewandt wie in der präklinischen Versorgung. Ergänzend ist die Einleitung einer Allgemeinanästhesie möglich, insbesondere um bei den manuellen Manövern eine relaxierte und schmerzfreie Patientin versorgen zu können.

Notfall-Steckbrief
Arbeitsdiagnose: Schulterdystokie
Einschätzung: Kind kritisch
SAMPLER: **S**ymptome: nach der Kopfgeburt folgt der Rumpf des Kindes nicht, der Kopf ist auf die Vulva aufgepresst
Voranmeldung: Schulterdystokie
Maßnahmen / Lagerung während der Fahrt ins KH: wenn die Kindsschulter nicht in kurzer Zeit zu lösen ist, schnellstmöglicher Transport, Linksseitenlage für die Mutter empfohlen
Zielklinik: nächste erreichbare Klinik mit geburtshilflichem Schwerpunkt

6.2.6 *Beckenendlage*

Als Beckenendlage (BEL) werden alle Lageanomalien des Fetus bezeichnet, bei denen sich der Kopf des Fetus im Fundus der Gebärmutter befindet. Man unterscheidet hier die reine Steißlage, die reine Fußlage, die unvollkommene Fußlage und die seltenen Formen der Knielage. Im physiologischen Ablauf erfolgt die Entbindung eines Kindes aus Beckenendlage so, dass zunächst der Steiß im Beckenausgang erscheint. Sofern möglich, sollte, wie unten beschrieben, hier etwas Gegendruck zur Kraft der Wehen aufgewandt werden, um den Geburtsweg weiter zu dehnen. Es kommt dann zur Geburt der Beine und Füße sowie des weiteren Rumpfes.

Etwa 5 % aller Geburten passieren aus Beckenendlage. Weil die spontane Entbindung einer Beckenendlage per se ein höheres Risiko für schwere traumatische Ereignisse des Kindes und/oder für eine schwere Hypoxie am Kind mit sich bringt und die klinische geburtshilfliche Expertise nicht immer überall vorhanden ist, um eine Geburt aus Beckenendlage zu betreuen, ist heute ein deutlicher Trend zu einer vor der Geburt geplanten (= primären) Sectio am wehenfreien Uterus auszumachen.

Problemsituationen der Beckenendlagenentbindung ergeben sich zum einen durch die Verhältnisse zwischen Kopf und Rumpf. Der Kopf stellt geburtsmechanisch den größten Durchmesser dar und ist bei regulärer Geburt mit Schädellage dazu gedacht, den Geburtsweg für den nachfolgenden schmaleren Teil vorzudehnen. Bei der Beckenendlagenentbindung ist jedoch der Kopf der Teil, der zuletzt geboren wird. Zum anderen ist bei einer Beckenendlagenentbindung ab der Geburt des Nabelschnurabgangs in der Rumpfmitte des Kindes die Nabelschnur in den Geburtsprozess miteinbezogen. Dadurch besteht das Risiko der Nabelschnurkompression mit einer folgenden Mangelversorgung in Form einer Hypoxie des Kindes – und das unter der Bedingung, dass der größte Teil des Kindes noch geboren werden muss. Bei einer Beckenendlagenentbindung besteht zudem das Risiko eines Nabelschnurvorfalls (Kap. 4.1.2). Eine weitere Besonderheit kann sein, dass die Arme auf Höhe des Kopfes hochschlagen, was noch zu einer weiteren Vergrößerung des geburtsmechanisch größten Durchmessers Kopf führt.

Eine Spontangeburt aus Beckenendlage sollte präklinisch vermieden werden. Es besteht Transportpriorität, bei Bedarf unter Tokolyse. Wenn der vorangehende Kindsteil in der Vulva sichtbar ist und die Klinik nicht zeitnah erreicht werden kann, findet die Geburt jedoch vor Ort statt. Die wichtigste Regel, die für einen nicht spezialisierten Geburtshelfer bei einer Beckenendlagenentbindung gilt, ist, dass **streng vermieden** werden muss, an jeglicher Struktur des Kindes **zu ziehen**. Wenn eine Geburt nicht möglich erscheint oder sich nicht zugetraut wird, sollte besser entweder mit mehreren Fingern oder der gesamten flachen Hand durch Auflegen auf den vorangehenden Kindsteil Druck ausgeübt werden, um den Geburtsfortschritt möglichst zu verlangsamen. Durch diese Maßnahme kann aufgrund der vorhandenen Wehentätigkeit mit Kraftwirkung ex utero eine bessere Dehnung der Geburtswege erreicht werden. Das wird so lange durchgeführt, bis der Steiß nicht mehr länger zurückgehalten werden kann (Modus nach Thiessen).

Zur Lagerung der Patientin mit einer Beckenendlagenentbindung bestehen mehrere Optionen: Gängig ist eine Lagerung in Rückenlage, aber auch eine Entbindung im sogenannten Vierfüßler-Stand sowie in aufrechter Position ist möglich.

Die wichtigsten Problemsituationen der Beckenendlagenentbindung sind das Ausbleiben der Geburt der Arme und das Ausbleiben der Kopfgeburt. Hierzu sind manuelle Hilfen der Armlösung und zur Kopfentwicklung beschrieben, die aber geburtshilfliche Expertise erfordern.

Präklinische Diagnostik:
In der Regel ist der Patientin das Vorliegen einer Beckenendlage bekannt und diese Lageanomalie ist zudem im Mutterpass zu finden.

Mutterpass – Gemeinsamer Bundesausschuss
Beckenendlage
Seite 7 / 8: Gravidogramm
Kindslage BEL

Abb. 6.14: Angaben zur „Beckenendlage“ im Mutterpass

Präklinische Maßnahmen:
Das Ziel sollte der schnelle Transport in eine Klinik mit geburtshilflichem Schwerpunkt sein. Wenn der Geburtsfortschritt bei einer Beckenendlage sehr rasch ist, dann vollzieht sich die Geburt in der Mehrzahl der Fälle spontan und komplikationslos.

Klinische Versorgung:
Leider liegt heute nicht mehr zu jeder Zeit in einer geburtshilflichen Abteilung die Expertise vor, eine spontane Beckenendlagenentbindung zu betreuen, auch wenn das der Wunsch der Schwangeren ist. In diesen Fällen wird als Geburtsmodus eine Sectio durchgeführt.

Notfall-Steckbrief
Arbeitsdiagnose: Beckenendlage
Einschätzung: Mutter kritisch/Kind kritisch
Medikamentöse Behandlung: Bolus eines Tokolytikums
Voranmeldung: Beckenendlage bei laufender Geburt
Maßnahmen / Lagerung während der Fahrt ins KH: Seitenlage
Zielklinik: schnellstmöglich erreichbare Klinik mit geburtshilflichem Schwerpunkt

6.2.7 Quer- und Schräglage

Bei einer Querlage (QL) ist die Einstellung des Kindes senkrecht zur Längsachse des mütterlichen Körpers ausgerichtet, das heißt, der kindliche Rumpf liegt quer im Uterus. Es handelt sich um eine geburtsunmögliche Lage, die das Risiko des Nabelschnurvorfalls und das Risiko des Vorfalls kindlicher Teile (Arme oder Beine) birgt. Im weiteren Verlauf besteht das Risiko von Blutungen, einer vorzeitigen Plazentalösung und einer Uterusruptur. Eine Querlage unter Wehentätigkeit stellt eine Notfallsituation dar.

Wenn der Rumpf des Kindes schräg im Uterus liegt, spricht man von einer Schräglage (SchL). Diese tritt meist nur vorübergehend und oft bei häufig wechselnden Kindslagen auf. Auch hier besteht bei einem vorzeitigen Blasensprung das Risiko eines Nabelschnurvorfalls oder eines Vorfalls kindlicher Teile. Unter regelmäßiger Wehentätigkeit kommt es dann meist zur Lageänderung in Längslage (SL, BEL) und nur selten in eine Querlage.

Präklinische Diagnostik:

Präklinisch ist man diagnostisch auf die Dokumentation im Mutterpass und die Angaben der Schwangeren angewiesen. Eine palpatorische äußerliche Untersuchung des Bauches der Schwangeren ist prinzipiell denkbar, bedarf allerdings einer entsprechenden Expertise.

MUTTERPASS – GEMEINSAMER BUNDESAUSSCHUSS	Quer- bzw. Schräglage
	Seite 7 / 8: Gravidogramm
	Kindslage QL oder SchL

Abb. 6.15: Angaben zur „Quer- bzw. Schräglage“ im Mutterpass

Präklinische Maßnahmen:

Als Zielklinik zur weiteren Versorgung einer Querlage sollte eine Klinik entsprechend den Versorgungsstufen der Perinatalzentren bzw. mit geburtshilflichem Schwerpunkt gewählt werden, die eine umgehende Sectio gewährleisten kann.

Notfall-Steckbrief
Arbeitsdiagnose: Querlage/Schräglage
Einschätzung: Kind kritisch
Medikamentöse Behandlung: Bolus eines Tokolytikums
Voranmeldung: Quer- bzw. Schräglage
Maßnahmen / Lagerung während der Fahrt ins KH: Beckenhochlagerung, Oberkörper leicht tief gelagert
Zielklinik: schnellstmöglich erreichbare Klinik mit geburtshilflichem Schwerpunkt

6.3 Management der Nachgeburtsphase

Die Nachgeburtsphase beginnt nach der Geburt des Kindes und endet mit der Geburt der vollständigen Plazenta samt Eihäuten. Durch die Nachwehen kommt es zur Verkleinerung der Gebärmutterinnenwand, wodurch sich die Haftfläche der Plazenta minimiert und somit die Plazenta abgelöst wird. Aus der entstandenen Wundfläche an der Plazentahaftstelle blutet es. Der physiologische Blutverlust nach einer Spontangeburt beträgt bis zu 500 ml und nach einer Sectio bis zu 1.000 ml Blut.

Merke

Für die Mutter ist die Nachgeburtsphase aufgrund von postpartalen Blutungen die gefährlichste Phase der Geburt. Diese sind mit einer Prävalenz von etwa 0,5–5 % weltweit eine der häufigsten Ursachen mütterlicher Mortalität und Morbidität (vgl. Welker 2020, S. 244). Deshalb ist eine besonders aufmerksame Betreuung der Frau in der Nachgeburtsperiode wichtig!

Direkt nach der Geburt des Kindes sollte die Unterlage unter dem Becken der Frau ausgetauscht werden, um ab jetzt den postpartalen Blutverlust besser beurteilen zu können. Im Verlauf kann dies immer wieder nötig sein.

Praxistipp

Bei verstärkter vaginaler Blutung kann die Frau auf eine Nierenschale zum Auffangen und besseren Beurteilen des Blutverlusts gesetzt werden.

Zum Management der Nachgeburtsphase gibt es laut Leitlinie (Deutsche Gesellschaft für Gynäkologie und Geburtshilfe 2020b) zwei verschiedene Möglichkeiten: abwartendes oder aktives Management. Abwartendes Management bedeutet, dass

- keine routinemäßige Anwendung von Uterotonika (z. B. Oxytocin) stattfindet,
- erst nach dem Auspulsieren der Nabelschnur abgenabelt und
- die Plazenta spontan durch die Mutter geboren wird.

- [ ] frische Unterlage
- [ ] 3 I. E. Oxytocin i. v.
- [ ] Fritsch-Lagerung
- [ ] regelmäßige Blutungskontrolle
- [ ] bei Blutverlust > 500 ml → PPH
- [ ] Transport in geburtshilfliche Einrichtung
- [ ] ggf. Plazentageburt
- [ ] Schätzen des Blutverlusts

Abb. 6.16: Checkliste zur Nachgeburtsphase zur Betreuung der Mutter

Das abwartende Management darf bis zu 60 Minuten dauern.

Ein Wechsel zum aktiven Management soll stattfinden, wenn eine verstärkte vaginale Blutung auftritt (ab 500 ml Blutverlust), eine postpartale Hämorrhagie (Kap. 6.6) oder die Diagnose „Verlängerte Nachgeburtsperiode" gestellt wird, das heißt, die Plazenta wurde nach einer Stunde noch nicht geboren.

Sobald in der Nachgeburtsperiode

- routinemäßig uterustonisierende Medikamente (Uterotonika) angewandt oder
- verzögert (1–5 min p. p.) abgenabelt oder
- ein kontrollierter Zug an der Nabelschnur („Controlled Cord Traction") durchgeführt wird,

handelt es sich um ein aktives Management.

Die Dauer der Nachgeburtsperiode wird bei aktivem Management mit bis zu 30 Minuten angegeben.

Es wird beim Management der Nachgeburt die medikamentöse Prophylaxe der postpartalen Hämorrhagie empfohlen. Hierzu werden 3–5 I. E. Oxytocin als Kurzinfusion verabreicht (Deutsche Gesellschaft für Gynäkologie und Geburtshilfe 2022, S. 71 f.). Präklinisch ist diese Maßnahme besonders wichtig, da hier Diagnose und Therapie nur sehr eingeschränkt möglich sind.

6.4 Transport

Die Plazentageburt wird nicht am Geburtsort abgewartet, sondern Mutter und Kind werden in eine geburtshilfliche Einrichtung transportiert. Für den Transport wird die Wöchnerin in Fritsch-Lagerung auf der Trage positioniert.

Auch bei der Lagerung ist unbedingt auf die Intimsphäre und das Wohlbefinden der Frau zu achten. Es empfiehlt sich deshalb, eine Decke locker über die Beine der Frau zu legen. Diese kann für die regelmäßigen Blutungskontrollen während der Fahrt kurz beiseite genommen werden.

Das Transportziel ist immer eine geburtshilfliche Einrichtung, um die weitere Versorgung der Mutter durch entsprechendes Fachpersonal sicherzustellen.

Das Kind wird aufgrund der Anschnallpflicht laut Straßenverkehrs-Ordnung in einem separaten geeigneten Fahrzeug transportiert (Kap. 7.6).

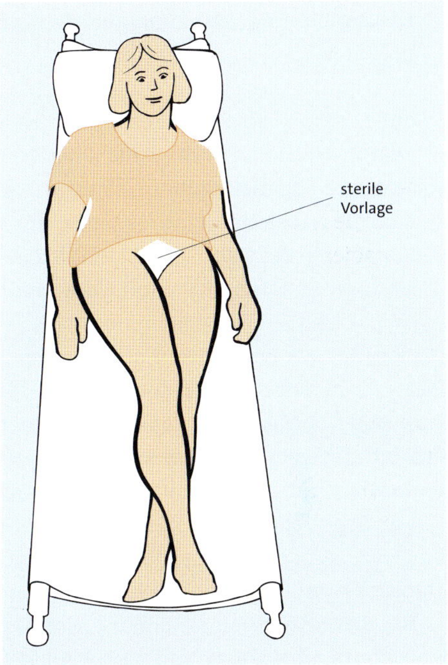

Abb. 6.17: Fritsch-Lagerung

Skill: Fritsch-Lagerung

Vor die Vulva wird eine saugfähige, sterile Vorlage gelegt. Durch das Aufsteigen des Blutes daran kann der Blutverlust beobachtet werden. Vollgesogene sterile Vorlagen (Saugkompresse) müssen gewechselt und zur Beurteilung des Blutverlusts mit in den Kreißsaal genommen werden. Außerdem überkreuzt die Frau ihre Unterschenkel bei ausgestreckten Beinen. Hierdurch findet zusätzlich eine Kompression möglicher Geburtsverletzungen statt. Der Oberkörper der Frau kann je nach Wunsch und Kreislaufsituation hoch bis flach gelagert werden. Die Fritsch-Lagerung dient vor allem dazu, den Blutverlust zu erkennen und einzuschätzen. Eine Komprimierung der Plazentablutung findet hierdurch allerdings nicht statt.

6.5 Plazentageburt

6.5.1 Verstärkte Blutung vor Plazentageburt

Sollte es vor der Geburt der Plazenta zu einer verstärkten vaginalen Blutung kommen, ist eine rasche Geburt der Plazenta anzustreben (s. u.). Die Plazentalösung und -geburt kann durch folgende Maßnahmen unterstützt werden:
- Entleeren der Harnblase,
- Saugen des Neugeborenen an der Brust (Stillen führt zu Oxytocinausschüttung),
- aufrechte Position der Frau, z. B. tiefe Hocke,
- Kühlpack äußerlich auf den Uterus,
- Kontraktionsmittelgabe, z. B. Oxytocin.

6.5.2 Präklinische Plazentageburt

Die Plazenta kann erst geboren werden, nachdem sie sich von der Uteruswand gelöst hat. Es gibt verschiedene Plazentalösungszeichen, z. B.:

- Lösungsblutung: Eine zunehmende vaginale Blutung kann die Lösung der Plazenta begleiten.
- Afterbürde: Dieses Lösungszeichen tritt vor allem bei der Wöchnerin in flacher Position auf. Die Frau verspürt durch die in die Vagina gesunkene Plazenta einen Druck auf das Rektum, wodurch noch einmal Pressdrang entsteht.
- Vorrücken der Nabelschnur: Es kann (v. a. in aufrechter Position) beobachtet werden, dass die Nabelschnur immer länger aus der Vulva ragt.
- Kollabieren der Nabelschnurgefäße: Eine gelöste Plazenta wird nicht mehr durch die Uteruskontraktionen komprimiert, wodurch die Nabelschnurgefäße erschlaffen.

Die Position der Frau in der Nachgeburtsphase hat erheblichen Einfluss auf die Geburt der Plazenta: In aufrechter Position tritt die Plazenta, sobald sie gelöst ist, durch die Schwerkraft und Kontraktionen des Uterus tiefer und wird geboren. Im Liegen muss die gelöste Plazenta gegen die Schwerkraft geboren werden. Deshalb ist es nötig, dass die Frau die Plazentageburt mit der Bauchpresse unterstützt.

Der Geburtshelfer hält die Nabelschnur mit der Hand fest, um die Plazenta besser auffangen zu können. Hierbei darf nicht an der Nabelschnur gezogen werden, da diese sonst abreißen kann.

Der Plazenta folgen die Eihäute. Um das Abreißen der Eihäute zu verhindern, kann die Plazenta prophylaktisch mit zwei Händen gefasst und so lange gedreht werden, bis die Eihäute einen festen Strang bilden und aus der Vagina gleiten (Torquieren der Eihäute). Die Plazenta samt Eihäuten ist nun geboren.

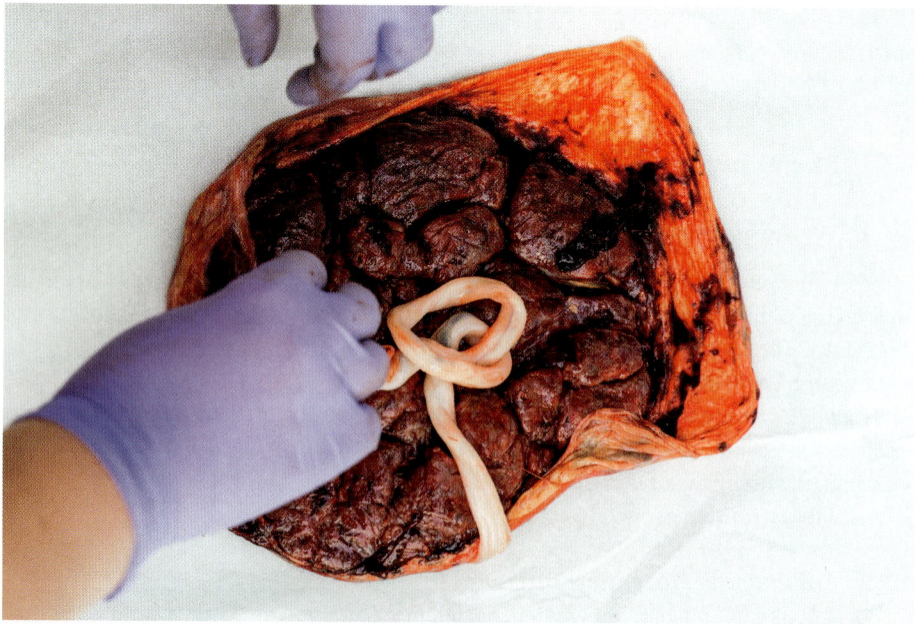

Abb. 6.18: Plazenta

Direkt nach der Geburt der Plazenta sollte der Fundus (s. u. Skill: Uteruspalpation) kontrolliert werden, um sicherzugehen, dass der Uterus gut kontrahiert ist. Außerdem muss die vaginale Blutung beurteilt werden.

Die Plazenta muss unbedingt zur Inspektion mit in die geburtshilfliche Abteilung gebracht werden. So kann dort von erfahrenen Geburtshelfern ein Plazentarest (in der Gebärmutter verbliebene Gewebeanteile) ausgeschlossen werden. Für den Transport kann die Plazenta in einem Gefäß oder einer Plastiktüte aufbewahrt werden (vgl. Steininger 2020, S. 573 ff.).

6.6 Postpartale Hämorrhagie

Der Definition der postpartalen Hämorrhagie (PPH) liegt der Blutverlust von mehr als 500 ml nach einer vaginalen Geburt bzw. mehr als 1.000 ml nach einer Sectio caesarea zugrunde. Letzteres wird zwar nicht für die Alarmierung im Primäreinsatz ursächlich sein, kann aber durchaus als Verlegungstransport Relavanz für den Rettungsdienst haben.

Als Ursache für eine postpartale Hämorrhagie werden die sogenannten „4 T" angesehen: Tonus, Tissue, Trauma und Thrombin.

6.6.1 Atonie (Tonus)

Unter (Uterus-)Atonie ist die Kontraktionsschwäche der Gebärmutter nach der Plazentageburt zu verstehen, das heißt, dass die Gebärmutter sich nicht ausreichend zusammenzieht bzw. kontrahiert (a-ton) ist. Die Kontraktion führt eigentlich dazu, dass die aus der Gebärmutterwand zur Plazenta führenden Gefäße komprimiert werden und die Blutung aus dem Plazentabett zum Stehen kommt. Ist der Tonus nicht ausreichend, blutet es aus dem Plazentabett.

Präklinische Diagnostik:

Für eine Atonie ist der fehlende Tonus der Gebärmuttermuskulatur das führende Symptom. Dies lässt sich durch Palpation der Uteruswand durch die Bauchdecke der Patientin bestimmen. Ein gut kontrahierter Uterus ist derb und hart, ein atoner Uterus ist sehr

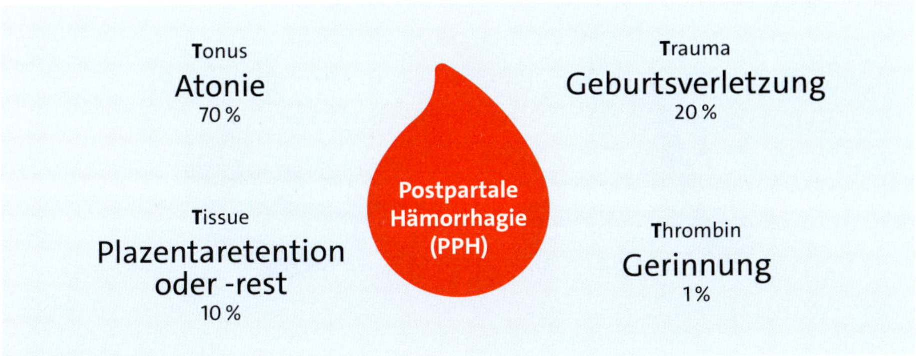

Abb. 6.19: Ursachen PPH: 4 T

weich. Bei einem atonen Uterus kommt hinzu, dass die Fundusoberkante deutlich höher steht als bei einem gut kontrahierten Uterus. Außerdem ist bei einer Atonie eine kreislaufrelevante Blutung möglich. Diese kann nach außen sichtbar abfließen oder auch nach innen in die Uterushöhle laufen und diese auffüllen.

Skill: Uteruspalpation

Die Frau liegt entspannt auf dem Rücken mit ausgestreckten Beinen. Mit der flachen Hand wird der Uterusfundus (Oberkante der Gebärmutter) in der Nähe des Bauchnabels gesucht. Beurteilt werden der Höhenstand und die Konsistenz des Uterus.

Physiologisch ist der Fundus kurz nach der Geburt ungefähr am Nabel oder etwas darunter zu tasten. Er fühlt sich wie eine harte Kugel an, was für einen guten Tonus spricht.

Symptome für eine Atonie, d. h. einen atonen Uterus, sind hingegen ein Anstieg des Fundus uteri (meist weit über Bauchnabelhöhe), ein weicher, schlaffer Uterus, der immer wieder vollblutet und eine akute oder auch intermittierende schwallartige vaginale Blutung von eher dunklem Blut und Koagula. Außerdem können Zeichen des hämorrhagischen Schocks auftreten.

In der Uterushöhle (Cavum uteri) können sich bis zu 1.000 ml Blut sammeln. In diesem Fall gibt es eine bedeutende Differenz zwischen sichtbarem und tatsächlichem Blutverlust!

Präklinische Maßnahmen:

Diese Handgriffe können bei mangelnder oder fehlender Uteruskontraktion als spezielle Maßnahmen angewandt werden: Primär sollte die **manuelle Uteruskompression** angewandt werden. Hierbei wird die Oberkante der Gebärmutter mit der flachen Hand gehalten bzw. Richtung Vagina gedrückt. Hierdurch wird der Uterus entleert und von außen wird ein Kontraktionsreiz gesetzt. Es kommt zur endogenen Bildung des Gewebshormons Prostaglandin, das Kontraktionen auslöst. Unterstützend kann der Uterus gleichzeitig von außen als zusätzlicher Reiz in kreisförmigen Bewegungen massiert werden.

Alternativ gibt es den **Credé-Handgriff**: Hierfür wird der Gebärmutterfundus (Fundus uteri) zangenartig zwischen Daumen und Fingern umfasst und gleichzeitig komprimiert.

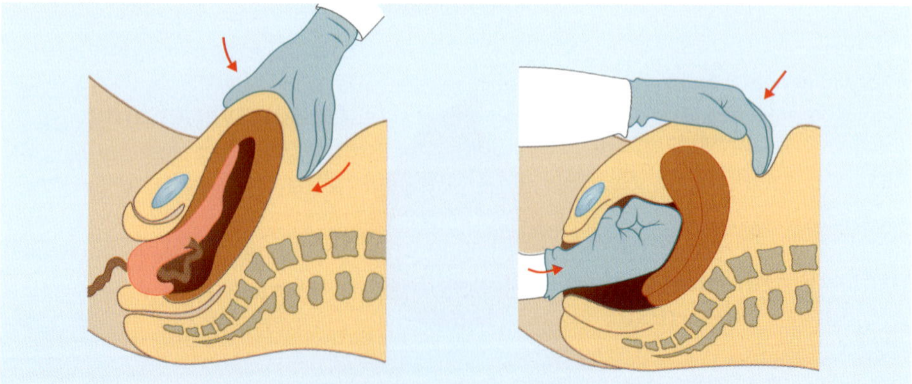

Abb. 6.20: Links: Credé-Handgriff, rechts: Hamilton-Handgriff

Die deutlich invasiveren und auch schmerzhafteren Maßnahmen **Aortenkompression** und die bimanuelle Uteruskompression (**Hamilton-Handgriff**) können als Eskalationsstufen erwogen werden.

Alle Handgriffe müssen dauerhaft und so lange durchgeführt werden, bis die Blutung steht!

Wichtig

Bei einer Atonie muss eine Kompression erfolgen.

Ergänzend zu den Handgriffen können durch einen Kältereiz, z. B. durch einen Kühlpack, auf dem Bauch unterhalb des Nabels die Kontraktionen angeregt werden.

Die Kontraktion des Uterus sollte außerdem medikamentös unterstützt werden. Die Leitlinie „Peripartale Blutungen" (vgl. Deutsche Gesellschaft für Gynäkologie und Geburtshilfe 2022, S. 82) empfiehlt das Uterotonikum Oxytocin mit 3–5 I. E. als Kurzinfusion, gefolgt von 10–40 I. E. Oxytocin in 500–1.000 ml Infusionslösung als Dauertropfinfusion zu verabreichen (Dosis abhängig von uteriner Wirkung). Abhängig von den vorgehaltenen Dosierungen im Rettungsdienst können 3 I. E./ml Oxytocin mit 9 ml NaCl 0,9 % aus der Hand über 1 min fraktioniert aus einer 10-ml-Spritze appliziert werden. Eine einmalige Repetition ist nach frühestens 5 min möglich.

Weiterhin nennt die Leitlinie folgende Maßnahmen:

- Uterustamponade
- Resuscitative Endovascular Balloon Occlusion of the Aorta (REBOA).

Die in der Klinik angewandte Methode, den Uterus mit einer hämostyptischen Gaze zu tamponieren, sollte nicht mit einem präklinischen Woundpacking gleichgesetzt werden, auch wenn der Grundgedanke ähnlich ist. Die limitierenden Faktoren für diese Maßnahme in der Präklinik stellen das Fehlen eines Spekulums, um den Muttermund darzustellen, sowie das Fehlen einer Organfasszange dar, die dazu dient, den mobil aufgehängten Uterus zu fixieren, um den nötigen Druck beim Packing aufzubauen. Zudem hält der Rettungsdienst nicht die nötige Applikationsform (breite und lange Celox™-Verbände) zur Uterustamponade vor.

Die Anwendung des REBOA-Verfahrens in der Präklinik ist sehr selten, weshalb hier auch nicht näher darauf eingegangen wird. Auch die aufnehmende Klinik muss mit dem Verfahren und dem eingesetzten System vertraut sein (vgl. Hilbert-Carius et al. 2020, S. 33 ff.).

Klinische Versorgung:

Es wird zunächst untersucht, ob die Uterushöhle frei von Plazentaresten und größeren Blutmengen ist. Dies geschieht durch eine abdominale Sonografie. Sollten Zweifel bestehen oder sich die Uterushöhle gefüllt zeigen, wird eine Kürettage durchgeführt. Nach dieser Maßnahme erfolgt eine stufenweise medikamentöse Therapie mit Uterotonika. Sollte auch dadurch keine Tonisierung und Blutstillung des Uterus gelingen, besteht die Möglichkeit einer Uterustamponade und der Anwendung des REBOA-Verfahrens. Als Ultima Ratio wird die Gebärmutter entfernt (Hysterektomie).

Notfall-Steckbrief
Arbeitsdiagnose: vaginale Blutung nach Entbindung
Einschätzung: Mutter kritisch
SAMPLER und OPQRST: – Symptome: fehlender Uterustonus, Blutung nach außen oder in der Gebärmutterhöhle – Time (Verlauf): abhängig vom Blutverlust rascher Verlauf möglich
Medikamentöse Behandlung: Oxytocin 3 – 5 I. E. als Kurzinfusion, gefolgt von 10 – 40 I. E. Oxytocin in 500 – 1.000 ml Infusionslösung als Dauertropfinfusion (Dosis abhängig von uteriner Wirkung)
Voranmeldung: vaginale Blutung p. p.
Maßnahmen / Lagerung während der Fahrt ins KH: Rückenlagerung, ggf. Kopftieflagerung, manuelle Uteruskompression, ggf. Volumentherapie (Kap. 1.3 und 9.3.3), permissive Hypotension (Kap. 9.3.3)
Zielklinik: nächstgelegene gynäkologische Klinik

6.6.2 Trauma (Geburtsverletzung)

Bei vielen Spontangeburten kommt es zu kleinen Geburtsverletzungen mit einem geringen Blutverlust. Das Trauma in den „4 T“ bezeichnet ausgeprägte Geburtsverletzungen mit einem hämodynamisch relevanten Blutverlust. Diese Traumata sind mit 20 % Ursache für eine PPH.

Mögliche Geburtsverletzungen auch in Kombination sind:

- Dammriss
- Labienriss
- Klitorisriss
- (tiefer) Scheidenriss
- Zervixriss
- Uterusruptur (Kap. 5.3).

Präklinische Diagnostik:

Eine genauere Differenzierung hinsichtlich der Art der Geburtsverletzung ist nicht nötig und auch nur schwer möglich. In der Präklinik ist nur die Inspektion der Vulva auf äußerlich sichtbare Geburtsverletzungen möglich. Entscheidend für die Arbeitsdiagnose ist die starke Blutung bei kontrahiertem Uterus und vollständiger Geburt der Plazenta.

Präklinische Maßnahmen:

Die wichtigste Maßnahme bei einer stark blutenden Geburtsverletzung ist die Kompression. Hierfür kann ein steriles Druckpolster auf die entsprechende Stelle gelegt werden. Anschließend wird die Frau zur zusätzlichen Kompression nach Fritsch gelagert (Kap. 6.4).

Klinische Versorgung:

Zur Diagnostik von Geburtsverletzungen im Bereich der Vagina und Zervix kann in der Klinik eine Spekulumeinstellung durchgeführt werden.

Die meisten Geburtsverletzungen werden unter Analgesie chirurgisch mit einer entsprechenden Naht versorgt.

6.6.3 Tissue (Plazentarest)

Unter „Tissue“ werden die Situationen zusammengefasst, bei denen die Plazenta entweder gar nicht oder nicht vollständig von der Haftfläche gelöst oder ein Plazentarest vorhanden ist. Präklinisch ist nur die Unterscheidung möglich, ob die Plazenta oder deren Anteile bereits geboren wurden oder nicht.

Präklinische Diagnostik:

Um die Ursache einer PPH herauszufinden, kann die geborene Plazenta inspiziert werden. Dabei kann man die kindliche (fetale) Plazentaseite und die mütterliche Plazentaseite inspizieren.

Skill: Plazentainspektion

Für die Inspektion der kindlichen Plazentaseite wird die Plazenta mit einer Hand an der Nabelschnur hochgehoben. Bei der Plazentainspektion müssen sich die folgenden Fragen gestellt werden:

- *Sind die Eihäute unvollständig?*
- *Gibt es abirrende Gefäßverläufe, die offen in den Eihäuten enden?*

Für die Inspektion der mütterlichen Plazentaseite wird die Plazenta flach mit der mütterlichen Seite nach oben auf einer glatten, ebenen Unterlage ausgebreitet. Außerdem ist für ausreichende Lichtverhältnisse zu sorgen. Anschließend können mit einem Tupfer vorsichtig die Koagel von außen nach innen abgewischt werden.

Bei der Inspektion muss man sich folgende Fragen stellen (vgl. Steiner und Thiessat 2016):

- *Ist die perlmuttartig glänzende Oberfläche der Dezidua unverletzt?*
- *Gibt es sichtbar fehlende Plazentastücke?*
- *Gibt es blutende Stellen?*
- *Bedecken die Eihäute weniger als zwei Drittel der Plazentaseite?*
- *Ist der Plazentarand durchgehend in Verbindung der Zotten mit den Eihäuten, gibt es auffallende Lücken?*

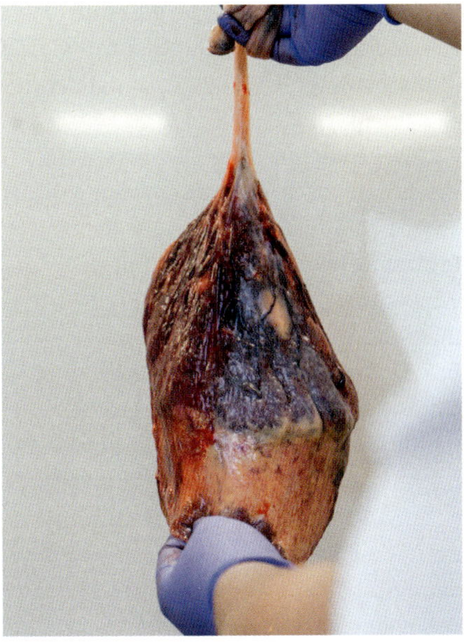

Abb. 6.21: Plazentainspektion fetale Seite

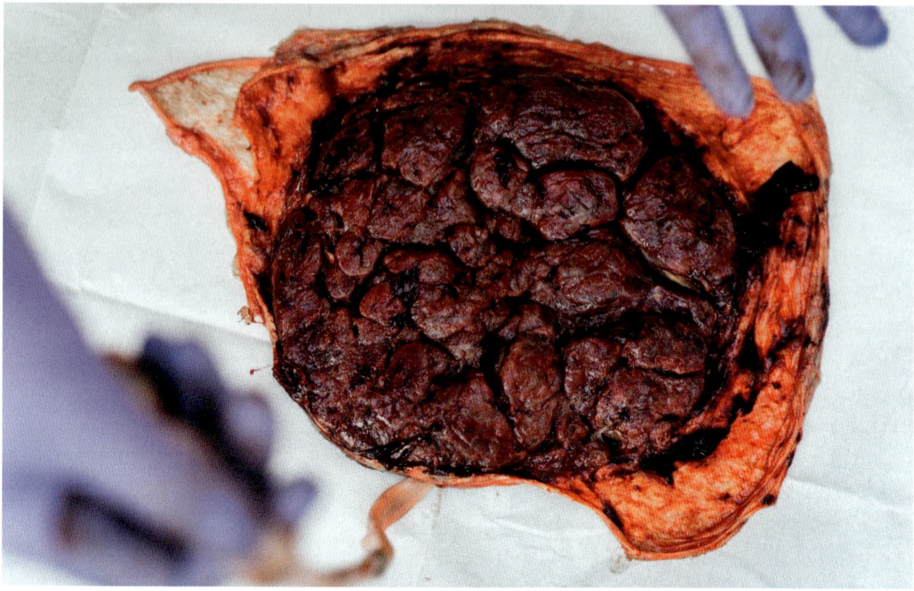

Abb. 6.22: Plazentainspektion mütterliche Seite

Kann eine der Fragen mit „Ja“ beantwortet werden, besteht der V. a. einen Plazentarest oder unvollständige Eihäute!

Klinische Diagnostik:
Es ist empfehlenswert, die Plazenta bzw. deren Anteile mit möglichst wenig Manipulation für die Plazentabeurteilung mit in die Klinik zu nehmen. Dort kann zusätzlich eine sonografische Diagnostik des Uterus stattfinden.

Klinische Versorgung:
Bei einem mehr als bohnengroßen fehlenden Stück oder PPH mit Verdacht auf Plazentarest besteht die Indikation zur Nachkürettage in der Klinik, wodurch der Plazentarest entfernt wird. Unvollständige Eihäute hingegen werden meist durch den Wochenfluss ausgeschwemmt.

6.6.4 Thrombin (Gerinnung)

Unter dem Stichwort Thrombin der „4T“ ist das Entgleisen der Gerinnung als Koagulopathie zu verstehen. Junge Patienten und insbesondere Schwangere oder frisch entbundene Frauen kompensieren sehr lange einen größeren Volumenverlust. Wenn ein kritischer Punkt überschritten ist, dekompensieren sie allerdings meist sehr rasch, was für die Betreuung äußerst relevant ist. Im Rahmen der Hämorrhagie verliert die Patientin neben den zellulären Bestandteilen des Blutes auch gerinnungsaktive Substanzen oder diese werden endogen beim Versuch verbraucht, die Blutung zu stabilisieren.

Präklinische Diagnostik:

Eine differenzierte Diagnostik ist präklinisch nicht möglich. In der Präklinik fällt die vermehrte vaginale Blutung oder die diffuse Blutungsneigung im Rahmen der Koagulopathie auf.

Präklinische Maßnahmen:

Als therapeutische Maßnahme steht präklinisch die Substitution von Gerinnungspräparaten meist nur eingeschränkt in Form von Tranexamsäure zur Verfügung. Für einen Verlegungstransport ist zu beachten, für die Dauer des Transports ausreichend Erythrozytenkonzentrate und ggf. weitere Gerinnungspräparate mitzuführen.

Im rettungsdienstlichen Alltag wäre die erste Frage in diesem Kontext, ob die Plazenta bereits vollständig geboren ist. Im präklinischen Setting sind folgende Maßnahmen geeignet, den uterinen Blutverlust zu minimieren:

- Credé-Handgriff (Abb. 6.20 links)
- bimanuelle Uteruskompression
- Kompression der abdominalen Aorta oberhalb des Uterusfundus.

Medikamentös sind Uterotonika wie Oxytocin oder Nalador möglich. Eine parallele Therapieschiene ist die Volumentherapie mit dem Ziel einer permissiven Hypotension über ausreichend große intravenöse Zugänge, Sauerstoff im High Flow und Wärmeerhalt und das kontinuierliche Kreislaufmonitoring zur Überwachung.

Wie bei allen Hämorrhagien kann intravenös 1 g Tranexamsäure als langsame Bolusgabe appliziert werden.

Allgemein:

- strukturiertes Vorgehen nach ABCDE-Schema (z. B. gemäß AMLS), vitale Bedrohungen im Primary Assessment und Secondary Assessment behandeln
- Basismonitoring: Atemfrequenz, SpO_2, Puls, Rekap-Zeit, RR (im kurzen Intervall), EKG.

Abhängig von der hämodynamischen Situation:

- Behandlung intraabdomineller Blutung: Kap. 1.3
- Lagerung: Flachlagerung nach Fritsch (Kap. 6.4), ggf. leicht Kopftieflagerung
- Wärmeerhalt
- Sauerstoffgabe 15 l über High-Flow-Maske
- intravenöse Zugänge: zweimal großvolumig, Vollelektrolytlösung und Gelatinelösung
- Medikamente: Oxytocin, Tranexamsäure, Gelatinelösung 4 %, Cafedrin/Theodrenalin
- Transportpriorität.

Klinische Versorgung:

Im Rahmen der klinischen Versorgung erfolgt neben einer differenzierten Diagnostik (z. B. ROTEM®-Analyse) die gezielte Substitution von Blut und Gerinnungsfaktoren sowie von Blutplasma und Thrombozytenkonzentraten, bis die Blutgerinnung wiederhergestellt ist.

Notfall-Steckbrief
Arbeitsdiagnose: postpartale Blutung, Koagulopathie
Einschätzung: Mutter kritisch
SAMPLER: – Symptome: je nach Volumenverlust, Kreislaufkompromittierung bis Schock – Patientenvorgeschichte: von der Patientin angegebener Blutverlust vor Eintreffen des Rettungsdienstes
Medikamentöse Behandlung: Volumentherapie (Kap. 1.3 und 9.3.3) und Therapie zur Kreislaufstabilisierung, Uterotonika, Tranexamsäure
Voranmeldung: postpartale Hämorrhagie
Maßnahmen / Lagerung während der Fahrt ins KH: liegend nach Fritsch (Kap. 6.4), ggf. leicht Kopftieflagerung, Credé-Handgriff, bimanuelle Uteruskompression, permissive Hypotension, Sauerstoff, Wärmeerhalt, Überwachung
Zielklinik: gynäkologische Klinik mit Möglichkeit der intensivmedizinischen Versorgung

Tab. 6.1: Postpartale Blutung

T	Ursache	Anteil	Diagnose	Maßnahme
Tonus	Atonie	70–90 %	Palpation des Uterustonus, Blutverlust	Halten des Uterus, Credé-Handgriff, bimanuelle Uteruskompression, Oxytocin, Tranexamsäure, Sauerstoff, Wärmeerhalt, Lagerung, permissive Hypotension
Trauma	Verletzungen der Geburtswege	20 %	Inspektion der Vulva, Blutverlust	Fritsch-Lagerung, Sauerstoff, Wärmeerhalt, permissive Hypotension, Tranexamsäure
Tissue	Plazenta nicht geboren oder Plazentarest	10 %	Plazentainspektion auf Vollständigkeit der Plazenta, Blutverlust	Halten des Uterus, Credé-Handgriff, bimanuelle Uteruskompression, Tranexamsäure, Sauerstoff, Wärmeerhalt, Lagerung, permissive Hypotension
Thrombin	Gerinnungsstörung	1 %	Blutverlust, Anamnese (Patientenvorgeschichte) oder Blutverlust unter Geburt	Credé-Handgriff, bimanuelle Uteruskompression, Tranexamsäure, Sauerstoff, Wärmeerhalt, Fritsch-Lagerung, permissive Hypotension, Oxytocin

7 Erstversorgung des Neugeborenen

Bei den allermeisten Spontangeburten unter Anleitung des beistehenden Geburtshelfers (i. d. R. Hebamme) kommt es zu einer unproblematischen postnatalen Anpassung bei suffizienter Eigenatmung des Neugeborenen. Während bei geplanten Geburten außerhalb eines Krankenhauses keine erhöhte Mortalität zu bestehen scheint (vgl. Hutton et al. 2019, S. 59 ff.), sind ungeplante außerklinische Geburten mit einem höheren Risiko für Komplikationen behaftet (vgl. Javaudin et al. 2019, S. 26), einerseits weil häufig wenig Erfahrung in der Betreuung einer außerklinischen Geburt besteht, andererseits weil eine ungeplante außerklinische Geburt häufig auf einer kindlichen oder mütterlichen Komplikation beruht (vgl. Flanagan, Lord and Barens 2017, S. 3).

Laut Leitlinie des European Resuscitation Council zur Versorgung und Reanimation des Neugeborenen nach der Geburt atmen 85 % der Neugeborenen nach der Geburt suffizient ohne Notwendigkeit einer Unterstützung (vgl. Madar et al. 2021, S. 606). Weitere 10 % zeigen eine suffiziente Spontanatmung nach dem Abtrocknen und taktiler Stimulation. Die übrigen 5 % benötigen mehrheitlich initiale Beatmungen; weiterführende Maßnahmen wie invasive Beatmung, Thoraxkompressionen und Adrenalingaben sind eine Rarität bei der Erstversorgung (vgl. Madar et al. 2021, S. 605 f.). Die Belüftung der Lunge ist essenziell für die postnatale Kreislaufumstellung (s. u.). Somit muss das wesentliche Ziel der Erstversorgung die Belüftung der Lunge sein, sei es durch taktile Stimulation, Atemunterstützung oder Beatmung. Wie intensiv unterstützt werden muss, ist vom Zustand des Neugeborenen abhängig.

Droht die außerklinische Geburt, sollte ein rasches Teambriefing erfolgen, in dem die Rollenverteilung geklärt wird, und Vorbereitungsmaßnahmen getroffen werden. Schon zu diesem Zeitpunkt sollte erwogen werden, ein neonatologisch versiertes Team zu alarmieren (Neugeborenennotarztdienst). In Deutschland besteht ein Neugeborenennotarztsystem, dessen Teams in der Regel von den Perinatalzentren der Versorgungsstufe I gestellt werden. Insbesondere bei einer drohenden Frühgeburt oder zu erwartenden postnatalen Komplikationen des Neugeborenen sollte frühzeitig neonatologische Expertise gesucht werden. Eine Checkliste (s. u.) kann helfen, den Überblick in dieser ungewohnten Situation zu bewahren und den Erstversorgungsplatz mit allen erforderlichen Materialien herzurichten. Details zum Erstversorgungsplatz sind im Kapitel 10.2.3 zu finden.

7.1 Fetaler Kreislauf und postnatale Kreislaufumstellung

Intrauterin wird der Fetus über die Plazenta versorgt. Dies erfolgt über drei Nabelschnurgefäße (zwei Arterien, eine Vene). Hierüber werden Nährstoffversorgung und Gasaustausch gewährleistet. Da die Lunge intrauterin flüssigkeitsgefüllt und nicht am Gasaustausch beteiligt ist, fließen nur 10 % des Herzminutenvolumens durch die Lunge, die einen hohen pulmonal-arteriellen Druck aufweist. Das übrige Blutvolumen wird über Kurzschlussverbindungen in den Körperkreislauf zurückgeführt, nämlich über einen Rechts-Links-Shunt über den Ductus arteriosus Botalli von der Pulmonalarterie in die Aorta und vom rechten in den linken Vorhof durch das Foramen ovale. Sauerstoffreiches Blut fließt von der Plazenta über den Ductus venosus in die Vena cava inferior (Abb. 7.1).

Direkt nach Geburt bzw. mit dem Abnabeln von der mütterlichen Plazenta muss sich der Kreislauf des Neugeborenen umstellen, um eine Eigenversorgung aufrechtzuerhalten. Dazu braucht es zahlreiche physiologische Veränderungen, insbesondere die Belüftung der Lungen ist für die Kreislaufumstellung unabdingbar. Bei den meisten Neugeborenen geschieht dies durch das Einsetzen einer suffizienten Spontanatmung. Bleibt diese

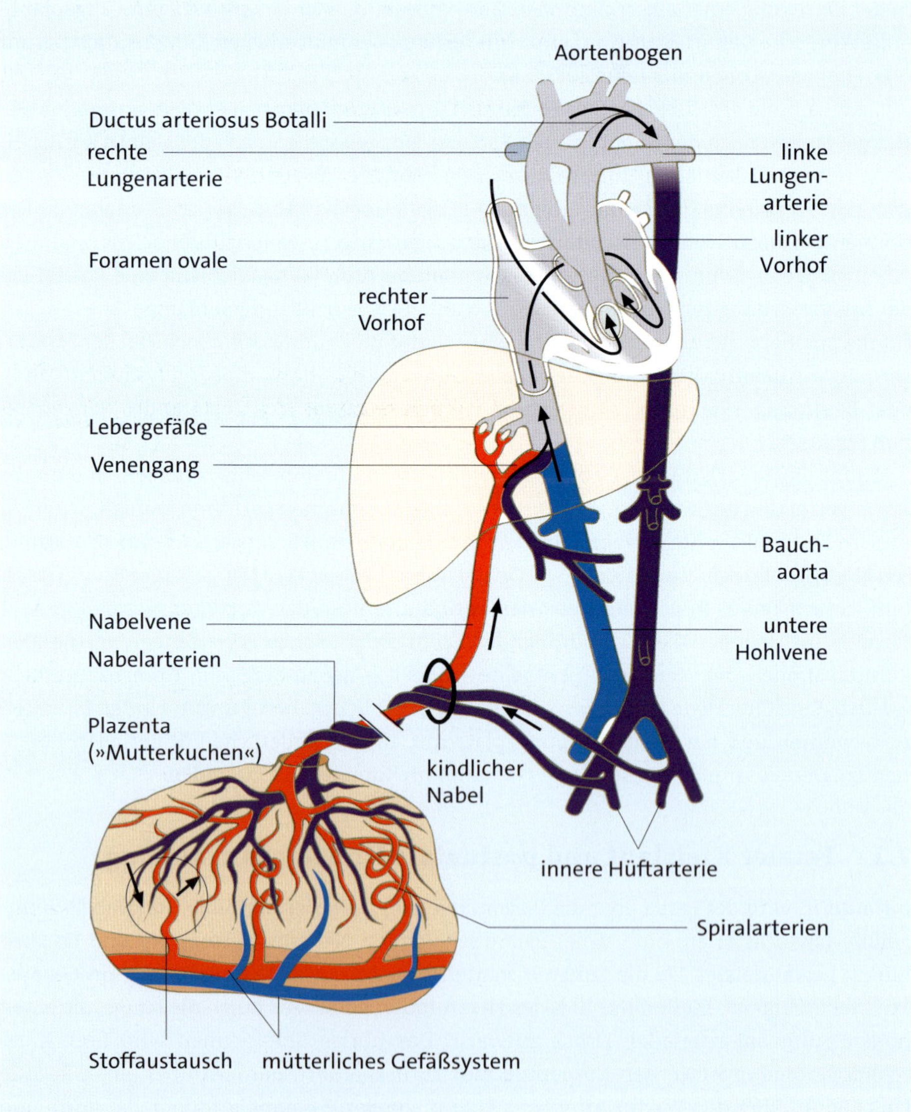

Abb. 7.1: Anatomie des fetalen Kreislaufs

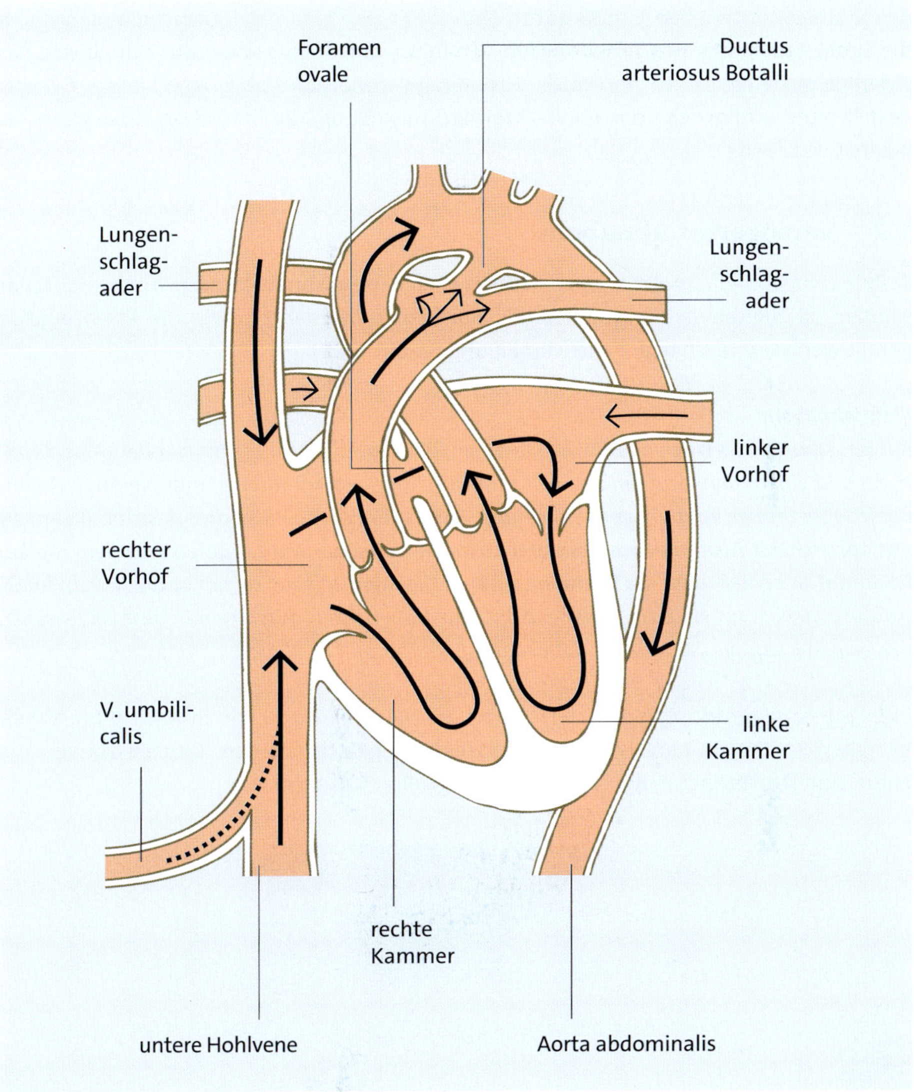

Abb. 7.2: Fetaler Blutkreislauf am Herzen

aus, muss die Belüftung der Lunge durch das bei der Geburt anwesende Fachpersonal übernommen werden.

Durch den Abfall des Sauerstoffpartialdrucks, den Anstieg des Kohlenstoffdioxidpartialdrucks sowie durch Kältereiz kommt es regelhaft zum Einsetzen einer Spontanatmung. Durch Belüftung der Lungen und damit einhergehend der Resorption der intrapulmonalen Flüssigkeit kommt es dann zur Öffnung der Alveolen und Rekrutierung von Lungenkapazität. Dadurch kann ein alveolärer Gasaustausch stattfinden. Somit steigt der Sauerstoffpartialdruck, der zu einer Vasodilatation im pulmonalen Stromgebiet und somit einem Abfall des pulmonal-arteriellen Drucks führt. Nun fließt das gesamte Herzzeitvolumen durch die Lunge, und durch den funktionellen Verschluss des Ductus arteriosus Botalli und des Foramen ovale kommt es zur Kreislauftrennung von Körper- und Lungenkreislauf. Somit besteht eine erfolgreiche postnatale Kreislaufumstellung, die Transition (Übergang) ins postnatale Leben.

7.2 Verzögertes Abnabeln

Stabile Neugeborene profitieren von einem verzögerten Abnabeln nach frühestens einer Minute, da hierdurch die zirkulierende Blutmenge vermehrt sowie die Eisenspeicher gefüllt werden können (vgl. Van Reehnen und Brabin 2006).

Skill: Abnabeln

Für das Abnabeln werden zwei Nabelklemmen (alternativ: Metallklemmen oder Nabelbändchen) und eine Schere bzw. ein Skalpell zum Durchtrennen der Nabelschnur benötigt. Präklinisch sollte immer lang abgenabelt werden. Für die Praxis bedeutet das, dass die Klemmen mit ausreichend Abstand zum Kind und auch zur Vulva der Mutter gesetzt werden. Hierbei ist darauf zu achten, dass die Klemmen wirklich geschlossen sind, da nur so die Nabelschnurgefäße abgeklemmt sind. Anschließend wird die Nabelschnur durchtrennt – immer zwischen den beiden Klemmen. Achten Sie dabei darauf, Mutter und Kind nicht zu verletzen.

Es ist ein häufiger Wunsch der Eltern, selbst die Nabelschnur zu durchtrennen. Die Nabelklemmen sollten immer von den Geburtshelfern gesetzt werden. Danach können die Eltern zum Durchtrennen der Nabelschnur angeleitet werden.

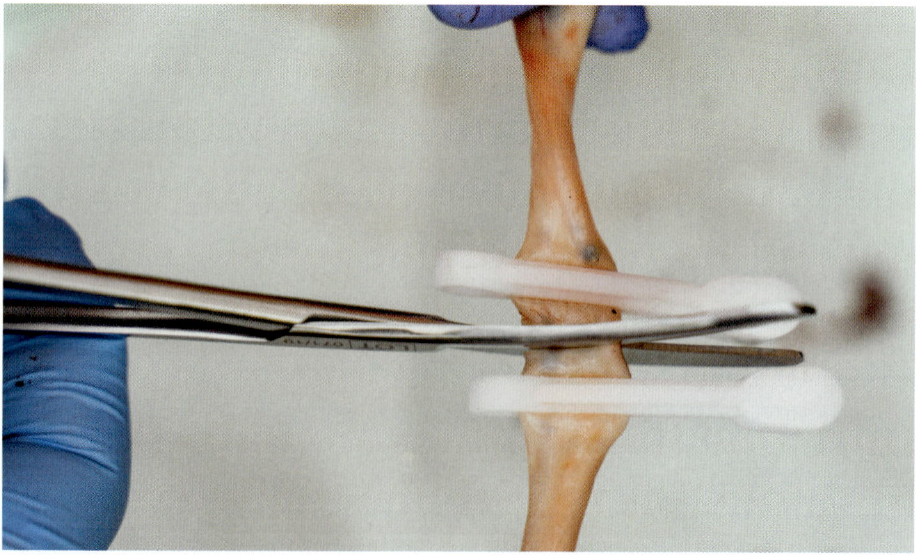

Abb. 7.3: Abnabeln

Sobald das Neugeborene bei der Anpassung unterstützt werden muss und nicht bei der Kindsmutter versorgt werden kann, muss auf ein verzögertes Abnabeln verzichtet und das Neugeborene unmittelbar adäquat versorgt werden. In diesem Fall kann bei reifen Neugeborenen und Frühgeborenen > 27+6 SSW ein Ausstreichen der Nabelschnur erwogen werden.

Präklinisch mag ein früheres Abnabeln auch sinnvoll sein, um eine Hypothermie zu verhindern, hierzu liegt jedoch bislang keine Evidenz vor.

Skill: Ausstreichen der Nabelschnur

Beim Ausstreichen der Nabelschnur (Umbilical Cord Milking [UCM]) wird die Nabelschnur mit der einen Hand mit etwas Abstand zur Vulva gefasst. Daumen und Zeigefinger der anderen Hand streichen nun von dort mit etwas Druck das Blut entlang bis zum Kind. Dies sollte zwei- bis viermal erfolgen, bevor die Nabelklemme gesetzt wird (vgl. Katheria 2017, S. 107).

7.3 Beurteilung des Neugeborenen

Parallel zum Abnabeln und Abtrocknen wird das Neugeborene initial beurteilt. Muskeltonus, Spontanatmung und Herzfrequenz sind drei Parameter, die rasch erfasst werden müssen und von denen die weitere Versorgung abhängt. Mit Geburt sollte zudem die APGAR-Uhr gestartet bzw. die genaue Uhrzeit der Geburt dokumentiert werden.

Zeigt ein Kind eine suffiziente Spontanatmung, kann von einer Herzfrequenz > 100 Schläge/min ausgegangen werden. Meist zeigen diese Kinder auch einen guten Muskeltonus und bedürfen keiner weiteren Maßnahmen außer Abtrocknen und Wärmeerhalt (Kap. 10.2.1 und 10.2.4). Ist keine oder eine insuffiziente Atmung vorhanden, der Muskeltonus reduziert und/oder die Herzfrequenz < 100 Schläge/min, so sind unverzüglich weitere Maßnahmen der Neugeborenenerstversorgung durchzuführen (s. u.).

Eine suffiziente Spontanatmung zeigt sich initial meist durch Schreien und einen Übergang in eine ruhige, regelmäßige Atmung ohne Stöhnen oder Dyspnoezeichen wie interkostale/juguläre Einziehungen und Nasenflügeln.

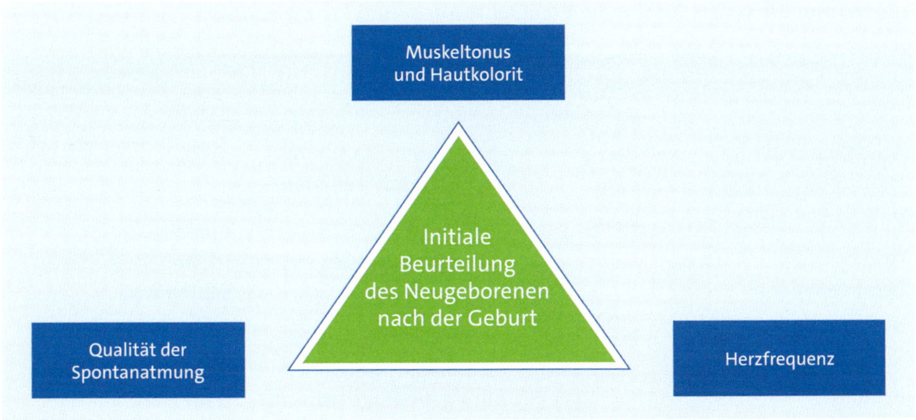

Abb. 7.4: Initiale Beurteilung des Neugeborenen nach der Geburt

Tab. 7.1: Beurteilung der Transition			
	gute Transition	**beeinträchtigte Transition**	**kritische / nicht erfolgte Transition**
Atmung	suffizient	insuffizient	fehlend
Herzfrequenz	> 100 Schläge/min	60 – 100 Schläge/min	< 60 Schläge/min
Muskeltonus	gut	reduziert	schlaff

Das gesunde Bewegungsmuster eines Neugeborenen ist gekennzeichnet durch alternierende Spontanbewegungen sowie einen Beugetonus. Ein schlaffer, hypotoner Muskeltonus ist immer pathologisch.

Die initiale Herzfrequenz ist am einfachsten durch EKG-Monitoring zu erfassen. Eine Herzfrequenz > 100 Schläge/min ist eine ausreichende Herzfrequenz, zwischen 60 und 100 Schlägen/min liegt eine beeinträchtigte Anpassung vor; eine Herzfrequenz unter 60 Schlägen/min ist immer alarmierend. Eine Zusammenfassung der initialen Beurteilung des Neugeborenen findet sich in der Tabelle 7.1.

Das bekannteste Maß, um Neugeborene zu beurteilen, ist der sogenannte APGAR-Score, der in den Lebensminuten 1, 5 und 10 erfasst wird. Der von der Neonatologin Virginia Apgar entwickelte Score erfasst Atmung, Herzfrequenz, Muskeltonus, Aussehen und Reflexe und lässt vor allem retrospektiv eine gute Aussage über die Anpassung an das extrauterine Leben zu. Der APGAR-Wert wird in der Klinik im Neugeborenenuntersuchungsheft bei der U1 dokumentiert. Er kann zwischen 0 und 10 Punkte betragen, die entsprechend Tabelle 7.2 vergeben werden.

Der APGAR-Wert in der ersten Lebensminute ist prognostisch kaum von Bedeutung, steigen die Werte mit Minute 5 und 10, zeigt dies die Effektivität von Interventionen. Früher wurde dem APGAR-Wert prognostische Bedeutung bezüglich Mortalität und Entwicklung zugewiesen, in den letzten Jahren ist dies jedoch immer wieder infrage gestellt worden, da die Vergabe der Punkte einer gewissen Subjektivität unterliegt, Frühgeburtlichkeit den Score beeinflussen kann und unklar ist, inwiefern durchgeführte und notwendige Interventionen in den Score eingehen (vgl. Rüdiger und Roszycki 2020).

Tab. 7.2: APGAR-Score zur Beurteilung des Neugeborenen nach der Geburt			
	0 Punkte	**1 Punkt**	**2 Punkte**
Aussehen und Hautfarbe	blass/ blau	zyanotisch, Stamm rosig, Extremitäten blau	rosig
Puls- oder Herzfrequenz	keine	< 100/min	> 100/min
Grimassen oder Reflexe beim Absaugen	keine	Verziehen des Gesichtes	Husten, Niesen oder Schreien
Aktivität/Muskeltonus	schlaff	träge Flexion	aktive Bewegung
Respiration oder Atmung	keine	Schnappatmung oder unregelmäßige Atmung	regelmäßig, kräftig schreiend

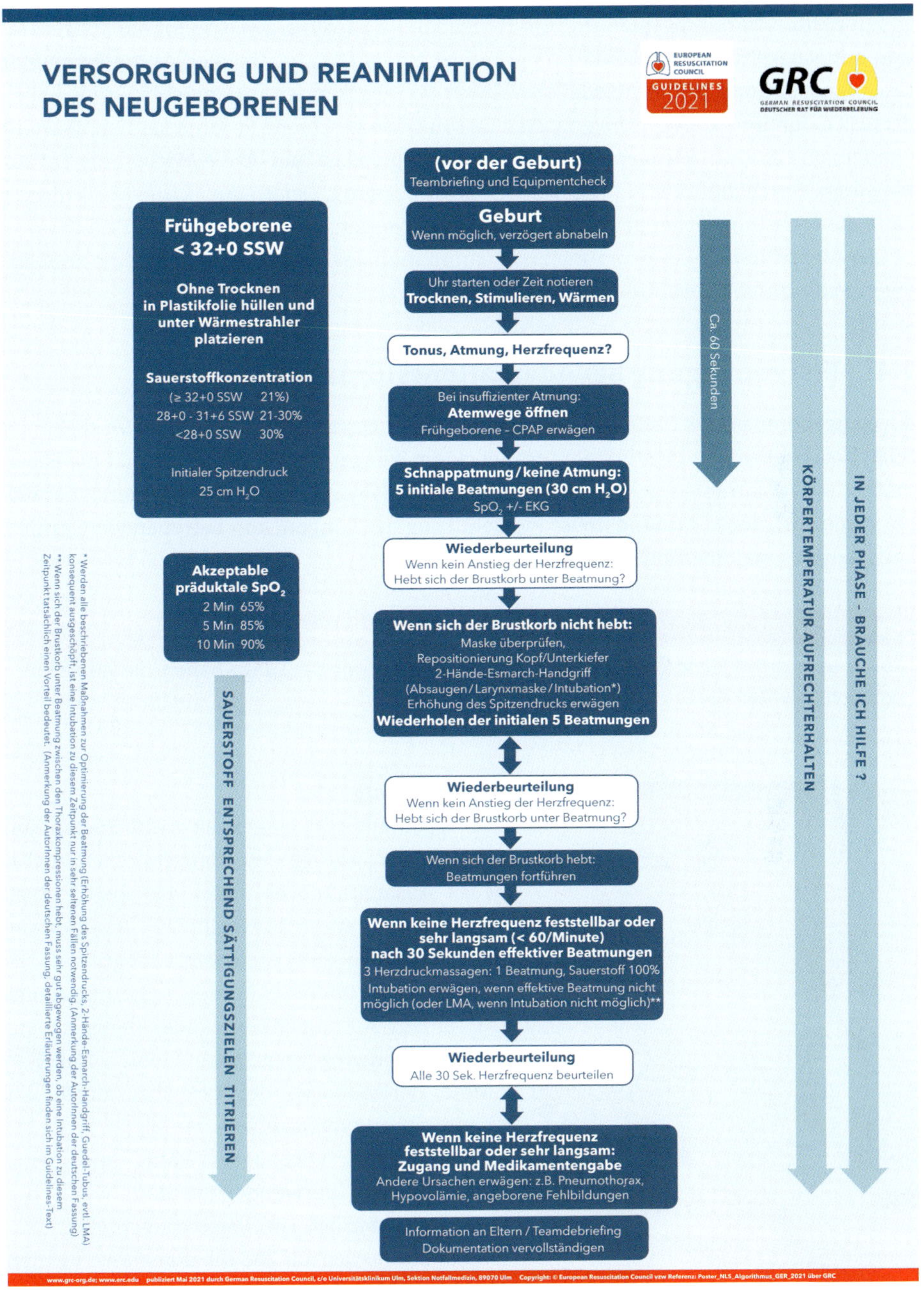

Abb. 7.5: Algorithmus Versorgung und Reanimation des Neugeborenen (Newborn Life Support [NLS], aus: Madar et al. 2021, S. 610)

Zur akuten Handlungsplanung, um Neugeborene zu versorgen, scheint die Konzentration auf Muskeltonus, Spontanatmung und Herzfrequenz praktikabler, da die Parameter rasch beurteilt und immer wieder reevaluiert werden können und müssen – was häufiger als zu den im APGAR-Score erfassten Zeitpunkten geschieht. So kann zeitnah beurteilt werden, ob ein Früh-/Neugeborenes Unterstützung bedarf und ob die Maßnahmen effektiv waren. Durch die konstante Reevaluation von Atmung, Herzfrequenz und Muskeltonus kann die Transition sicher beurteilt und begleitet werden.

Der Algorithmus zur Versorgung und Reanimation des Neugeborenen fasst die notwendigen Maßnahmen zusammen (Abb. 7.5).

7.4 Erstversorgung bei Adaptationsstörung

Ein Neugeborenes, das Defizite bei Spontanatmung, Herzfrequenz und/oder Muskeltonus zeigt, braucht dringend Unterstützung. Bei jedem Neugeborenen sollten primär die Basismaßnahmen Wärmen, Trocknen und Stimulieren erfolgen. Zeigt ein Neugeborenes daraufhin keine suffiziente Atmung, muss die Belüftung der Lungen vom betreuenden Gesundheitsfachpersonal übernommen werden.

Merke

Absolute Priorität jeder Erstversorgung muss die Belüftung der Lunge haben, die keinesfalls verzögert werden darf.

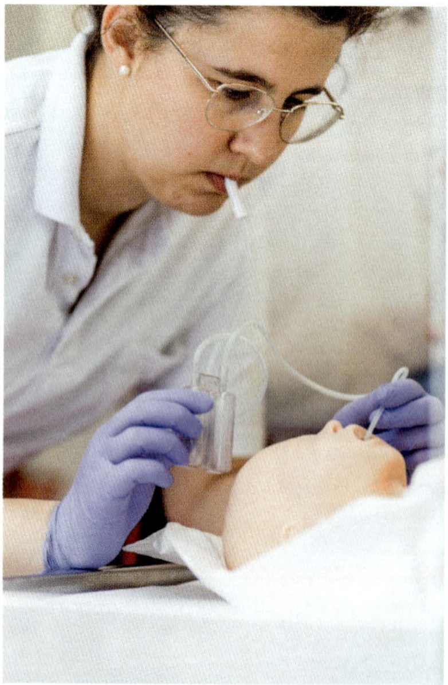

Abb. 7.6: Absaugen eines Neugeborenen durch Orosauger

7.4.1 Airway

Ein regelhaftes Absaugen ist nicht Bestandteil der Erstversorgung des Neugeborenen, denn jedes Absaugmanöver bietet das Risiko eines Vagusreizes mit konsekutiver Bradykardie. Besteht jedoch eine Atemwegsverlegung durch Fruchtwasser oder Mekonium, sollte mit einem passenden Absaugkatheter (oder dem Orosauger) der Atemweg frei gemacht werden. Dabei ist immer der Mund vor der Nase abzusaugen, um Aspirationen zu verhindern.

Statt eines Orosaugers kann auch eine Absaugpumpe verwendet werden, wenn der Sog regulierbar ist. Um Verletzungen vorzubeugen, sollte der Sog auf 200 mbar begrenzt werden (Tubusgrößen: Kap. 10.2.3). Auch beim avitalen Neugeborenen sollte kein regelhaftes primäres Absaugen bei mekoniumhaltigem Fruchtwasser erfolgen, um die Belüftung der Lunge nicht zu verzögern. Nur bei fehlenden Thoraxexkursionen

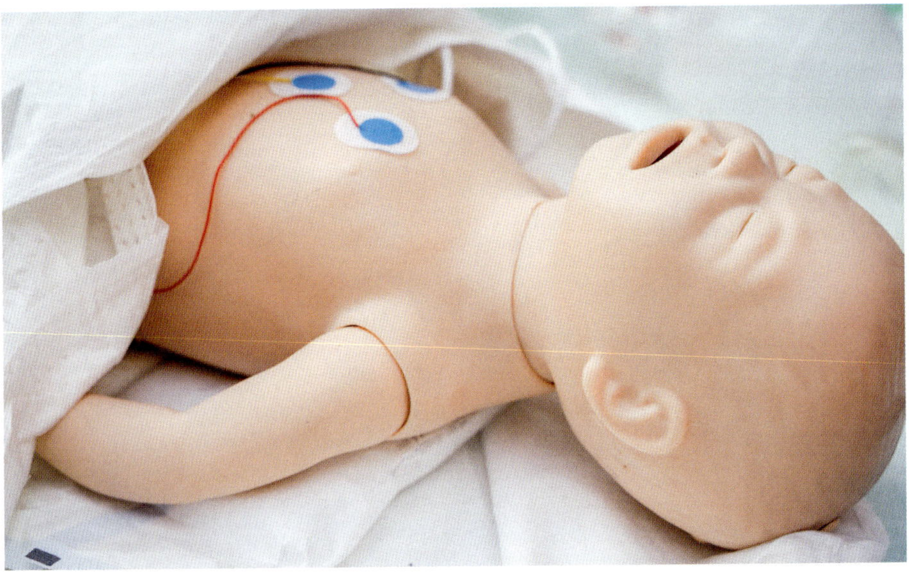

Abb. 7.7: Schnüffel-/Neutralposition

unter Beatmung trotz optimierender Maßnahmen (Tab. 7.4) ist ein Absaugmanöver sinnvoll, um eine eventuelle Atemwegsverlegung durch Mekonium zu beseitigen.

Sind die Atemwege frei von Sekret, so ist eine Öffnung der Atemwege durch die richtige Kopfposition zu erreichen. Bei Neugeborenen ist das die sogenannte Schnüffel- oder Neutralposition mit der Nase als höchstem Punkt. Um diese Position zu erreichen, ist häufig die Unterpolsterung des Thorax mit z. B. einer Windel oder Kompressen hilfreich. Auch ein Esmarch-Handgriff kann zur Öffnung der Atemwege beitragen.

Es gibt den sehr seltenen Fall eines angeborenen membranösen oder knöchernen Verschlusses der hinteren Nasenöffnung (Choanalatresie). Da Neugeborene grundsätzlich durch die Nase atmen, kann ein Guedel-Tubus lebensrettend sein, denn er ermöglicht dem Kind die Atmung durch den Mund. Die Größe des Tubus wird wie beim Erwachsenen bestimmt, indem der Abstand zwischen Mundwinkel und Ohrläppchen abgemessen wird. Der Tubus wird analog zum Erwachsenen eingeführt und platziert. Ist die Nase wie bei der Choanalatresie knöchern verschlossen, fällt das Neugeborene durch eine Zyanose und akute Atemnot auf.

7.4.2 Breathing

Wenn das Neugeborene nicht oder insuffizient atmet, erfolgen primär fünf initiale Beatmungen, um die Lunge zu belüften. Dies kann durch Beutel-Masken-Beatmung mit einem Kinderbeutel geschehen. Ist ein Manometer vorhanden, ist ein Druck von 30 cmH_2O (25 cmH_2O bei Frühgeborenen < 32. SSW) als Zielgröße anzuvisieren, die Dauer dieser fünf Initialbeatmungen sollte jeweils 2–3 Sekunden betragen. Wichtig ist, die Schnüffelposition bei der Beatmung beizubehalten, um die Atemwege nicht zu verlegen. Neugeborene sind meist nass durch Fruchtwasser und Käseschmiere, sodass die Maske häufig verrutscht. Neben Abtrock-

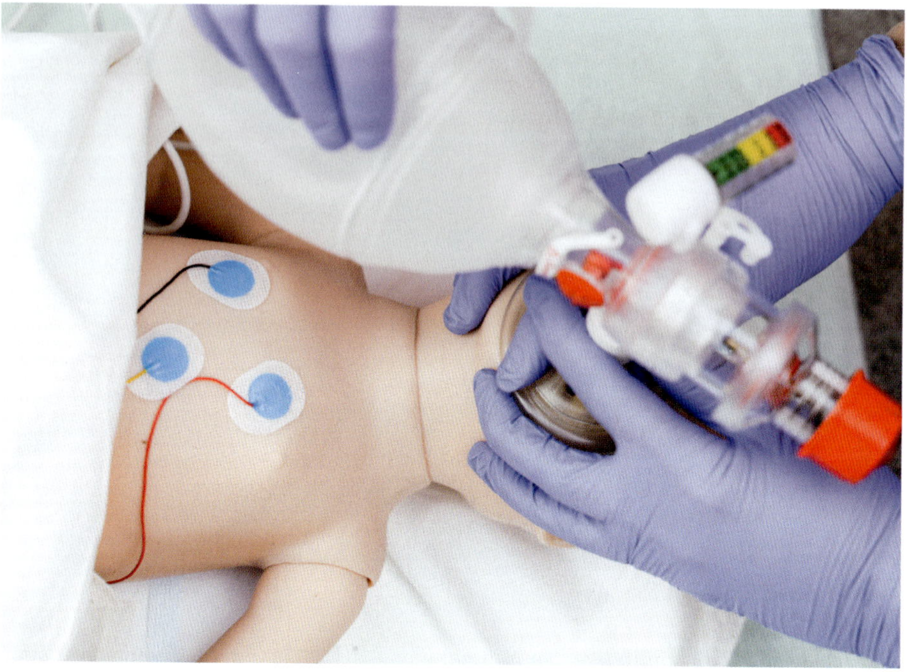

Abb. 7.8: Doppel-C-Griff

nen kann auch die Zwei-Helfer-Methode mit doppeltem C-Griff hilfreich sein, um die Maske abzudichten und eine effektive Ventilation zu erreichen (Abb. 7.8). Die Methode sollte großzügig angewandt werden, wenn die personellen Ressourcen vorhanden sind.

Alternativ zur Beutel-Masken-Beatmung kann ein Rachentubus verwendet werden. Mittlerweile sind auch Einmal-T-Stücke auf dem Markt verfügbar, die an die Druckluft oder Sauerstoffflasche angeschlossen werden können. Diese sind jedoch nicht regelhaft auf dem Rettungswagen vorgehalten und sollten primär von Gesundheitsfachpersonal verwendet werden, das mit der Anwendung vertraut ist.

Skill: Beatmung über Rachentubus

Ein Rachentubus kann alternativ zur Beatmungsmaske oder auch primär zur Atemunterstützung verwendet werden. Ein guter Kompromiss für fast alle Neugeborenen ist ein Tubus der Größe 3,0 Ch, der bei 4–5 cm am Naseneingang fixiert wird und somit pharyngal zum Liegen kommt. Um einen adäquaten PEEP zu erreichen und damit es nicht zu einem Druckverlust kommt, müssen das andere Nasenloch und der Mund verschlossen werden. Der Tubus kann wie gewohnt an einen Beatmungsbeutel oder ein Beatmungsgerät für Neugeborene angeschlossen werden. Neben der Beatmung über den Rachentubus ist auch eine CPAP-Atemunterstützung möglich, wenn ein passendes Beatmungsgerät zur Verfügung steht, was insbesondere bei Frühgeborenen und Kindern mit respiratorischer Anpassungsstörung eine praktikable Lösung für den Transport in die Klinik ist. ***CAVE:*** *Eine mögliche Nebenwirkung bei der Anlage des Rachentubus kann ein Vagusreiz mit folgender Bradykardie sein.*

Das Öffnen der Lunge mit fünf initialen Beatmungen dient der Rekrutierung von Lungenkapazität, indem dadurch die Alveolen eröffnet werden und Flüssigkeit ins Gewebe abgepresst wird. Für das Offenhalten der Alveolen sollte ein PEEP-Ventil mit einem PEEP von 5–8 cmH_2O verwendet werden. Zusätzlicher Sauerstoff ist zu diesem Zeitpunkt zunächst nicht zu verwenden. Kommt es nach den fünf Blähhüben nicht zum Einsetzen einer suffizienten Spontanatmung, muss eine kontinuierliche Beatmung erfolgen. Ziel ist eine Atemfrequenz von 30 Atemzügen/min mit einem Druck, der zu effektiven Thoraxexkursionen führt; empfohlen ist bei reifen Neugeborenen zunächst ein Druck von 30 cmH_2O, der nach effektiver Eröffnung der Lungen häufig reduziert werden kann. Kommt es unter der Beatmung nicht zu einem Anstieg der Herzfrequenz, so ist zunächst die Kopfposition und die Position von Maske bzw. Rachentubus zu reevaluieren und ggf. zu verbessern. Dies ist auch der Zeitpunkt, an dem eine Überwachung durch EKG- und Pulsoxymetrie etabliert werden sollte. Das Pulsoxymeter ist dabei an der rechten Hand zu platzieren, um eine präduktale Ableitung zu gewährleisten. Aufgrund des noch offenen Ductus arteriosus Botalli kann es z. B. im Rahmen pulmonaler Erkrankungen (Wet Lung [Kap. 7.5.2], neonatale Pneumonie) zu einem pulmonalen Hypertonus und somit durch einen Rechts-Links-Shunt über den Ductus arteriosus Botalli zu Mischblut postduktal (nach Mündung des Ductus in die Aorta) kommen. Somit sollte die Sauerstoffsättigung immer präduktal abgeleitet werden.

Praxistipp

Effektivster Parameter, um die postnatale Adaptation und die Effektivität der Maßnahmen zu beurteilen, ist der Anstieg der Herzfrequenz auf > 100 Schläge/min.

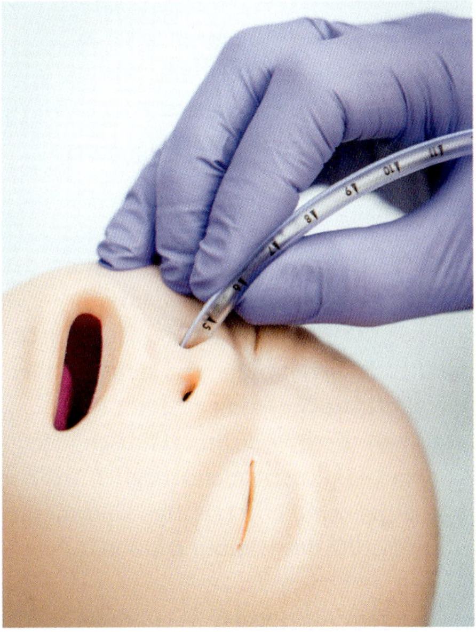

Abb. 7.9: Anlage Rachentubus

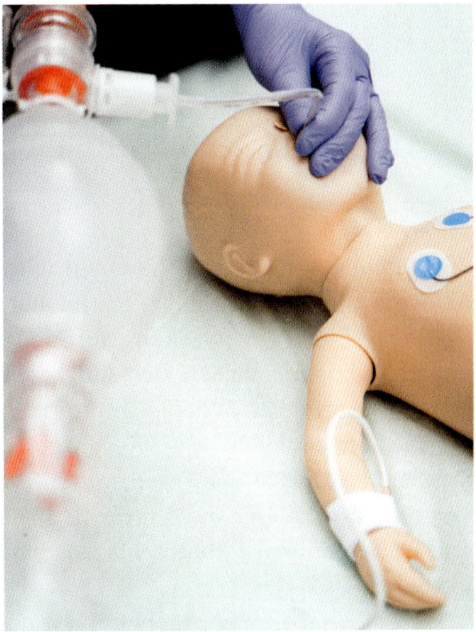

Abb. 7.10: Beatmung über Rachentubus

Die Gabe von Sauerstoff ist oft primär nicht erforderlich und sollte titriert werden. Akzeptable präduktale Sauerstoffsättigungswerte sind entsprechend Leitlinie (vgl. Madar et al. 2021, S. 615) in Tabelle 7.3 angegeben.

Tab. 7.3: Akzeptable präduktale Sauerstoffsättigungswerte (vgl. Madar et al. 2021, S. 615)

Alter (min)	SpO_2 (%)
2	65
5	85
10	90

Die Effektivität der Beatmung muss anhand vorhandener Thoraxexkursionen überprüft werden. Sind diese nicht vorhanden, sollte erneut die Kopfposition und die Maskenposition überprüft werden. Gegebenenfalls kann eine 2-Helfer-Methode mit doppeltem C-Griff die Beatmungsposition verbessern. Das Akronym RALPHI (Tab. 7.4) kann als Merkhilfe dazu beitragen, mögliche Probleme bei der Maskenbeatmung systematisch abzuarbeiten (vgl. Schwindt et al. 2022).

Tab. 7.4: Akronym RALPHI zur Optimierung der Beatmungssituation

R	**R**eposition des Kopfes	Schnüffelposition?
A	ggf. **A**bsaugen	–
L	**L**eckage beseitigen	Esmarch-Handgriff, Doppel-C-Griff, Wechsel auf Rachentubus
P	**P**IP erhöhen	Beatmungsdruck graduell anpassen (bis max. 40 cmH_2O), ggf. Wechsel auf Beutelbeatmung
H	**H**ilfsmittel verwenden	Guedel-, Rachentubus, Larynxmaske
I	**I**ntubation erwägen	ausreichende Erfahrung notwendig, ggf. Videolaryngoskop, ggf. Sedierung

Alternativ zum RALPHI-Akronym wird vor allem im englischsprachigen Raum das Akronym MR SOPA verwendet. Die Inhalte beider Akronyme sind nahezu identisch.

Die regelhafte Überwachung durch eine endtidale CO_2-Messung ($etCO_2$) ist bei Früh- und Neugeborenen nicht üblich. Aufgrund der kleinen Tidalvolumina sind keine etablierten Daten verfügbar. Zudem kommt es durch die endtidale Messung zu einer Erhöhung des Totraumvolumens, was wiederum die Atemarbeit erschwert. Innerklinisch erfolgt die CO_2-Messung in der Regel transkutan, was aber präklinisch nicht möglich ist. Zur Kontrolle der sicheren endotrachealen Tubuslage ist jedoch die kurzzeitige kolorimetrische (Anzeige durch Farbumschlag) oder quantitative $etCO_2$-Bestimmung durchaus praktikabel.

Hebt sich der Thorax adäquat und kommt es zu einem Anstieg der Herzfrequenz > 60 Schläge/min, sollte bei persistierender Apnoe bzw. Hypopnoe die Beatmung mit einer Fre-

Tab. 7.5: Akronym MR SOPA zur Optimierung der Beatmungssituation (vgl. Mileder, Schwaberger und Urlesberger 2022)		
M	Maske	richtige Größe/Maske neu positionieren
R	Reposition	Kopfposition anpassen, Esmarch-Handgriff
S	Suction (Absaugen)	Absaugen, wenn Atemwege durch Fruchtwasser/ Mekonium verlegt sind
O	Open (Atemwege öffnen)	Esmarch-Handgriff
P	Pressure (Druckerhöhung)	graduelle Erhöhung des Spitzendrucks bis Thorax-exkursionen ersichtlich sind (max. 40 cmH_2O)
A	Artificial Airway (künstlicher Atemweg)	Larynxmaske (LAMA)/endotracheale Intubation

quenz von 30 Atemzügen/min in einem Inspiration-Exspiration-Verhältnis (I : E) von 1 : 2 fortgeführt werden. Zusätzlicher Sauerstoff sollte, wenn technisch möglich, so titriert werden, dass die Sättigung entsprechend der oben genannten Werte im Zielbereich ist. Eine Hyperoxie sollte vermieden werden. Ist das Neugeborene älter als zehn Minuten, sind SpO_2-Werte von 90–96 % anzustreben, sodass die Sauerstoffgabe entsprechend titriert werden sollte, wenn zusätzlicher Sauerstoffbedarf besteht.

Eine Besonderheit stellen Neugeborene dar, die eine suffiziente Spontanatmung aufweisen, jedoch durch Atemnot auffallen. Typische Zeichen der Atemnot bei Neugeborenen sind sichtbares Nasenflügeln, inter- und subkostale sowie sternale Einziehungen sowie hörbare Atemgeräusche wie Stöhnen oder Grunting (Schließen der Stimmbänder in der Exspiration zum Erzeugen eines PEEP). Häufig weisen diese Neugeborenen auch eine Oxygenierungsstörung auf. Ursachen hierfür sind vor allem die Frühgeburtlichkeit und die respiratorische Anpassungsstörung. Neugeborene mit diesen Symptomen profitieren von einer CPAP-Atemunterstützung, die je nach Verfügbarkeit eines für Neugeborene geeigneten Beatmungsgerätes so früh wie möglich begonnen werden sollte.

Tab. 7.6: Zeichen für eine Atemstörung beim Neugeborenen

sichtbar	hörbar	messbar
sternale Einziehungen	Grunting	Tachypnoe
juguläre Einziehungen	Stöhnen	Oxygenierungsstörung
inter-/subkostale Einziehungen		
Nasenflügeln		

7.4.3 Circulation

Wichtigster Parameter, um die Adaptation an das extrauterine Leben zu beurteilen, ist die Herzfrequenz. Eine Herzfrequenz < 100 Schläge/min zeigt, dass das Neugeborene Unterstützung bedarf. Wie oben beschrieben, besteht diese primär in der Belüftung der Lunge, was bei nahezu jedem Neugeborenen zu einem Anstieg der Herzfrequenz führt. Bei Neugeborenen, die primär keine suffiziente Eigenatmung zeigen, sollte rasch eine EKG-Überwachung etabliert werden, um die Herzfrequenz kontinuierlich zu beobachten.

Nur wenn unter effektiver Beatmung über 30 Sekunden die Herzfrequenz nicht über 60 Schläge/min ansteigt, sind Thoraxkompressionen erforderlich. Diese erfolgen idealerweise, indem der Thorax des Neugeborenen umfasst wird und beide Daumen auf dem Sternum platziert werden, um die Kompressionen zu applizieren. Ist nur ein Teammitglied verfügbar, das zwischen Beatmung und Thoraxkompression wechseln muss, ist eine Position am Kopf des Neugeborenen zur Beatmung am sinnvollsten, dann kann der Thorax mit zwei Fingern einer Hand komprimiert werden (Zeige- und Mittelfinger). Der Reanimationsrhythmus kurz nach Geburt ist 3 : 1, das heißt, nach drei Thoraxkompressionen folgt ein Beatmungshub, um der Besonderheit der primären Lungenrekrutierung und der Behandlung der Hypoxie gerecht zu werden. Sobald Thoraxkompressionen notwendig sind, ist eine Beatmung mit 100 % Sauerstoff empfohlen. Unter Reanimation sollte alle 30 Sekunden eine Wiederbeurteilung passieren. Bei persistierender Bradykardie oder Asystolie sollte über einen Zugang (periphervenös, Nabelvene, intraossär) Adrenalin (10 µg/kg KG) alle 3 – 5 min gegeben werden. Zudem ist bei Verdacht auf Schock die Gabe von kristalloider, isotoner Lösung mit 10 ml/kg KG indiziert.

Skill: Gefäßzugang

Reife Neugeborene benötigen nur selten einen intravenösen Zugang. Bei kranken Neugeborenen und Frühgeborenen hingegen ist ein venöser Zugang zur Applikation von Medikamenten und Infusionen häufig erforderlich. In nicht lebensbedrohlichen Situationen ist der periphervenöse Zugang der Zugang der Wahl.

Die einzige Situation bei der Neugeborenenversorgung, die einen raschen Gefäßzugang erfordert, ist die Reanimation. Diese ist notwendig, wenn die Herzfrequenz trotz effektiver Beatmung unter 60 Schlägen/min bleibt. Sobald Thoraxkompressionen erfolgen, sollte, wenn Personal zur Verfügung steht, ein Gefäßzugang angelegt werden. In der Notfallsituation steht dafür der intraossäre Zugang sowie der Gefäßzugang über die Nabelvene zur Verfügung. Welcher der beiden Zugänge gewählt wird, sollte im Team nach vorhandener Kompetenz entschieden werden.

Die Anlage des ***intraossären Zugangs*** *erfolgt analog zum älteren Kind oder Erwachsenen, zu beachten ist jedoch, dass der Markraum beim Neugeborenen dünner ist, sodass die Gefahr der Dislokation und des Paravasats deutlich höher ist. Hier sollte bei jeder Medikamentengabe erneut auf die korrekte Lage der Kanüle und gezielt auf Paravasate geachtet werden. Eine Aspiration über die Kanüle ist im Neugeborenenalter nicht empfehlenswert, da die Gefahr der Dislokation hierdurch erhöht ist. Die Gabe von Lidocain zur Schmerzlinderung vor dem Spülen der intraossären Kanüle muss bei Neugeborenen unterlassen werden. Hier sind mehrere Fälle mit schweren Nebenwirkungen beschrieben; die Gabe von Lidocain beim Neugeborenen ist somit obsolet.*

Die Anlage eines **Nabelvenenkatheters** *(NVK) ist insbesondere in der Hand des Geübten eine gute Zugangsoption. Soll der Katheter zentral (also am Übergang zum rechten Vorhof) platziert werden, besteht die Gefahr der Fehllage in der Pfortader, die mit einer Thrombose, einem Extravasat und Lebernekrosen einhergehen kann. Präklinisch ist die Anlage eines zen-*

tralen Nabelvenenkatheters schwierig und die Lage radiologisch nicht zu verifizieren. In der Notfallsituation ist eine nichtzentrale Lage ausreichend und kann einen raschen Gefäßzugang ermöglichen, der auch Personal, das nicht mit der Anlage von Nabelvenenkathetern vertraut ist, zur Verfügung steht. Für diesen Zweck gibt es sogenannte Knopfkanülen aus Stahl oder Kunststoff, die jedoch nicht in jedem Rettungsdienstbereich zur Verfügung stehen. Alternativ kann mit einer peripheren Venenverweilkanüle ohne Stahlmandrin ein provisorischer Nabelzugang gelingen. Mithilfe einer selbsthaftenden Mullbinde kann fixiert werden. Über den einliegenden Katheter können sämtliche Medikamente appliziert werden.

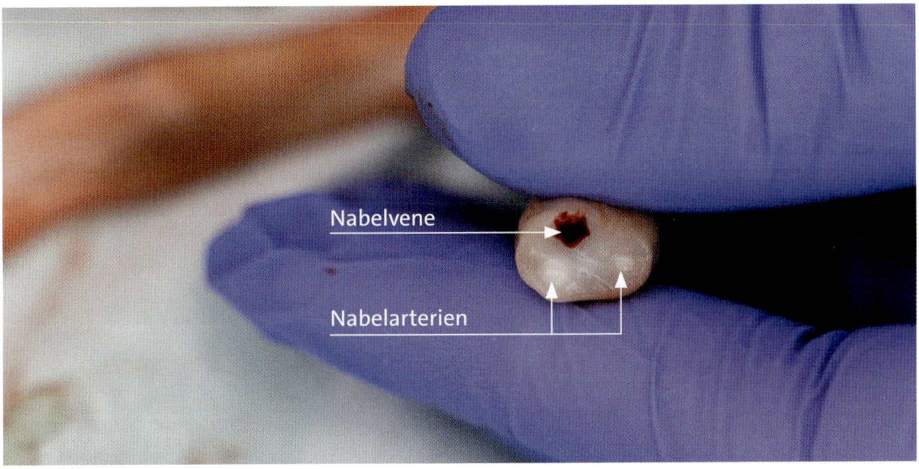

Abb. 7.11: Anatomie der Nabelgefäße

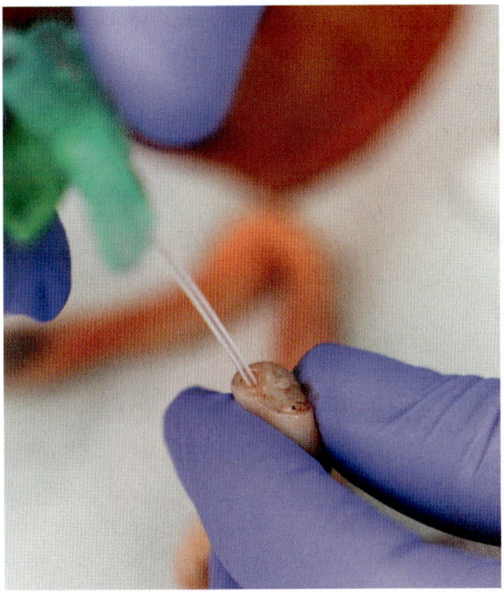

Abb. 7.12: Stumpfes Einführen einer Verweilkanüle in die Nabelvene

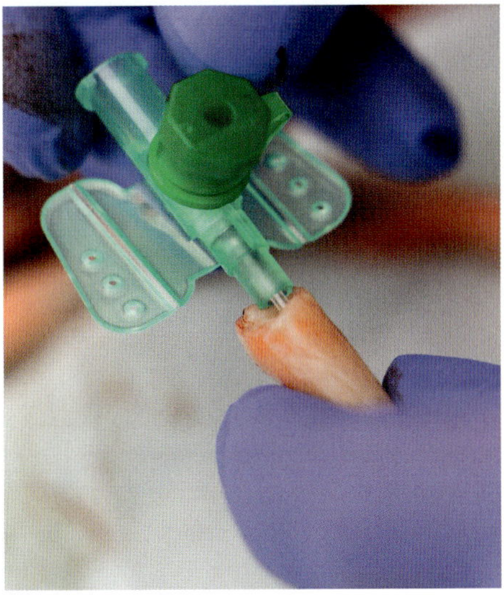

Abb. 7.13: Eingeführte Verweilkanüle in der Nabelvene

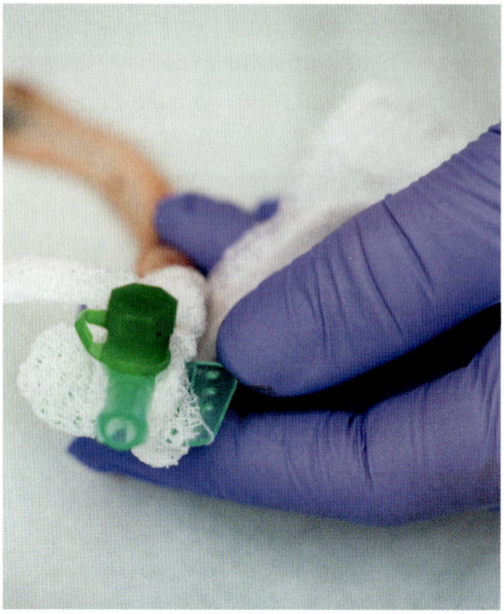

Abb. 7.14: Fixierung der Verweilkanüle mit Haftverband

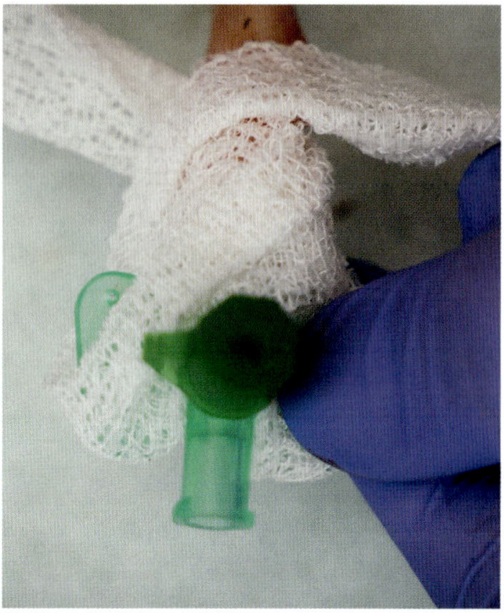

Abb. 7.15: Fixierte Verweilkanüle

Eine Fixierung der Verweilkanüle durch eine Nabelklemme scheint zumindest in einem experimentellen Setting möglich, auch wenn eine geringe Gefahr der Okklusion des Katheters durch die Kompression besteht (vgl. Schwaberger et al. 2021, S. 1093).

Grundsätzlich sollten Infusionen nie frei tropfend appliziert werden, sondern alle Medikamente entweder kontrolliert „aus der Hand" oder über eine Spritzenpumpe verabreicht werden.

Tab. 7.7: Medikamente in der Neugeborenenerstversorgung

Medikament	Indikation	Dosierung	Hinweise
kristalloide Infusionslösung (isoton/glukosefrei)	– Hypovolämie – arterielle Hypotonie – Reanimation	10 – 20 ml/kg KG	nicht frei tropfen lassen wegen Hyperperfusion entweder kontrolliert „aus der Hand" oder via Spritzenpumpe
Glucose 10 %	– Hypoglykämie (BZ < 35 mg/dl) – Reanimation	2 – 3 ml/kg KG	keine Glukoseinfusion frei tropfen lassen, Gefahr der Hyperglykämie BZ nach 30 min kontrollieren, kontinuierliche Glukosezufuhr erwägen bei persistierender Hypoglykämie
Adrenalin 1 : 10.000	Reanimation	10 – 30 µg/kg KG = 0,1 – 0,3 ml/kg KG	bevorzugt i. v./i. o. nur wenn nicht verfügbar, über endotrachealen Tubus, falls vorhanden (Dosis dann 50 – 100 µg/kg KG)

Skill: Medikamente geben

In den allermeisten Fällen sind ein Gefäßzugang und eine Medikamentengabe in der Erstversorgung von Neugeborenen nicht notwendig. Für die wenigen Ausnahmen sind in der präklinischen Situation im Wesentlichen drei Medikamente erforderlich (Tab. 7.7):

- *kristalloide Infusionslösung*
- *Glucose 10 %*
- *Adrenalin.*

Um die geringen Mengen sicher applizieren zu können, bietet es sich an, die Adrenalindosis in eine 1-ml-Spritze aufzuziehen, wie in den Abbildungen 7.16 a – c dargestellt.

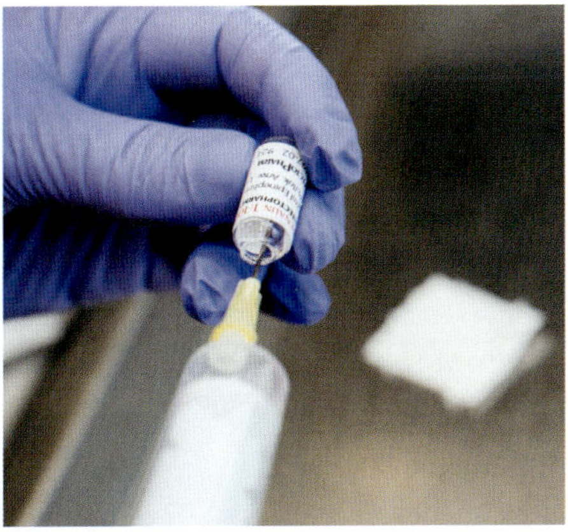

Abb. 7.16a: Zunächst Aufziehen von 1 ml Suprarenin® 1 : 1.000 in eine 10-ml-Spritze

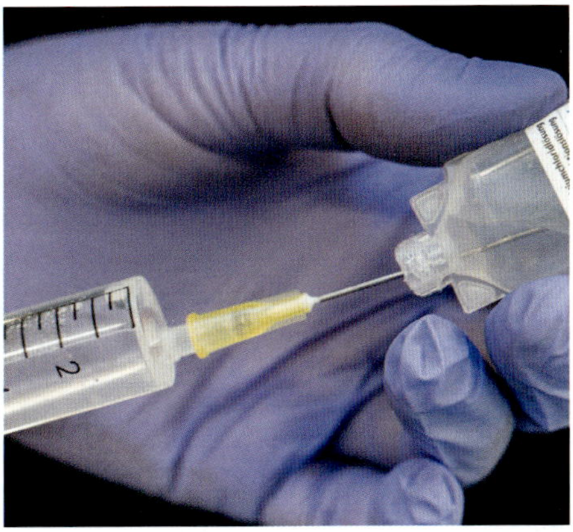

Abb. 7.16b: Im Anschluss dazu 9 ml NaCl 0,9 % aufziehen

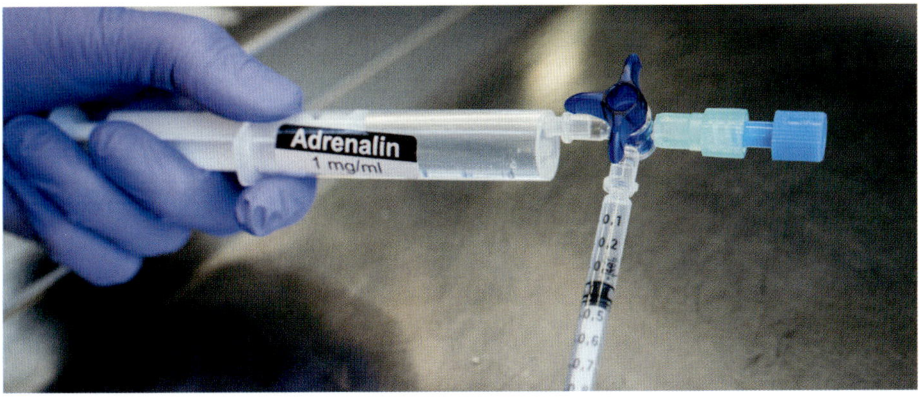

Abb. 7.16c: Mit dem Drei-Wege-Hahn kann nun die jeweils benötigte Menge der 1 : 10.000 Suprarenin®-Lösung in die 1-ml-Spritze aufgezogen werden, was Dosierungsfehler minimiert.

7.4.4 *Disability*

Der Muskeltonus ist ein relevanter Parameter, um die Anpassung des Neugeborenen an das extrauterine Leben zu beurteilen. Ein Kind mit schlaffem Tonus zeigt häufig auch eine insuffiziente Eigenatmung. Eine Tonuserhöhung unter Erstversorgungsmaßnahmen ist ein gutes Zeichen für die Effektivität der Maßnahmen. Ein schlaffer Muskeltonus kann zusammen mit weiteren Parametern (fehlende Eigenatmung, fehlende Neugeborenenreflexe, Lethargie, Bradykardie) auch ein Hinweis für eine perinatale Asphyxie (Sauerstoffmangel im Blut, s. u.) sein. Die perinatale Asphyxie erfordert weitere Maßnahmen entsprechend dem ABCDE-Schema (Tab. 7.8) und eine entsprechende Auswahl der Zielklinik (Kap. 10.4), insbesondere wenn eine therapeutische Hypothermiebehandlung indiziert ist. Wenn beim Rettungseinsatz kein neonatologisches Team vor Ort ist, ist die Kontaktaufnahme mit der Zielklinik sinnvoll, um das Temperaturmanagement für den Transport zu besprechen. Leitliniengerecht ist der Beginn der Hypothermiebehandlung innerhalb der ersten sechs Lebensstunden, die Therapie muss jedoch nicht zwingend außerklinisch begonnen werden. Wenn innerhalb von sechs Stunden die Zielklinik erreicht werden kann, so ist in der Regel eine strikte Normothermie (Zieltemperatur 36,5 °C) mit kontinuierlicher Temperaturüberwachung (idealerweise über eine rektale Sonde) ausreichend und

Tab. 7.8: Beurteilung und Versorgung des Neugeborenen nach ABCDE-Schema

	Beurteilung	Maßnahmen	Monitoring
Airway	Offen?	– Kopfposition – Absaugen (nur bei Verlegung der Atemwege) – Guedel-Tubus	– Spontanatmung – Thoraxexkursionen
Breathing	– Atemantrieb – Thoraxexkursionen	– nichtinvasive Beatmung – Intubation/invasive Beatmung – CPAP-Atemhilfe – ggf. O_2-Gabe (100 % bei Reanimation)	– Atemfrequenz – SpO_2
Circulation	– Herzfrequenz > 60 Schläge/min? – Rekapillarisierungszeit	– Beatmung – Herzdruckmassage – ggf. Adrenalin (selten!) – ggf. Volumengabe (vollisoton, kristalloid)	– EKG – SpO_2 – RR/Rekapillarisierungszeit
Disability	– Spontanatmung – Muskeltonus	– Beatmung – Temperaturmanagement	
Exposure	– Temperaturmessung – Blutzuckermessung	– warmhalten – Glukosezufuhr – Medikamente	– Temperatur – Blutzucker

die Hypothermietherapie kann innerklinisch begonnen werden (wo auch mögliche Komplikationen strukturiert behandelt werden können). Insbesondere die Anlage zentraler Katheter und arterieller Verweilkanülen kann beim hypothermen Neugeborenen deutlich erschwert sein. Eine Hyperthermie (Temperatur > 37,0 °C) gilt es jedoch streng zu vermeiden (vgl. Gesellschaft für Neonatologie und Pädiatrische Intensivmedizin 2013, S. 9). Weitere Details der Hypothermiebehandlung finden sich in Kapitel 7.5.1.

Nach erfolgreicher Reanimation bzw. bei perinataler Asphyxie sollte neben der Wahl der Zielklinik eine Normoglykämie (BZ 45 – 120 mg/dl) zur optimalen Organversorgung angestrebt werden; unter prolongierter Reanimation kann die Gabe von Glukose auch währenddessen erwogen werden. Der Blutzuckerwert sollte regelhaft kontrolliert werden. Frei tropfende Infusionslösungen sind wegen der Gefahr der Hypervolämie sowie der Hyperglykämie bei glukosehaltigen Lösungen zu vermeiden, sie sollten stets kontrolliert über eine Spritzenpumpe verabreicht werden.

7.4.5 *Exposure*

Das Wärmemanagement und der Erhalt der Körperkerntemperatur sind zwei wichtige Bausteine in der Versorgung von Früh-/Neugeborenen (Kap. 7.5.5, 10.2.1 und 10.2.4). Auch die Blutzuckermessung und ggf. Therapie ist vor allem bei hypotrophen Neugeborenen, Neugeborenen diabetischer Mütter sowie Frühgeborenen wichtig (Kap. 2.3).

Unter Exposure ist auch eine erweiterte Anamnese zu Besonderheiten in der Schwangerschaft (Erkrankungen der Mutter, Medikamenteneinnahme in der Schwangerschaft) zu verorten, wenn das Kind primär versorgt ist, um mögliche Probleme vorwegzunehmen.

Merke

Alle Maßnahmen sind erfolglos, wenn die Atemwege nicht offen sind und die Ventilation der Lunge nicht effektiv ist. Die Belüftung der Lunge ist die essenzielle Maßnahme in der Versorgung des Neugeborenen!

7.5 Besondere Situationen / Krankheitsbilder nach Geburt

Es gibt besondere Situationen und Krankheitsbilder, bei denen mit einer gestörten postnatalen Anpassung gerechnet werden muss bzw. bei denen zu erwarten ist, dass ein Neugeborenes mehr Unterstützung benötigt als nur Wärmeerhalt und ggf. Stimulation.

7.5.1 *Asphyxie*

Bereits der Geburtsverlauf kann auf ein erhöhtes Risiko für eine Anpassungsstörung hinweisen: Sind die Neugeborenen intrauterin Stressfaktoren ausgesetzt, so wirkt sich das auf die Adaptation aus. Eine schlechtere intrauterine Versorgung äußert sich durch einen Abfall der kindlichen Herzfrequenz, die im CTG überwacht werden kann, oder durch das Absetzen von Mekonium ins Fruchtwasser, was sich im Abgang von grünem Fruchtwasser zeigt. Typische Situationen, die eine potenzielle Sauerstoffunterversorgung unter der Geburt hervorrufen, sind die …

– Schulterdystokie,
– vorzeitige Plazentalösung und
– mehrfache Nabelschnurumschlingungen.

Schlimmstenfalls führt ein komplizierter Geburtsverlauf zur perinatalen Asphyxie, einer schweren Azidose, die gekennzeichnet ist durch eine relevante Sauerstoffunterversorgung aller wichtigen Organe und die mit einer hypoxisch-ischämischen Enzephalopathie einhergehen kann. Häufig zeigt ein Neugeborenes nach einer länger andauernden, komplizierten Geburt eine Bradykardie sowie einen schlaffen Muskeltonus und eine insuffiziente Eigenatmung. Auch in dieser Situation ist nach Trocknen und Stimulation die wichtigste Maßnahme die Belüftung der Lunge. Bei mekoniumhaltigen Fruchtwasser sollte nur abgesaugt werden, wenn eine relevante Verlegung der Atemwege besteht, die Belüftung der Lunge darf nicht verzögert werden.

Innerklinisch sind die Nabelschnur-pH-Werte und die neurologische Beurteilung Bestandteile der Diagnose der perinatalen Asphyxie. Dadurch wird auch die Indikation zur therapeutischen Hypothermie gestellt. Da präklinisch keine Nabelschnur-pH-Werte zur Verfügung stehen, ist die perinatale Asphyxie zunächst eine klinische Diagnose, insbesondere ein APGAR-Wert ≤ 5 oder die Beatmung/Reanimation > 10 Minuten weisen auf eine Asphyxie hin – darauf kann der Rettungsdienst achten. Die Neugeborenen fallen mit verändertem Bewusstseinsstatus, schlaffem Muskeltonus, fehlenden Neugeborenenreflexen, veränderten autonomen Reflexen (Pupillenreaktion, Atemantrieb, Herzfrequenz) und möglichen Krampfanfällen auf (vgl. Gesellschaft für Neonatologie und Pädiatrische Intensivmedizin 2013, S. 6 f.). Ein Asphyxie-Score (z. B. Sarnat- oder Thompson-Score) ermöglicht, die Schwere der Asphyxie einzuschätzen (vgl. Gesellschaft für Neonatologie und Pädiatrische Intensivmedizin 2013, S. 7). Jedes Kind mit Verdacht auf eine perinatale Asphyxie sollte in ein Perinatalzentrum der Versorgungsstufe I verlegt werden und schon bei drohendem komplizierten Geburtsverlauf sollte ein neonatologisch versiertes Team alarmiert werden.

Bei schwerer perinataler Asphyxie besteht oft eine Reanimationssituation. Entsprechend dem ERC-Algorithmus ist zunächst die Belüftung der Lungen essenziell (s. o.), sodass Thoraxkompressionen und Adrenalingaben nur bei einer Bradykardie < 60 Schläge/min trotz effektiver Beatmung indiziert sind. In der ERC-Leitlinie sind Zahlen für die Häufigkeit dieser seltenen Ereignisse publiziert: Thoraxkompressionen benötigten 0,3 % der Neugeborenen, Adrenalingaben sind mit 0,05 % noch seltener (vgl. Madar et al. 2021, S. 619).

Besteht eine Asphyxie mit hypoxisch-ischämischer Enzephalopathie, ist eine therapeutische Hypothermiebehandlung angezeigt. Diese hat einen neuroprotektiven Effekt und verbessert das Langzeit-Outcome von Kindern nach perinataler Asphyxie. Die therapeutische Hypothermiebehandlung (s. a. Kap. 7.4.4) sollte zwingend innerhalb der ersten sechs Stunden beginnen, Transportmittel und Zielkliniken müssen daher entsprechend gewählt werden. Gegebenenfalls kann nach Rücksprache mit der aufnehmenden Klinik die Hypothermie bereits auf dem Transport eingeleitet werden, wenn gewährleistet ist, dass die Temperatur (möglichst rektal) und die Vitalparameter kontinuierlich überwacht werden können. Bei der Hypothermiebehandlung wird eine Hypothermie mit einer Zieltemperatur von 33,5 °C über 72 Stunden hergestellt, woran sich eine langsame Phase der Wiedererwärmung anschließt. Die Hypothermiebehandlung erfolgt typischerweise in spezialisierten Zentren, v. a. Perinatalzentren der Versorgungsstufe I, sodass die Zielklinik entsprechend gewählt werden sollte.

7.5.2 Wet Lung

Ein häufiges neonatologisches Krankheitsbild ist die sogenannte Wet Lung. Normalerweise wird unter Geburt bereits ein Teil des sich in der Lunge befindlichen Fruchtwassers durch die Kompression des Kindes im Geburtskanal resorbiert. Sind die Neugeborenen jedoch deprimiert aufgrund eines komplizierten Geburtsverlaufs oder verlief die Geburt sehr rasch, befindet sich noch Fruchtwasser in der Lunge, wodurch der Gasaustausch beeinträchtigt wird. In der Regel zeigen Neugeborene mit einer Wet Lung eine gute Herzfrequenz und eine suffiziente Spontanatmung, sie fallen jedoch durch ein typisches stöhnendes Atemgeräusch, das Grunting oder Knören, auf. Häufig ist die Sauerstoffsättigung auch im Alter von zehn Minuten unter 90 %. Beim Grunting werden die Stimmbänder in der Exspiration geschlossen, um einen PEEP zu erzeugen (Auto-PEEP). Dies ist immer ein Zeichen von kindlicher Atemnot. Diese Neugeborenen bedürfen einer CPAP-Atemhilfe, möglicherweise auch einer invasiven Beatmung, damit durch einen erhöhten intrapulmonalen PEEP das noch verbliebene Fruchtwasser resorbiert und Lungenkapazität rekrutiert werden kann; in solchen Situationen sollte großzügig ein neonatologisch versiertes Team nachalarmiert werden. Eine effektive CPAP-Atemhilfe ist nur mit einem speziell für Neugeborene zugelassenen Beatmungsgerät machbar, was das neonatologische Team vorhält. Die einfachste Möglichkeit, für den Transport eine CPAP-Atemhilfe zu etablieren, ist der Rachentubus (s. o.), der dann an das Beatmungssystem angeschlossen werden kann.

7.5.3 Hypoglykämie

Die Hypoglykämie stellt ein häufiges Problem in der Versorgung von Früh- und Neugeborenen dar. Die Glykogenspeicher sind zum Zeitpunkt der Geburt vor allem bei Frühgeborenen und hypotrophen Neugeborenen nicht gut gefüllt. Neugeborene mit Anpassungsstörung haben zudem einen höheren Glukosebedarf. Auch Neugeborene von Müttern mit Diabetes mellitus (Gestationsdiabetes, Typ I/II) haben durch höhere Insulinspiegel ein Risiko für eine Hypoglykämie. Präklinisch ist die häufig zusätzlich vorhandene Hypothermie ein weiterer Risikofaktor für eine Hypoglykämie. Daher ist die erste präventive Maßnahme der Hypoglykämie ein gutes Wärmemanagement. Klinische Zeichen für eine Hypoglykämie sind nicht regelhaft vorhanden, beobachtet werden können oft Zittrigkeit und Hypothermie, während Atemstörungen oder Krampfanfälle eine Rarität sind. Blutzuckerwerte unter 35 mg/dl (1,94 mmol/dl) benötigen eine Intervention, die primär durch Füttern erfolgen kann (Muttermilch oder G10%). Nach dem Füttern sollten die Werte zeitnah nach spätestens 30 Minuten kontrolliert werden; bei persistierender Hypoglykämie ist eine intravenöse Glukosegabe und ggf. Dauerinfusion anzustreben (nie frei tropfend, immer kontrolliert über eine Spritzenpumpe). Bei Werten unter 45 mg/dl sollte zudem oral Nahrung zugeführt werden, um eine Hypoglykämie zu vermeiden. Bei einer neonatalen Hypoglykämie sollte die Zielklinik über eine neonatologische Abteilung verfügen.

7.5.4 *Persistierende pulmonale Hypertonie*

Liegt eine perinatale Asphyxie oder eine schwere neonatale Lungenerkrankung vor (z. B. eine neonatale Pneumonie, Mekoniumaspiration oder eine ausgeprägte Wet Lung), so besteht das Risiko einer persistierenden fetalen Zirkulation. Bei dieser fällt der pulmonal-arterielle Druck durch Konstriktion der pulmonalen Arteriolen postnatal nicht adäquat ab. Ist der Druck im pulmonal-arteriellen Stromgebiet höher als der Druck im Systemkreislauf, so kommt es über den noch offenen Ductus arteriosus Botalli und das Foramen ovale zu einem Rechts-Links-Shunt und somit zu einer fehlenden Kreislauftrennung bei persistierender fetaler Zirkulation. Die Neugeborenen zeigen eine Tachydyspnoe, häufig ein Grunting und eine Zyanose. Präklinisch ist eine Echokardiografie nicht verfügbar, eine SpO_2-Messung prä- und postduktal ermöglicht dennoch eine Einschätzung. Eine Sättigungsdifferenz zwischen prä- und postduktaler Messung von > 10 % deutet auf eine persistierende pulmonale Hypertonie (PPHN) hin. Neben der Behandlung der Lungenerkrankung (CPAP, ggf. invasive Beatmung, Sauerstoffgabe) ist eine Erhöhung des Systemdrucks (Volumengabe, ggf. Katecholamintherapie) und unter Umständen die Senkung des pulmonal-arteriellen Drucks notwendig. Da Diagnostik und Therapie präklinisch nur partiell möglich sind, sollte der zügige Transport in ein Perinatalzentrum, idealerweise in Begleitung eines neonatologisch versierten Teams, erfolgen. Je nach Entfernung zur Zielklinik ist auch eine luftgebundene Verlegung zu erwägen.

7.5.5 *Frühgeburt*

Eine Frühgeburt ist eine Geburt vor Vollendung der 37+0 SSW. Eine Frühgeburt ist präklinisch eine Seltenheit, stellt das Team aber vor besondere Herausforderungen. Eine australische Studie hat über zwölf Monate präklinische Geburten erfasst: dabei waren 11 % Frühgeborene, davon 4,3 % < 32. SSW (vgl. McLelland et al. 2018, S. 15).

Ist kein Mutterpass verfügbar oder das Gestationsalter aus anderen Gründen unklar, kann der sogenannte Petrussa-Index helfen, ein ungefähres Gestationsalter zu bestimmen. Hier werden verschiedene Reifezeichen erfasst und interpretiert (vgl. Ross 2010, S. 88). Die sich ergebende Punktzahl (Tab. 7.9) wird mit 30 addiert und ergibt dann die geschätzte Schwangerschaftswoche.

Generell ist damit zu rechnen, dass Frühgeborene nach der Geburt Unterstützung benötigen, sodass idealerweise die Mutter vor der Geburt ins Krankenhaus verlegt wird. Ist dies nicht mehr möglich, sollte so früh wie möglich ein Neugeborenennotarzt alarmiert werden.

Aufgrund der Unreife der Lunge ist es wahrscheinlich, dass eine Atemunterstützung nötig wird. Je nach Zustand des Frühgeborenen ist eine Atemunterstützung durch CPAP-Atemhilfe ausreichend, ggf. ist auch eine Intubation notwendig (insbesondere bei insuffizienter Eigenatmung). Nach Verbringen in eine Isolation Bag zum Wärmeerhalt (s. u.) ist die Atemunterstützung zentral. Bei insuffizienter Eigenatmung benötigen die Frühgeborenen eine nichtinvasive Ventilation via Beutel-Maske oder Rachentubus, bei suffizienter Eigenatmung ist aufgrund eines Gruntings häufig eine CPAP-Atemhilfe und intermittierend zusätzlicher Sauerstoff erforderlich. Ursache des Gruntings ist im Gegensatz zur Wet Lung des reifen Neugeborenen häufig ein Atemnotsyndrom, das durch die Unreife der Lunge

Tab. 7.9: Petrussa-Index

Kriterium	0 Punkte	1 Punkt	2 Punkte
Ohrform	ungeformt	weich	fest
Haut	durchsichtig	dünn	rosig fest
Brustwarzen	nur als roter Punkt erkennbar	Areola < 5 mm	Areola > 5 mm
Hoden	nicht tastbar	hoch im Skrotum	deszendiert
Labien	Labia majora < Labia minora	Labia majora = Labia minora	Labia majora > Labia minora
Lanugo	überall	Gesicht frei	fehlt
Fußsohlen	keine Falten	distal Falten	überall Falten

bedingt ist. Zunächst kann das Frühgeborene durch Maske oder Rachentubus stabilisiert werden, letztlich ist für die Versorgung insbesondere von Frühgeborenen < 32. SSW eine längere CPAP-Atemhilfe bzw. Intubation und Beatmung zu erwarten, die mit einem für Neugeborene zugelassenen Beatmungsgerät erfolgen muss, um Totraumvolumina klein zu halten und Verletzungen der Lunge durch Baro- oder Volutrauma zu vermeiden. Vor allem kleine Frühgeborene < 30. SSW benötigen häufig Surfactant, um das Atemnotsyndrom zu therapieren. Die Gabe von Surfactant kann präklinisch erfolgen, wenn Surfactant und Expertise in dessen Gabe verfügbar sind, sonst ist das Anfahren eines Perinatalzentrums der entsprechenden Versorgungsstufe wichtig (Tab. 10.2), um dem Frühgeborenen die bestmögliche Therapie zukommen zu lassen.

Eine große Herausforderung in der Versorgung Frühgeborener außerhalb einer Geburtsklinik ist das Wärmemanagement (10.2.1 und 10.2.4). Bei der Frühgeborenenerstversorgung ist eine Temperatur von 23–25 °C, für Frühgeborene unter 28 SSW von > 25 °C im Versorgungsraum gefordert; dies wird präklinisch kaum möglich sein und so kommt dem Wärmemanagement große Bedeutung zu. Innerklinisch werden Frühgeborene < 32. SSW in eine Isolation Bag (durchsichtige Plastikfolie) gehüllt, ohne dass sie vorher abgetrocknet werden. Außerklinisch kann ein Amputatbeutel als Alternative verwendet werden. Da der Erstversorgungsraum außerklinisch häufig kälter als 25 °C ist, kann das Verbringen in eine Isolation Bag auch für ältere Frühgeborene oder hypotrophe Neugeborene sinnvoll sein. Das Frühgeborene sollte ohne vorheriges Abtrocknen komplett inklusive Kopf in die Plastikfolie gehüllt werden, lediglich das Gesicht sollte zum Atemwegsmanagement frei bleiben (Abb. 7.17). Zum Anbringen des Pulsoxymeters sowie für die Anlage eines Venenzugangs werden Löcher in die Isolation Bag gerissen oder geschnitten.

Frühgeborene verfügen kaum über Reserven, um den Blutzuckerspiegel konstant zu halten. Deshalb sollte vor dem Transport ein venöser Zugang etabliert und der Blutzucker kontrolliert werden. Für den Transport ist eine Infusionslösung für Früh-/Neugeborene indiziert, die meist 10 % Glucose enthält. Diese wird regelhaft vom Neugeborenennotarzt vorgehalten. Keinesfalls darf diese frei tropfen, da neben der Gefahr der Hyperperfusion auch die Gefahr einer Hyperglykämie besteht.

Mit Anlage des venösen Zugangs sollte auch Vitamin K intravenös verabreicht werden; spätestens das hinzugerufene neonatologische Team hat in der Regel Vitamin K dabei. Bei Neugeborenen ist der Vitamin-K-Speicher nicht ausreichend gefüllt, was zu einer erhöhten Blutungsneigung führt (vor allem Gefahr der Hirnblutung). Seit vielen Jahren ist deshalb die Vitamin-K-Gabe etabliert (Gaben zu U1, U2, U3 = direkt postnatal, 4. – 7. Lebenstag, mit 4 – 6 Wochen).

Ein Sonderfall stellt die Extremfrühgeburtlichkeit im Bereich der Grenze der Lebensfähigkeit dar (22+0 bis 23+6 SSW). Ab 24+0 SSW besteht eine klare Empfehlung zur Ver-

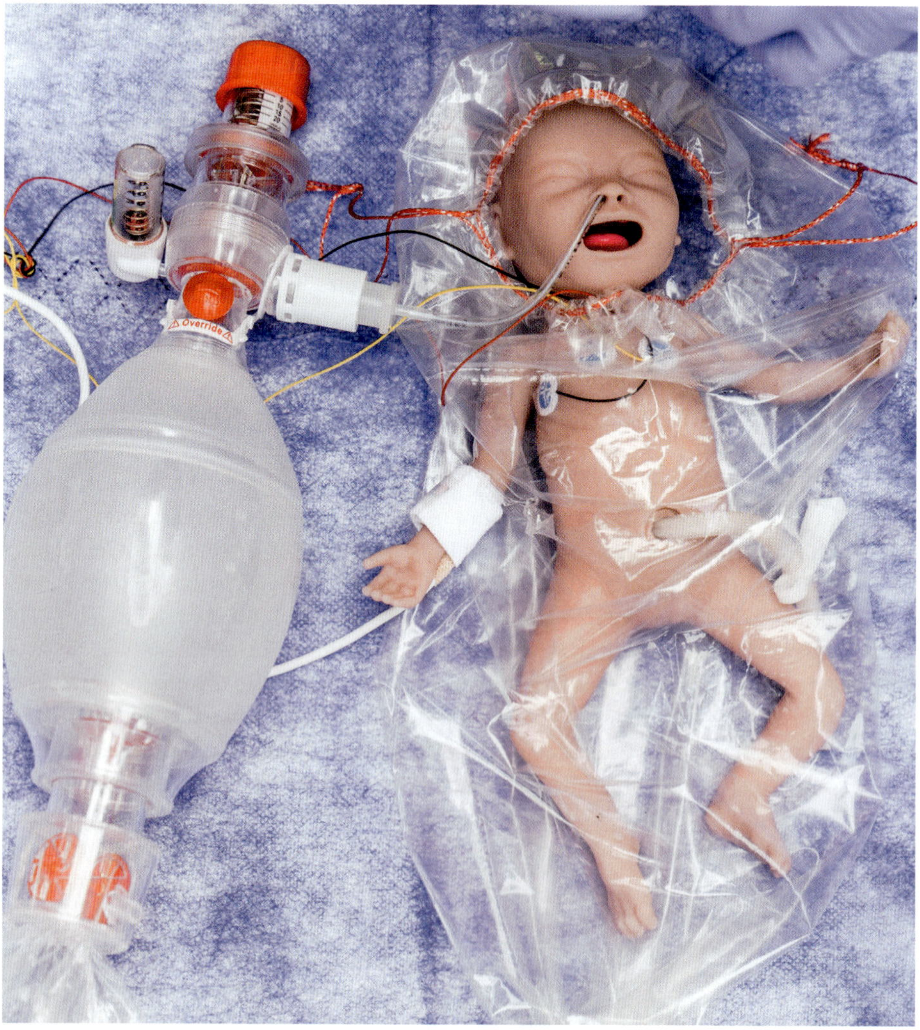

Abb. 7.17: Versorgung eines Frühgeborenen in einer Isolation Bag (hier Amputatbeutel)

sorgung auch initial avitaler Frühgeborener, da hier die Prognose als günstig gilt (vgl. Gesellschaft für Neonatologie und Pädiatrische Intensivmedizin 2020, S. 9). Bei jüngeren Frühgeborenen ist aus Sicht der Autoren die Überlebenschance bei präklinischer Geburt gering bzw. mit einem hohen Risiko für neurologische Langzeitfolgen verbunden, insbesondere wenn das Team vor Ort mit der Versorgung von Extremfrühgeborenen nicht vertraut ist. Grundsätzlich sollte bei Extremfrühgeborenen an der Grenze der Lebensfähigkeit interdisziplinär (Neonatologie/Geburtshilfe) mit den Eltern eine Entscheidung zur kurativen bzw. palliativen Versorgung getroffen werden, was in der Regel mehrere ausführliche Gespräche sowohl im behandelnden Team als auch mit den Eltern erfordert (vgl. Gesellschaft für Neonatologie und Pädiatrische Intensivmedizin 2020, S. 9 f.). Das ist präklinisch bei laufender oder bereits erfolgter Geburt nicht möglich, sodass der Wunsch der Eltern und deren Aufklärung quasi nicht berücksichtigt werden können. Letztlich ist bei häuslicher Frühgeburt davon auszugehen, dass eine antenatale Steroidgabe zur Lungenreifung nicht stattgefunden hat und auch weitere möglicherweise notwendige Maßnahmen wie eine Hypertoniebehandlung bzw. Behandlung der Mutter mit Antiinfektiva bei möglichem Amnioninfektionssyndrom (Infektion der Fruchthöhle durch Bakterien) nicht erfolgt sind, was die Prognose des Kindes weiter verschlechtert.

Die Autoren schätzen eine präklinische Versorgung eines Extremfrühgeborenen unter 24 SSW als sehr kritisch und schwierig ein, letztlich verbleibt die Entscheidung zur kurativen oder palliativen Versorgung beim Team vor Ort. Eine österreichische Handlungsempfehlung orientiert sich an der Vitalität des Kindes als Parameter und empfiehlt einen primär kurativen Ansatz nur bei vitalen Extremfrühgeborenen < 24. SSW (vgl. Schwaberger et al. 2019, S. 315).

7.6 Neugeborenentransport

Ist ein Neugeborenes außerhalb eines Krankenhauses geboren und muss transportiert werden, kann dies bei stabilen, gesunden Neugeborenen im Maxi-Cosi® erfolgen. Alle Kinder, die eine Überwachung oder weitere Maßnahmen wie eine Atemhilfe, Infusion oder Ähnliches benötigen, sollten ausnahmslos im Transportinkubator transportiert werden. Aus rechtlichen und versicherungstechnischen Gründen sind dies die einzigen Möglichkeiten, Neugeborene im Rettungsdienst zu transportieren.

Neben dem Transport von Neugeborenen, die geplant oder ungeplant außerhalb einer Geburtseinrichtung geboren wurden, sieht sich der Rettungsdienst auch mit Transporten von kranken Neugeborenen konfrontiert, die zur spezialisierten Betreuung in ein Perinatalzentrum verlegt werden müssen. Häufig wird ein solcher Transport durch ein Team des Perinatalzentrums begleitet. Zu diesen Einsätzen gehören in Deutschland auch Einsätze des Neugeborenennotarztdienstes. Der Neugeborenennotarzt kann von Geburtskliniken und außerklinischen Geburtseinrichtungen im Einzugsbereich, aber auch durch die Leitstelle alarmiert oder nachgefordert werden und muss von Perinatalzentren der maximalen Versorgungsstufe vorgehalten werden. Je nach Klinik und Rettungsdienstbereich besteht das Neugeborenennotarztteam aus einem neonatologisch versierten Arzt und zumeist einer neonatologisch erfahrenen Pflegekraft. Durch dieses Team wird das kranke Neugeborene/Frühgeborene versorgt, bevor es transportiert werden kann. Hierbei ist eine Kooperation mit dem Team des Rettungswagens essenziell (z. B. Transportplanung, Aufziehen von Medikamenten, Blutzuckermessung).

Das Intensivtransportinkubatorsystem ist neben dem eigentlichen Inkubator zum Wärmeerhalt des Neugeborenen mit weiteren medizinischen Geräten bestückt. Dazu gehört ein Neugeborenenrespirator, der über invasive Beatmungsformen und nichtinvasive Beatmungsmodi verfügt, insbesondere eine Möglichkeit zur CPAP-Atemunterstützung. Außerdem sind eine Absaugpumpe, ein Monitor zur Überwachung der Vitalfunktionen und mehrere Spritzenpumpen zur kontinuierlichen Medikamentenverabreichung vorhanden. Einige wenige Zentren in Deutschland halten zudem Transportinkubatoren mit der Möglichkeit der NO-Applikation und der ECMO-Therapie bereit. Diese werden jeweils durch ein spezialisiertes Team vorgehalten, das die Transporte begleitet.

Da Früh- und Neugeborene nur über begrenzte Reserven zum Erhalt des Blutzuckerspiegels verfügen, ist vor allem bei Frühgeborenen und kranken Neugeborenen die Dauerinfusion einer glukosehaltigen Lösung auf dem Transport notwendig. Wie oben beschrieben, darf diese keinesfalls frei tropfen, sondern muss immer kontrolliert über eine Spritzenpumpe verabreicht werden, da sonst die Gefahr einer Hyperperfusion und einer Hyperglykämie besteht.

Während des Transports sollten die Vitalfunktionen dauerhaft überwacht werden; bei beatmeten Patienten kann die Messung des endtidalen CO_2 erwogen werden. Diese Messung stellt jedoch im Neugeborenenalter insbesondere bei hypotrophen Neugeborenen und Frühgeborenen eine relevante Vergrößerung des Totraums dar, sodass im Zweifel darauf verzichtet werden sollte. Zudem werden häufig falsch-niedrige Werte ermittelt.

Vor jedem Transport eines Früh- oder Neugeborenen sollte ein Teambriefing stattfinden; häufig kennen sich das neonatologische Team und die Besatzung des Rettungswagens nicht und auch die jeweiligen Kompetenzen sind unbekannt. Der medizinische Fall und das Hauptproblem des Früh- oder Neugeborenen sollten vor Abfahrt kurz zusammengefasst werden, damit entsprechende Maßnahmen getroffen werden können.

Vor allem bei kleinen Frühgeborenen < 1.500 g besteht insbesondere während der ersten Lebenstage die Gefahr einer Hirnblutung. Ein möglichst erschütterungsarmer Transport ist essenziell wichtig, um eine solche zu verhindern, sodass hier entsprechende Absprachen vor dem Transport erfolgen sollten.

7.7 Einbezug der Eltern

Bei aller Aufregung um das Neugeborene (gesund oder krank) sollten die Eltern nicht vergessen werden. Insbesondere wenn stabilisierende Maßnahmen erforderlich sind, sollten die Eltern regelmäßig über den Zustand des Neugeborenen informiert werden. Auch kranke Neugeborene können häufig wenigstens kurz zum Bonding auf die Brust der Mutter gelegt werden, bevor der Transport in ein Perinatalzentrum erfolgt. Eltern sollten immer vor dem Transport über die Zielklinik und geplante diagnostische und therapeutische Maßnahmen aufgeklärt werden. Je nach Schwere des Krankheitsbildes und vor allem bei frustranen Reanimationen sollte zudem die PSNV-B frühzeitig alarmiert werden.

8 Wochenbett

Das Wochenbett, auch Puerperium (lat. puer: Kind, parere: gebären) oder postpartale Zeit genannt, umfasst den Zeitraum von der Geburt der Plazenta bis acht Wochen nach der Geburt. Zusätzlich wird noch in Früh- und Spätwochenbett unterteilt (vgl. Harder et al. 2015, S. 2).

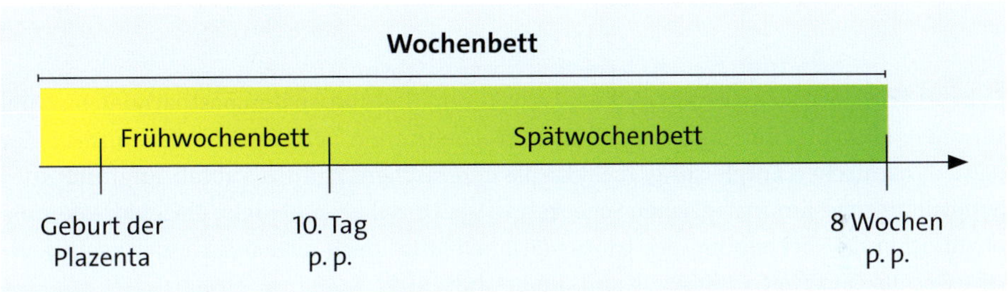

Abb. 8.1: Wochenbett

Im Wochenbett wird vor allem die Eltern-Kind-Beziehung aufgebaut. Wenn die Mutter stillt, kommt die Milchbildung (Laktation) in Gang und wird aufrechterhalten. Außerdem bilden sich schwangerschafts- und geburtsbedingte Veränderungen des Körpers der Mutter zurück. Die Wundheilung findet an der Plazentahaftstelle, den möglichen Geburtsverletzungen oder der Sectio-Narbe statt. Zusätzlich findet die hormonelle Umstellung statt (vgl. Geist und Bauer 2020, S. 792).

Laut § 3 Absatz 2 Mutterschutzgesetz (MuSchG) besteht bis Ende der achten Woche nach Entbindung eine Schutzfrist, der sogenannte Mutterschutz. Das bedeutet, dass keine Beschäftigung durch einen Arbeitgeber stattfinden darf. Bei Frühgeburten, Mehrlingsgeburten und bestimmten Behinderungen des Kindes wird die Schutzfrist auf zwölf Wochen verlängert. Auf Antrag kann bei vorzeitiger Entbindung die Schutzfrist um die Tage der Verkürzung vor der Geburt erweitert werden.

Im weiteren Verlauf des Wochenbettes gibt es für die Familien bei Bedarf verschiedene Unterstützungsmöglichkeiten, z. B. die Wochenbettbetreuung durch die Hebamme oder eine Haushaltshilfe.

8.1 Blutungen im Wochenbett

Vor allem in den ersten Wochen nach der Geburt ist eine vaginale Blutung unter bestimmten Voraussetzungen als physiologisch anzusehen. Hierbei handelt es sich um Wundsekret, das beim Abheilen der Wundfläche an der Uterusinnenwand entsteht und nach außen abfließt, der sogenannte Wochenfluss (Lochien). Mit der Zeit verändern sich Farbe, Menge und Zusammensetzung der Lochien bevor sie ca. vier bis sechs Wochen post partum versiegen.

Gegen Ende der ersten Woche postpartal wechseln die Lochien von reichlich und blutig-(dunkel-)rot zu deutlich weniger und rot-bräunlich. Außerdem kann es bis zu zwei Wochen nach der Geburt vereinzelt zum Abgang von Koageln oder nach körperlicher Anstrengung zu einer Beimengung von frischem Blut zu den Lochien kommen (vgl. Harder et al. 2015, S. 62 f.).

Achtung

Im Wochenbett plötzlich auftretende starke frische Blutungen sind immer ein Warnsignal und sollten schnell abgeklärt werden!

Es kann aber auch zu einer sekundären (subakuten) Blutung/späten postpartalen Blutung kommen. Hiervon sind ca. 0,2 – 2,5 % aller Wöchnerinnen betroffen. Sie fallen mit einer hämodynamischen Entgleisung, Tachykardie und raschem Blutdruckabfall aufgrund eines hypovolämisch-hämorrhagischen Schocks auf. Die Ursachen sind meist Plazentareste, eine unzureichende Rückbildung des Uterus (Subinvolutio uteri) oder Infektionen (vgl. Deutsche Gesellschaft für Gynäkologie und Geburtshilfe 2022, S. 46 f.).

8.2 Psychische Erkrankungen im Wochenbett

8.2.1 Wochenbettdepression

Bei bis zu 50 % der Wöchnerinnen ist ein Auftreten einer milden Form einer Wochenbettdepression möglich. Das Auftreten ist häufig zwischen dem ersten und zehnten postpartalen Tag, aber auch noch bis zu sechs Wochen nach der Entbindung möglich. Das Intervall kann wenige Stunden bis zu mehrere Tage umfassen. Auf diese Form beziehen sich auch die umgangssprachlich häufig verwendeten Begriffe „Heultage", „Maternity Blues" oder „Babyblues". Ursachen hierfür können die Trennung von Mutter und Kind, die Veränderung der Familienstruktur, Überforderung, der Schlafentzug der Entbundenen und die hormonellen Veränderungen sein. Eine Therapie ist meist nicht erforderlich, es tritt häufig eine Spontanremission ein. Empfehlenswert ist eine zusätzliche Unterstützung, z. B. eine Verlängerung der Hebammenbetreuung oder eine Haushaltshilfe.

Praxistipp

Die verlängerte Hebammenbetreuung wird über ein ärztliches, formloses Attest verordnet. Dieses Attest wird von der Wöchnerin an die Hebamme ausgehändigt, die damit die zusätzliche Betreuung erbringen und vor allem gegenüber der Krankenkasse abrechnen kann.

Zu unterscheiden davon ist die Wochenbettdepression (auch pränatale oder perinatale Depression). Es treten die gleichen Symptome (Niedergeschlagenheit, Antriebsmangel usw.) wie bei einer Depression außerhalb des Wochenbettes auf. Im Vergleich zum „Babyblues" ist die Ausprägung dieser Symptome schwerer und länger andauernd. Zur genauen Differenzialdiagnose ist eine fachärztliche Vorstellung erforderlich, um ggf. auch eine Therapie einzuleiten.

Es gibt einen speziellen Patientinnen-Fragebogen (EPDS, Edinburgh-Postnatal-Depressions-Skala), der als Screening-Instrument entwickelt wurde, um eine erste Einschätzung der Frau zu erhalten, ob eine Wochenbettdepression vorliegt.

8.2.2 *Wochenbettpsychose*

Bei etwa 0,1–0,3 % der Wöchnerinnen tritt eine Wochenbettpsychose auf. Risikofaktoren hierfür sind manisch-depressive Psychosen und Schizophrenie in der Eigenanamnese oder in der Familienanamnese. Sie tritt meist zwischen dem 3. und 14. postpartalen Tag auf. Die Krankheit kann wenige Tage bis mehrere Monate andauern und auch bei Frauen ohne jegliche Anamnese oder bisherige Symptomatik auftreten. Das Symptomspektrum ist sehr breit: Es finden sich Kopfschmerz, Erregungszustände, starke Stimmungsschwankungen, Euphorie und Agitiertheit, Verwirrtheit, Realitätsverlust, Ideenflucht und Halluzinationen sowie motorische Unruhe und unkontrollierte Handlungen bis hin zu Gewalttaten. Es ist besonders zu beachten, dass ein hohes Suizidrisiko und ein erhöhtes Risiko der Kindstötung bestehen. Die Diagnostik und Therapie bedürfen der spezialisierten Fachklinik. Bei entsprechender Behandlung ist die Prognose gut, allerdings besteht ein Risiko von ungefähr 50 %, dass sich die Psychose in einer folgenden Schwangerschaft wiederholt.

8.2.3 *Wochenbettneurose*

Bei bis zu 15 % der Wöchnerinnen tritt eine postpartale Neurose auf. Allgemein definiert ist eine Neurose als eine psychische Verhaltensstörung von längerer Dauer durch ein auslösendes Ereignis. Sie beginnt meist erst sechs Wochen postpartal, kann aber auch noch nach bis zu einem Jahr nach der Geburt auftreten. Vergesellschaftet ist das Erkrankungsbild mit Schwangerschaftskonflikten, einem niedrigen Selbstwertgefühl, partnerschaftlichen Problemen, finanziellen Problemen und beruflicher Unzufriedenheit. An klinischem Bild finden sich depressive Symptome wie starkes Weinen, Erschöpfungszustände, ungewöhnliche Müdigkeit, geistige und körperliche Einengung, Gefühl der Inkompetenz bei der Kindsversorgung, Anorexie, Schlafstörung, reduzierte Libido und Ambivalenz gegenüber dem Kind. Für die Diagnostik und Therapie ist die spezialisierte Fachklinik erforderlich. Die dortige Behandlung umfasst meist Psychotherapie und auch eine medikamentöse Therapie.

9 Besondere Situationen in der Schwangerschaft

9.1 Vertrauliche Geburt

Frauen, die ihre Schwangerschaft/Geburt geheim halten möchten, können das Hilfsangebot einer vertraulichen Geburt in Anspruch nehmen. Eine vertrauliche Geburt ermöglicht einer Schwangeren, anonym medizinisch sicher zu entbinden. Dadurch sollen heimliche Geburten sowie das anonyme Abgeben, Aussetzen oder Töten von Neugeborenen verhindert werden.

Für eine vertrauliche Geburt muss sich die Frau zuerst an eine Schwangerschaftsberatungsstelle wenden. Dort werden einmalig die realen Personendaten angegeben, um einen Herkunftsnachweis für das Kind zu erstellen. Die Daten werden beim Bundesamt für Familie und zivilgesellschaftliche Aufgaben sicher hinterlegt. Anschließend erhält die Schwangere zur Wahrung ihrer Identität ein Pseudonym. Unter diesem Pseudonym findet die medizinische Begleitung von Schwangerschaft, Geburt und Wochenbett statt. Außerdem wird es für den Eintrag ins Geburtenregister zusammen mit dem von der Kindsmutter gewählten Vornamen des Kindes eingetragen. Direkt nach der Geburt wird das Kind vom Jugendamt in Obhut genommen und erhält einen Vormund. Bis zum Adoptionsbeschluss kann sich die leibliche Mutter unter bestimmten Voraussetzungen für ein Leben mit dem Kind entscheiden. Mit 16 Jahren hat das Kind das Grundrecht, die Identität der Mutter und somit seine Herkunft zu erfahren.

Merke

Eine schwangere Frau kann sich zu jedem Zeitpunkt – also auch noch unter der Geburt – für eine vertrauliche Geburt entscheiden. Der Kontakt zur Schwangerenberatung wird dann nachträglich hergestellt.

Zur Umsetzung des „Gesetz[es] zum Ausbau der Hilfen für Schwangere und zur Regelung der vertraulichen Geburt" ist eine Zusammenarbeit aller beteiligten Fachpersonen wichtig. Die Alarmierung zu einer Frau, die ihre Schwangerschaft geheim hält, stellt den Rettungsdienst vor besondere Herausforderungen, denn er wird in eine schwierige psychosoziale Konfliktlage gerufen.

Dem Rettungsdienst wird folgendes Vorgehen empfohlen:

- Ruft eine Schwangere, die sich für die vertrauliche Geburt entschieden hat, einen Rettungswagen, drängen Sie sie nicht dazu, ihren Namen preiszugeben – auch dann nicht, wenn der von ihr verwendete Name/das Pseudonym nicht mit dem Türklingelschild übereinstimmt.
- Fragen bzw. suchen Sie nicht nach der Krankenversicherungskarte.
- Fragen Sie die Schwangere, ob sie bereits mit einer Beratungsstelle in Kontakt getreten ist und ein Pseudonym erhalten hat.
- Falls noch kein Pseudonym vereinbart ist, tragen Sie ein spontanes, beliebiges Pseudonym als „Platzhalter" ein (z. B. Maria Mustermann). Unter diesem Pseudonym wird der Rettungsdiensteinsatz dokumentiert, sodass die Zuordnung eindeutig ist. Das gleiche

Verfahren gilt für den Fall, dass sich die Frau erst unter der Geburt spontan für eine vertrauliche Geburt entscheidet.

- Vermerken Sie auf dem Einsatzprotokoll den Hinweis „vertrauliche Geburt".
- Bei der Übergabe an die aufnehmende Klinik geben Sie den Hinweis, dass es sich um eine vertrauliche Geburt handelt.

Informationen des BMFSFJ für den Rettungsdienst:

bit.ly/GiRD-vertraulicheGeburtRD

Der Bund trägt alle Kosten, die im Zusammenhang mit der Entbindung sowie der Vor- und Nachsorge der Geburt entstehen. Hierzu zählen auch die Transportkosten. Dies geschieht unabhängig vom Versichertenstatus der Schwangeren. Schicken Sie eine formlose Rechnung zur Abrechnung der Leistung an das Bundesamt für Familie und zivilgesellschaftliche Aufgaben, 50964 Köln (s. a. den nebenstehenden QR-Code für weitere Informationen, Bundesministerium für Familie, Senioren, Frauen und Jugend [BMFSFJ] 2020).

9.2 Verdrängte Schwangerschaft

Eine verdrängte Schwangerschaft (negierte Schwangerschaft) ist als eine bestehende Schwangerschaft definiert, die von der Frau nicht bewusst wahrgenommen wird. Somit wird die Schwangerschaft erst nach der 20. SSW oder spätestens während der Geburt bekannt oder diagnostiziert (vgl. Rott 2016, S. 1854). Auch betreuende Ärzte erkennen die Schwangerschaft der Frauen nicht (vgl. Wessel, Endrikat und Kästner 2003, S. 49). Die Inzidenz der verdrängten Schwangerschaft wird weltweit mit ca. 1 : 500 angegeben; eine von 2.500 Schwangerschaften wird erst bei der Geburt realisiert. In Deutschland werden pro Jahr 1.300 Graviditäten erst nach der 20. SSW von der Schwangeren wahrgenommen, ca. 270 Schwangerschaften enden mit einer für die Frau völlig überraschenden Geburt (vgl. Rott 2016, S. 1854).

Entgegen häufig geäußerten Vermutungen gibt es keine signifikante Häufung hinsichtlich Alter, Bildung, Integration in das soziale Umfeld und des sozial-ökonomischen Status der Mütter. Vielmehr ist die Persönlichkeitsstruktur der Frau entscheidend, d. h. die Fähigkeit zur Konfliktbewältigung auf psychischer Ebene. Eine verdrängte Schwangerschaft ist laut Rott (2016, S. 1855) „als Anpassungsstörung bzw. Angststörung interpretierbar". Hierdurch werden bei einer Negierung die für eine Schwangerschaft beispielhaften Veränderungen (Kap. 2.1) und Beschwerden wie Gewichtszunahme, Kindsbewegungen, Müdigkeit oder Übelkeit und Erbrechen umgedeutet, sind nicht oder nur schwach ausgeprägt. Auch der Geburtsbeginn durch Wehen kann umgedeutet werden, sodass die Verdachtsdiagnose mit dem Symptom „Unterleibsschmerz" erstmal „akutes Abdomen" lautet.

Für Mutter und Kind bedeutet eine nicht erkannte Schwangerschaft ein erhöhtes Risiko. Da die Lebensgewohnheiten der Frauen nicht an die Schwangerschaft angepasst werden und auch eine eventuell hohe körperliche Aktivität beibehalten wird, steigt für das Kind die Gefahr von Untergewicht (SGA), Frühgeburtlichkeit und Retardierung (vgl. Wessel et al. 2003, S. 578). Bei medizinisch unbegleiteten Geburten besteht außerdem ein erhöhtes Risiko für ausgeprägte Geburtsverletzungen und eine postpartale Hämorrhagie durch Plazentaretention.

Wird eine verdrängte Schwangerschaft aufgedeckt, ist eine intensive Begleitung der Schwangeren nötig; präklinisch bedeutet das die zügige Anbindung der Schwangeren an geburtshilfliches Fachpersonal. Die emotionale Lage der Frau, die nach einer verdrängten Schwangerschaft ein Kind gebiert, ist von einer Vielzahl von Ängsten, Zweifeln und anhaltenden Abwehrmechanismen geprägt. Auf diesen emotionalen Ausnahmezustand der Frau trifft der Rettungsdienst meist in einem häuslichen Umfeld (vgl. Schlotz et al. 2009, S. 617).

Merke

Eine Geburt nach einer verdrängten Schwangerschaft ist immer als Hochrisikogeburt einzustufen.

Bei fast allen Tötungen von Neugeborenen (Neonatiziden) ist die verdrängte bzw. verheimlichte Schwangerschaft ein zentrales Merkmal. Die Datenlage ist nicht einheitlich, allgemein geht man von 20 bis 35 Neonatiziden pro Jahr in Deutschland aus. Die Dunkelziffer wird jedoch als hoch eingestuft (vgl. Höynck, Zähringer und Behnsen 2012, S. 17).

9.3 Trauma in der Schwangerschaft

Die Behandlung von schwangeren Traumapatientinnen unterscheidet sich grundlegend nicht von der Versorgung nichtschwangerer Traumapatientinnen (vgl. Campbell und Alson 2018, S. 389). Im Folgenden werden Besonderheiten der traumatisierten Schwangeren beschrieben, die für die Behandlung in der Schwangerschaft wichtig sind. Die hier nicht erwähnten Notfälle wie z. B. Verbrennungen und Verbrühungen werden nach den aktuellen Versorgungsempfehlungen behandelt. Bei der Versorgung einer schwangeren Patientin, die ein Trauma erlitten hat, besteht das primäre Behandlungsziel darin, den Zustand der Mutter zu stabilisieren, denn durch eine gute Versorgung der Mutter steigt die Überlebenswahrscheinlichkeit des noch ungeborenen Kindes. Trotzdem sollte man sich bewusst sein, dass man zwei Menschen versorgt. Die Angaben der Inzidenz zu Traumata während der Schwangerschaft schwanken zwischen 5 und 10 % aller Schwangeren, aktuelle Zahlen aus Deutschland liegen nicht vor (vgl. Pedersen 2020, S. 911, Weißleder et al. 2018, S. 43). Viele Traumata von Schwangeren sind durch die Gewichtszunahme, Bewegungseinschränkung, Verlangsamung der Reaktionsgeschwindigkeit und Synkopen im III. Trimenon bedingt. Am häufigsten sind Verletzungen durch Verkehrsunfälle (54 %), gefolgt von Sturzgeschehen oft aus dem Stand (29 %) und Verletzungen durch häusliche Gewalt und Gewaltverbrechen (17 %) (vgl. Strauss und Gräsner 2022, S. 475).

Laut einer Studie des Robert Koch-Instituts (2023) haben in Deutschland durchschnittlich 33 % der Frauen seit dem Alter von 15 Jahren körperliche und/oder sexuelle Gewalt erlebt; 22 % waren von sexueller und/oder körperlicher Gewalt durch einen Partner oder Ex-Partner betroffen. Darüber hinaus berichteten 50 % der Frauen von Formen psychischer Gewalt durch (Ex-)Partner, oft in Kombination mit körperlicher und/oder sexueller Gewalt. Jede sechste Frau (24 %) war der Studie nach bereits Opfer von Stalking, mehr als jede zweite Frau (60 %) von sexueller Belästigung. Für häusliche Gewalt während der Schwangerschaft gibt es aus Deutschland keine Zahlen, in internationalen Studien schwanken die Angaben zwischen 3 und 22 % (vgl. Neises 2010, S. 58). In 10 % der Fälle beginnt mit der Schwangerschaft der Frau die Gewalt durch den Partner, in 20 % mit der Geburt des Kindes (vgl. Hellbernd und Brzank, S. 89). Gewalt in der Schwangerschaft bedeutet ein enormes Stresslevel für die Frau, in der Akutphase der häuslichen Gewalt kommt es zu Dissoziation, Depression und Ängsten bis zum Suizid (vgl. Neises 2010, S. 60). Die körperlichen Folgen der häuslichen Gewalt sind Verletzungen im Brust-, Unterleib- und Genitalbereich der Frauen. Daraus resultieren Plazentalösungen, Uterusrupturen und Frakturen beim Fötus (vgl. Hellbernd und Brzank, S. 91). Missbrauchshandlungen richten sich in der Schwangerschaft häufig direkt auf den Bauch (vgl. Gerstner und Gschwendtner 2014, S. 55). Campell und Alson (2018, S. 391) geben an, dass häusliche Gewalt oft zu einem geringeren Geburtsgewicht des Kindes führt.

Die Besonderheiten und spezifischen Strategien bei der Versorgung von Verletzungen werden im Folgenden aufgezeigt. Bei präklinischen Einsätzen mit verletzten Schwangeren sollte immer nach standardisierten Versorgungsalgorithmen wie ITLS oder PHTLS vorgegangen werden.

9.3.1 Erkennen kritisch verletzter schwangerer Patientinnen

Um die verletzte schwangere Patientin einschätzen zu können, müssen die physiologischen Veränderungen in der Schwangerschaft bedacht werden: Das Blutvolumen hat sich bis zum Ende der Schwangerschaft um 50 % (4.000 ml) erhöht, die Herzfrequenz steigt um 15 % und damit auch das Herzzeitvolumen. Die Atemfrequenz ist vor allem zum Ende der Schwangerschaft stark gesteigert, bedingt durch den Fundushochstand und den erhöhten Bedarf an Sauerstoff. Der Blutdruck dagegen fällt um 5 – 15 mmHg im Vergleich zum Ausgangswert ab (Kap. 2.1.7).

Bedingt durch die physiologischen Veränderungen der schwangeren Patientin ist es unter Umständen erschwert, eine kritische von einer unkritischen Patientin zu unterscheiden. Ein bereits existierender ausgeprägter Volumenmangelschock kann sich z. B. hinter dem erhöhten Blutvolumen maskieren (vgl. Campbell und Alson 2018, S. 389).

Bei Auftreten eines Blutverlusts der Mutter wird Blut aus dem uteroplazentaren Gefäßbett rekrutiert und in das maternale System übergeben. Während die schwangere Patientin nach einem Trauma noch keine offensichtlichen Anzeichen eines Volumenverlusts zeigt, kann der Fetus schon vital bedroht sein (vgl. Weißleder et al. 2018). Erst ab einem Blutverlust von 30 – 35 % (1,5 l) der Mutter kommt es bei ihr zu Anzeichen eines Volumenmangelschocks (vgl. National Association of Emergency Medical Technicians 2019, S. 390).

9.3.2 Abdominelle Verletzungen

Die vorzeitige Plazentalösung ist die häufigste Folge von (stumpfen) Abdominaltraumata bei Schwangeren. Diese können durch Verkehrsunfälle, einen Sturz aus dem Stand oder einen Faustschlag in den Bauch der Patientin verursacht werden. Der Uterus ist in der Frühschwangerschaft bis zur 13. SSW von den knöchernen Strukturen des Beckens gut geschützt, was schwere Verletzungen des Uterus in dieser Zeit unwahrscheinlicher macht. Für gewöhnlich korreliert die Schwere eines Traumas mit den aus der Kinematik bedingten Verletzungen. Bei 1 bis 5 % aller leichten Abdominaltraumata jedoch kommt es bereits zu einer Plazentaablösung und damit zu einem intrauterinen Versterben des Kindes; bei schweren Traumata sind es bis zu 50 % (vgl. Gerstner und Gschwendtner 2014, S. 45).

Auch eine Uterusruptur kann die Folge eines abdominellen Traumas einer schwangeren Patientin sein (s. u.). Diese kann sich mit massiven Schmerzen im Unterbauch und einsetzenden Wehen darstellen (vgl. Weißleder et al. 2018, S. 45).

Penetrierende Verletzungen

Penetrierende abdominelle Verletzungen sind in der Notfallversorgung im deutschsprachigen Raum bisher eher selten (vgl. Gerstner und Gschwendtner 2014). Es gelten die gleichen Versorgungsgrundsätze für Schwangere, wie sie auch für nichtschwangere Patientinnen gelten. Das bedeutet, dass der penetrierende Gegenstand, sollte er noch in situ sein, dort auch belassen und nicht entfernt wird. Für den Transport in die Klinik ist auf eine ausreichende Fixierung des Gegenstandes zu achten. Eine präklinische Diagnostik, ob und inwiefern der Fetus durch eine penetrierende Verletzung beeinträchtigt ist, ist nicht möglich.

Der Uterus ist in der Schwangerschaft sehr gut durchblutet, wodurch der Blutverlust nach einem Trauma höher sein kann. Wenn der penetrierende Gegenstand relevante Gefäßstrukturen verletzt, ist sowohl eine Blutung nach innen in die Bauchhöhle als auch in die Gebärmutterhöhle möglich. Bei letzterer kann sich das Blut in der Gebärmutterhöhle sammeln und/oder es kann als vaginale Blutung außen sichtbar werden. Im Fall einer vaginalen Blutung ist das Ausmaß des Blutverlusts nicht abzuschätzen, falls nur ein geringer Anteil nach außen abläuft. Je nach Ausmaß des Volumenverlusts kann die Schwangere bis hin zum Volumenmangelschock oder gar Kreislaufstillstand betroffen sein. Die Versorgung richtet sich nach den Schemata der Therapie des Volumenmangelschocks (Kap. 1.3 und 9.3.3) und des Herz-Kreislaufstill-Standes (s. u.). Auch in dieser Notfallsituation gilt, dass die Therapie der Mutter vorrangig vor der Therapie des Fetus ist.

Traumatische Uterusruptur

Im Wesentlichen gilt für die traumatische Uterusruptur dasselbe wie für jede andere Uterusruptur (Kap. 5.3). In der Mehrzahl der Fälle führt die Uterusruptur zu einer Einschränkung der Versorgung des Fetus. Aus der akuten Situation heraus führt das dazu, dass die Vitalität des Fetus nicht erhalten bleibt, was sich allerdings präklinisch nicht diagnostizieren lässt. Auch hier gilt die Vorgabe, dass die Versorgung der Schwangeren vorrangig vor der Versorgung des Fetus zu sehen ist.

Wie oben beschrieben, kann aus der Uterusruptur ein mögliches Volumenproblem für die Mutter mit all den möglichen Konsequenzen resultieren. Die Schwangere kann das Ereignis der Uterusruptur als extrem schmerzhaft empfinden, aber auch nahezu schmerzfreie Uterusrupturen sind möglich. Im Fall einer Schmerzangabe sollte präklinisch eine analgetische Therapie erfolgen.

9.3.3 *Besonderheiten der Behandlung*

Immobilisation

Jede schwangere Patientin ab der 20. SSW sollte in Linksseitenlage transportiert werden. Das gilt auch für eine auf einem Spineboard oder einer Vakuummatratze immobilisierte Traumapatientin. Unterfüttern Sie das Spineboard oder die Vakuummatratze z. B. mit Einmaldecken, bis Sie eine 30-Grad-Seitenlagerung erreicht haben. Falls dies nicht möglich sein sollte, müssen Sie den Uterus dauerhaft händisch nach links verschieben.

Volumentherapie

Die S3-Leitlinie Polytrauma/Schwerverletzten-Behandlung empfiehlt präklinisch bei nicht beherrschbaren Blutungen die sogenannte permissive Hypotension mit einem systolischen Zieldruck von 80–90 mmHg systolisch (vgl. Deutsche Gesellschaft für Unfallchirurgie 2022, S. 92). Als Ausnahme mit einem Zieldruck ≥ 90 mmHg systolisch wird dort das Schädel-Hirn-Trauma aufgeführt. Die Versorgung des Fetus ist abhängig von der uteroplazentaren Perfusion und damit von einem ausreichenden systolischen Blutdruck der Patientin. Eine untere Grenze kann hierbei nicht genannt werden, da diese vom Ausgangsblutdruck der Frau vor der Schwangerschaft abhängig ist. Zudem gilt zu bedenken, dass ein reduzierter Blutdruck zu den physiologischen Veränderungen während einer Schwangerschaft gehört. Das Überleben der Mutter hat Vorrang vor möglicherweise zu erwartenden Schädigungen des Fetus. In der Präklinik ist es in den wenigsten Fällen möglich, den Vitalitätsstatus des ungeborenen Kindes sicher festzustellen. Verschiedene andere Autoren empfehlen deshalb bei schwangeren Patientinnen höhere Zieldrücke von 110–120 mmHg systolisch (vgl. National Association of Emergency Medical Technicians 2019, S. 391, Campbell und Alson 2018, S. 187, Mitteregger und Müller 2023, S. 83). Aus diesen Gründen muss bei jedem Notfall mit einer nicht kontrollierbaren Blutung einer schwangeren Patientin die Volumentherapie individuell und bewusst abgewogen werden.

Die Behandlung eines hypovolämischen Schocks besteht wie bei nichtschwangeren Patientinnen aus der frühzeitigen Gabe von hochdosiertem Sauerstoff, Wärmeerhalt, der Anlage von zwei großlumigen intravenösen Zugängen, der Gabe kristalloider Vollelektrolytlösung sowie von 1 g Tranexamsäure unter Beachtung der Transportpriorität. Behalten Sie die Uhr im Blick! Das Legen von intravenösen Zugängen darf bei kritischen Patienten den Transport nicht verzögern. Auf dem Weg in die Zielklinik können Sie alle weiteren Maßnahmen einleiten. Sollte sich der kritische Zustand der Patientin weiter verschlechtern, ist die Gabe von Cafedrin/Theodrenalin (Akrinor®) das Mittel der ersten Wahl, eskalierend die Gabe von Katecholaminen wie Noradrenalin als Mittel der zweiten Wahl.

Rapid Sequence Induction in der Schwangerschaft

Wenn während der präklinischen Versorgung schwangerer Patientinnen die Etablierung einer Allgemeinanästhesie notwendig wird, sollten die gleichen Kriterien hinsichtlich der Indikationsstellung und der Risikoabwägung angewandt werden wie bei nichtschwangeren Patientinnen. Über die anästhesiologische Versorgung schwangerer Patientinnen gibt es eigenständige Lehrbücher, z. B. Kranke (2018), die hier nicht ersetzt werden sollen und können, aber auf einige wichtige Aspekte sei hingewiesen:

Der Atemweg schwangerer Patientinnen weist einige Besonderheiten auf, weshalb immer mit der Situation des schwierigen Atemwegs zu rechnen ist. Im Mund-Rachen-Raum findet sich eine veränderte Schleimhaut (Kap. 2.1.5), die vermehrt durchblutet und ödematös ist, sodass die Laryngoskopie per se erschwert ist und es bei leichtem Kontakt mit der Schleimhaut bereits zu Blutungen kommen kann. Deshalb ist eine Videolaryngoskopie zu bevorzugen und grundsätzlich muss ein alternatives Atemwegsmanagement vorgehalten werden. Grundsätzlich gilt für alle Notfallpatienten, also auch für Schwangere, dass sie nie als nüchtern betrachtet werden dürfen, weshalb für die Allgemeinanästhesie eine Rapid Sequence Induction (RSI) zu wählen ist. Nach einer ausreichend langen Präoxygenierung wird die Patientin nach suffizienter Relaxation ohne Zwischenbeatmung intubiert. Der Grund dafür, dass nicht zwischenbeatmet wird, liegt im höheren Aspirationsrisiko schwangerer Patientinnen und der physiologischen Gegebenheiten in der Schwangerschaft.

Medikamentös liegt zur Einleitung einer Narkose im Rahmen der stationären Versorgung Schwangerer die größte Erfahrung für Thiopental vor. Aber auch Propofol und Ketamin sind möglich (vgl. Deutsche Gesellschaft für Anästhesiologie und Intensivmedizin 2020b, S. 53). Die Auswahl sollte präklinisch nach dem Erfahrungsstand des Anwenders mit der Substanz des Hypnotikums gewählt werden.

Im Rahmen der Narkoseeinleitung und Aufrechterhaltung sollten größere Schwankungen des Blutdrucks, insbesondere Hypotonien, vermieden werden, um eine ausreichende Perfusion der Plazenta zu gewährleisten.

Thoraxdrainage

Wenn eine Thorakostomiekanüle in einer Schwangerschaft erforderlich ist, haben einige Autoren empfohlen, sie mindestens ein oder zwei Zwischenrippenräume über dem üblichen Orientierungspunkt der fünften Zwischenrippe zu platzieren, um ein versehentliches Einführen in den Bauch zu vermeiden (vgl. Mendez-Figueroa et al. 2013, S. 7).

9.3.4 Zielklinik

Bei der Auswahl der Zielklinik für polytraumatisierte oder kritische schwangere Patientinnen sollte im Idealfall eine Einrichtung gewählt werden, die ein überregionales Traumazentrum und ein Perinatalzentrum Versorgungsstufe I vorhält. In der initialen Schockraumphase wird ein Gynäkologe benötigt, um die Vitalität des Fetus festzustellen, sowie die Neonatologie, um nach einer eventuell nötigen Notsectio das Kind zu versorgen. Wenn eine solche Zielklinik nicht zur Verfügung steht, muss durch das Rettungsteam eine individuelle Entscheidung getroffen werden: Auch hier gilt der Grundsatz, dass der primäre Fokus auf die Mutter gerichtet ist. Das kann im Einzelfall bedeuten, dass die Mutter und das Kind von einer kürzeren Anfahrt und damit schnelleren Primärversorgung in einem regionalen Traumazentrum profitieren, die eine geburtshilfliche Fachabteilung für die Schwangere und eine pädiatrische Fachabteilung für das Kind (ab Versorgungsstufe III) vorhalten. Der Einsatz eines Rettungshubschraubers ist am sinnvollsten, wenn dieser mit der primären Alarmierung anfliegt. Eine Nachforderung sollte immer dann erfolgen, wenn sich noch ein zeitlicher Vorteil daraus ergibt.

9.4 Kardiopulmonale Reanimation der schwangeren Patientin

Der Herz-Kreislauf-Stillstand bei einer schwangeren Patientin ist ein seltenes präklinisches Ereignis. Daten zur Inzidenz aus Deutschland liegen nicht vor; in Großbritannien liegt die Inzidenz bei 1 : 20.000. Aufgrund des steigenden Alters schwangerer Patientinnen im mitteleuropäischen Raum und vorbestehenden Risikofaktoren vor Eintritt einer Schwangerschaft ist davon auszugehen, dass es zur Zunahme dieses Ereignisses kommen wird. Zusätzlich zu den bekannten Ursachen eines Herz-Kreislauf-Stillstandes bei Erwachsenen kommen noch mögliche schwangerschaftsbedingte Auslöser hinzu (s. u.).

Im Wesentlichen gilt, dass Schwangere mit einem Herz-Kreislauf-Stillstand bis auf wenige ergänzende Maßnahmen genauso zu versorgen sind, wie dies in den Leitlinien und Algorithmen des European Resuscitation Council (ERC) und der American Heart Association (AHA) empfohlen wird. Wichtige Maßnahmen beim Herz-Kreislauf-Stillstand der Schwangeren sind:

- Medikamentenapplikation in gleichen Dosierungen wie bei Nichtschwangeren
- Defibrillation mit den gleichen Energien wie bei Nichtschwangeren
- Stoppen aller Medikamentenapplikationen, die vor dem Herz-Kreislauf-Stillstand gegeben wurden
- manuelle Uterusverlagerung durch einen weiteren Helfer auf die linke Patientenseite, um die Kompression der Vena cava zu verhindern
- innerklinisch Entschluss zur Notfall-Sectio nach der 20. SSW, sollte innerhalb von 4 – 5 Minuten die Reanimation nicht erfolgreich gewesen sein
- Leben der Mutter steht vor dem Leben des Kindes.

Als Merkhilfe für die Ursachen eines Herz-Kreislauf-Stillstandes, die im Zusammenhang mit Schwangerschaft, Geburt und Wochenbett stehen, kann das Akronym BEAUCHOPS dienen (vgl. Weißleder et al. 2022, S. 361):

- **B**leeding: postpartale Blutung, disseminierte intravasale Gerinnung (DIC)
- **E**mbolie: koronar, pulmonal, Fruchtwasser
- **A**nästhesieassoziierte Komplikationen
- **U**terusatonie
- **C**ardial: Ischämie, Infarkt, Aortendissektion, Kardiomyopathie
- **H**ypertension: Präeklampsie, Eklampsie, HELLP-Syndrom
- **O**thers: z. B. Trauma
- **P**lazenta: vorzeitige Plazentalösung, Placenta praevia, Plazentaimplantationsstörung (z. B. Placenta accreta)
- **S**epsis.

Für den innerklinischen Fall eines Herz-Kreislauf-Stillstandes ist ab der 20. SSW eine perimortale Sectio caesarea indiziert, wenn nach fünf Minuten kein Return of Spontaneous Circulation (ROSC) erreicht werden konnte. Diese ist umgehend vor Ort durchzuführen: Ein Transport in einen speziellen Funktionstrakt soll wegen des möglichen Zeitverlusts vermieden werden. Hintergrund dieser Empfehlung ist die Verbesserung der mütterlichen Behandlungssituation unter der Prämisse, dass das Leben der Mutter vor dem Leben des

Kindes steht. Aus Sicht der Autoren scheidet diese Maßnahme selbst bei einem Erfahrungsstand von etlichen Tausend Sectiones präklinisch aus.

9.4.1 Blutungen

Blutungen in der Phase nach der Entwicklung des Neugeborenen sind am häufigsten Ursache für einen Herz-Kreislauf-Stillstand der Mutter. Blutungen können bereits vor der Entwicklung des Kindes als vorzeitige Plazentalösung oder bei Plazentaimplantationsstörungen (Placenta praevia, Placenta acreta/increta und percreta) und vor der Entwicklung des Mutterkuchens auftreten. Aufgrund der guten Blutversorgung der Gebärmutter in der Schwangerschaft kann in sehr kurzer Zeit (wenige Minuten) ein lebensbedrohlicher Blutverlust entstehen, der in der Folge noch durch eine Gerinnungsalteration mit disseminierter intravasaler Koagulopathie verkompliziert sein kann.

Vordergründig steht das Stoppen des Blutverlusts als oberstes Therapieziel an. Zur Therapie eignet sich das Ausüben von Druck durch Fassen des Uterusfundus und die bimanuelle Kompression. Außerdem ist die Applikation von 1 g Tranexamsäure als intravenöse Kurzinfusion zur Prophylaxe der Hyperfibrinolyse sinnvoll.

9.4.2 Embolie

An thromboembolischen Ereignissen, die einen Herz-Kreislauf-Stillstand in der Schwangerschaft auslösen können, können alle venösen Thrombosen zum Abschwimmen eines Thrombusanteils nach pulmonal, koronar oder ins zentrale Nervensystem vorkommen. Bei einer hämodynamisch relevanten Lungenembolie ist eine Thrombolysetherapie zu erwägen.

Wenn Fruchtwasser in die mütterliche Blutbahn gelangt, spricht man von einer Fruchtwasserembolie (Kap. 5.4). Dabei handelt es sich um ein sehr seltenes Ereignis, das allerdings mit einer sehr hohen mütterlichen Mortalität vergesellschaftet ist. Neben den typischen Symptomen der Embolie in Form von Hypotension und plötzlicher Hypoxie tritt aufgrund der prokoagulatorischen Wirkung von Fruchtwasser selbst bei kleinsten Mengen eine Koagulopathie auf. Eine kausale Therapie der Fruchtwasserembolie existiert nicht.

9.4.3 Kardiale Ursachen

Auch in der Schwangerschaft können alle kardialen Ereignisse auftreten, die auch außerhalb der Schwangerschaft zur Störung des Kreislaufs führen können. Dazu zählen Ischämien mit Infarktereignissen, eine Dissektion der Aorta oder der Koronarien sowie eine Kardiomyopathie. Letztere ist ein extrem seltenes Ereignis, kommt aber auch durch die Schwangerschaft induziert vor, sodass es von großer Bedeutung ist, auch diese Erkrankung differenzialdiagnostisch zu erwägen.

9.4.4 Sepsis

Ursachen für den Herz-Kreislauf-Stillstand können ein Amnioninfektionssyndrom, eine Uro-Sepsis oder eine Endomyometritis während der Schwangerschaft oder des Wochenbettes sein. Je nach Schweregrad ist eine frühzeitige, ggf. präklinische antimikrobielle Therapie zu starten. Sofern möglich, sollten vor Beginn dieser Therapie Blutkulturen asserviert werden.

9.4.5 Lagerung unter Reanimation

Ab der 20. SSW ist das Uterusvolumen und die kraniale Ausdehnung des Uterus so ausgeprägt, dass in Rückenlage die Vena cava inferior komprimiert wird (Vena-cava-Kompressionssyndrom). Das hat zur Folge, dass bei der Schwangeren der venöse Rückstrom von Blut zum Herzen eingeschränkt ist. Aus diesem Grund muss in der Reanimationssituation einer Schwangeren ab der 20. SSW ein Helfer kontinuierlich den Uterus manuell nach links schieben, um die Vena cava zu entlasten. Eine Linksseitenlage der Schwangeren wäre auch denkbar, lässt sich aber aus Sicht der Autoren in dieser Extremsituation der Reanimation nur schwer mit ausreichender Effektivität umsetzen.

9.4.6 Atemwegsmanagement unter Reanimation

Hinsichtlich der Atemwege weisen Schwangere eine erhöhte Vulnerabilität der Schleimhäute auf. Die oberen Atemwege sind in und nach der Schwangerschaft deutlich verstärkt durchblutet und ödematös. Außerdem weisen Schwangere eine Refluxneigung auf. Im Vordergrund steht deshalb in der Reanimationssituation die vorsichtige Atemwegssicherung, die durch endotracheale Intubation mit einem Tubus ca. 0,5–1,0 mm kleiner als üblich erfolgen soll. Sollte die konventionelle Laryngoskopie nicht erfolgreich sein, wird eine Videolaryngoskopie empfohlen. Alternativ stehen extraglottische Atemwegshilfen wie die Larynxmaske und der Larynxtubus zur Verfügung, die spätestens nach dem zweiten erfolglosen Intubationsversuch eingesetzt werden sollen.

Merke

- Versorgung der Schwangeren entsprechend den Leitlinien wie Nichtschwangere.
- Rechnen Sie bei einer schwangeren Patientin immer mit einem schwierigen Atemweg.
- Ab der 20. SSW den Uterus manuell nach links verlagern.
- Leben der Mutter steht über dem Leben des Kindes.
- Ab der 20. SSW innerklinisch Sectio indiziert, wenn kein ROSC nach fünf Minuten.

9.5 Schwangere mit weiblicher Genitalverstümmelung

„Weibliche Genitalverstümmelung umfasst die teilweise oder vollständige Entfernung äußerer weiblicher Genitalien oder andere Verletzungen der weiblichen Geschlechtsorgane aus nichtmedizinischen Gründen“ (übersetzt ins Deutsche nach: World Health Organization 2023). In Deutschland leben laut Dunkelzifferstatistik (Terres des Femmes 2020) ca. 75.000 Mädchen und Frauen mit weiblicher Genitalverstümmelung (Female Genital Mutilation, FGM). Die WHO unterscheidet vier verschiedene Formen:

- FGM Typ 1: Klitoridektomie
- FGM Typ 2: Exzision
- FGM Typ 3: Infibulation
- FGM Typ 4: alle anderen schädigenden Eingriffe.

Tab. 9.1: Formen weiblicher Genitalverstümmelung (nach: Lubker Strickland 2001)

<table>
<tr><td>physiologische Anatomie Vulva</td><td colspan="2">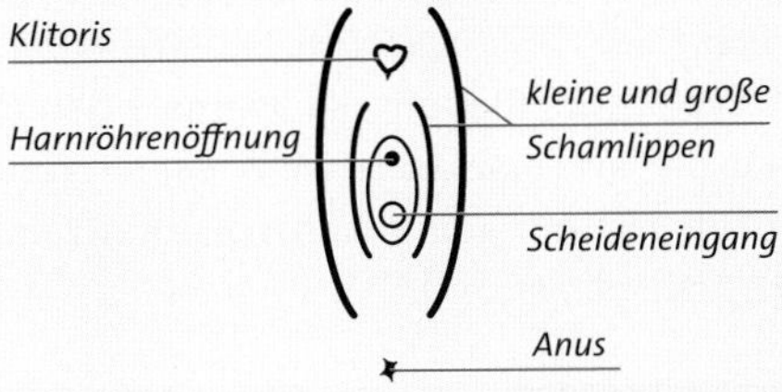
</td></tr>
<tr><td>FGM Typ 1</td><td>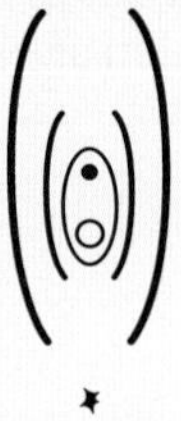</td><td>Klitoridektomie
partielle oder vollständige Entfernung des äußerlich sichtbaren Teils der Klitoris und/oder der Klitorisvorhaut</td></tr>
<tr><td>FGM Typ 2</td><td>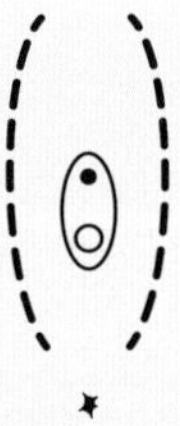</td><td>Exzision
partielle oder vollständige Entfernung des äußerlich sichtbaren Teils der Klitoris und der kleinen Schamlippen, mit oder ohne Entfernung der großen Schamlippen</td></tr>
<tr><td>FGM Typ 3</td><td>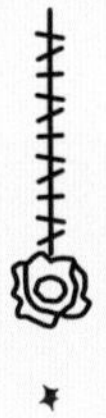</td><td>Infibulation oder „Pharaonische Beschneidung“
Verengung der Vaginalöffnung mit Herstellung eines bedeckenden, narbigen Hautverschlusses durch Zusammenheften oder -nähen der Wundränder nach Entfernung von Teilen oder der gesamten äußeren Geschlechtsteile</td></tr>
<tr><td>FGM Typ 4</td><td colspan="2">alle anderen schädigenden Eingriffe, die die weiblichen Genitalien verletzen und keinem medizinischen Zweck dienen, z. B. Einstechen, Durchbohren, Einschneiden, Ausschaben, Ausbrennen, Verätzen, Dehnen</td></tr>
</table>

Traditionell wird die Praktik der weiblichen Genitalverstümmelung vor allem im westlichen und (nord-)östlichen Afrika sowie in einigen Ländern im Nahen Osten und Asien bei Mädchen ab dem Säuglingsalter oder spätestens während der Pubertät durchgeführt. Hierfür gibt es keine medizinische Indikation! Der Eingriff erfolgt meist unter unhygienischen Bedingungen, ohne Analgesie und von medizinisch ungeschulten Laien. Die WHO (2023) schätzt, dass ca. 25 % der Betroffenen während des Eingriffs oder an den schweren körperlichen und psychischen Folgen sterben.

Als Langzeitfolge von FGM in Bezug auf die Geburt ergibt sich vor allem ein erhöhtes Risiko für Geburtskomplikationen. Hierzu zählen „schwierige“ Entbindungen mit verlängerter Austrittsphase oder Geburtsstillstand, Geburtsverletzungen, postpartaler Hämorrhagie sowie Reanimation oder Tod des Neugeborenen (vgl. World Health Organization 2023).

Außerdem stellt bei FGM Typ 3 (Infibulation) die vaginale Geburt eine medizinische Indikation für eine Defibulation dar, also eine operative Wiedereröffnung des Scheideneingangs. Eine bestehende FGM Typ 3 ist mit hoher Wahrscheinlichkeit präklinisch geburtsunmöglich. Es besteht deshalb Transportpriorität.

Praxistipp

Es sollte eine traumasensible Betreuung von Schwangeren und Gebärenden mit FGM stattfinden. Achten Sie besonders auf die Intimsphäre der Frau und vermeiden Sie Retraumatisierung und Trigger!

10 Einsatztaktik bei Geburt

Eine der wichtigsten Überlegungen vor und während eines laufenden Einsatzes im Bereich der präklinischen Versorgung von schwangeren Patientinnen und Neugeborenen betrifft die dem Team zur Verfügung stehenden Ressourcen. Diese persönlichen und strukturellen Ressourcen bestimmen das Vorgehen und den Verlauf des Einsatzes. Die Frage nach den zur Verfügung stehenden persönlichen Ressourcen betrifft die Handlungskompetenz des Teams, also die persönlichen Fähigkeiten, Erfahrungen in der Notfallrettung und die zur Verfügung stehenden Skills im Team (z. B. die Beatmung von Neugeborenen). Viele Mitarbeitende im Rettungsdienst sind unsicher, wenn es um Geburten geht. Das Gefühl von Unsicherheit ist meist die Folge eines unzureichenden Trainingsstandes. In den ERC-Leitlinien 2021 wird ausdrücklich darauf hingewiesen, dass das Rettungsdienstpersonal auf die Versorgung von Neugeborenen vorbereitet und darin trainiert werden muss (vgl. Madar et al. 2021, S. 620 f.). Daraus resultiert eine Verpflichtung der Arbeitgeber und der Angestellten gleichermaßen, den Erwerb von Handlungskompetenz zu fördern bzw. einzufordern. In zertifizierten Kurssystemen, z. B. dem ERC Newborn Life Support (NLS), werden Skills vermittelt und man kann sich Wissen aneignen. Um Wissen, handwerkliche Fertigkeiten (Skills) und die Fähigkeit zur Entscheidungsfindung zu verbinden, sind Simulationstrainings unumgänglich (Winterstein, Holländer und Thomopoulos 2023, S. 88). Dabei können Teams auch die Non-Technical Skills erlernen und verbessern.

Ein weiterer wichtiger Aspekt sind die zur Verfügung stehenden strukturellen Ressourcen. Der Materialbedarf bei der Begleitung einer Geburt und der Versorgung Neugeborener unterscheidet sich in vielerlei Hinsicht von den im Rettungsdienst grundsätzlich vorgehaltenen Materialien. Die Mindestanforderungen bestehen aus den am Erstversorgungsplatz benötigten Materialien (s. u. Praxiswissen: Erstversorgungsplatz). Hierzu sollten in der Kindertasche/-koffer noch verschiedene kleine intravenöse Zugänge, eine 50-ml-Perfusor®-Spritze, mindestens zwei Drei-Wege-Hähne und 1-ml-Feindosierspritzen vorgehalten werden. Die klassischen Kinderkoffer oder -taschen kommen bei der Materialfülle schnell an ihre Kapazitätsgrenzen und sollten durch größere Taschen ersetzt werden, um ein effektives Arbeiten zu ermöglichen. Das gesamte Material muss an den Notfallort mitgenommen werden können; die Strategie, im RTW-Material zu verlasten, das im Notfall nachgeholt werden kann, ist nicht mehr zeitgemäß und kostet Zeit. Ein Beispiel für eine gute medizinische Ausstattung ist die Empfehlung der ÄLRD zur einheitlichen Ausstattung in Bayern (Parsch 2019). Die Kombination aus Erwachsenen-Notfallkoffer, der z. B. über einen intraossären Zugang verfügt, und einem Rucksack für Kinder scheint ein guter Weg zu sein.

Eine weitere Ressource struktureller Art besteht in den im Rettungsdienstbereich befindlichen Versorgungseinrichtungen mit den notwendigen Fachdisziplinen der unterschiedlichen Versorgungsstufen und den Möglichkeiten, weiteres Material wie einen Inkubator oder personelle Unterstützung in Form eines Neugeborenennotarztdienstes nachfordern zu können.

10.1 Beginnende Geburt im ambulanten Umfeld

Eine bevorstehende Geburt ist hier analog dem Deutschen Berufsverband Rettungsdienst (DBRD-Algorithmen 2024) definiert, das heißt, dass der Geburtsbeginn mit Blasensprung und/oder Wehen stattgefunden hat und der Wehenabstand > 2 Minuten ist.

Tab. 10.1: Abgrenzung bevorstehende und einsetzende Geburt

	Symptome	Geburtsphase	Maßnahme
bevorstehende Geburt	vorzeitiger Blasensprung, Wehen > 2 min	Eröffnungsphase, passive Austrittsphase	Transportentscheidung
einsetzende Geburt	Wehen < 2 min	aktive Austrittsphase	Geburt vor Ort

Der Einsatzerfolg im Notfall hängt in sehr großem, aber oft unterschätztem Maße vom Faktor Team ab. Die ersten Schritte in Richtung Erfolg beginnen mit einem Teambriefing auf der Anfahrt zum Einsatzort, der sogenannten Phase 0. Diese Teambesprechung sollte ein selbstverständlicher Teil eines Notfalleinsatzes sein und umfasst viele Informationen. Die kognitive Vorbereitung auf einen Notfalleinsatz ist elementarer Bestandteil, um die Fehlerquote zu minimieren und damit im Sinn der Patientensicherheit zu agieren. Neben der vorbereitenden Funktion trägt ein Teambriefing dazu bei, das Teamgefühl zu stärken.

Merke

Das Teambriefing auf der Anfahrt umfasst:

- Wann strebt der Teamleader einen Transport an, wann eine Hausgeburt?
- Besprechung der medizinischen Behandlung
- Teamaufteilung und Aufgabenverteilung
- Ressourcen, die nachgefordert werden könnten
- Wärmemanagement des Neugeborenen
- Zielkrankenhäuser.

Zur effizienten Vorbereitung auf die unbekannte Situation sollten umfassend mögliche Szenarien besprochen werden, inklusive des Worst-Case- und Best-Case-Szenarios, um Aufgaben zu priorisieren und das Team auf eine Eskalation vorzubereiten; gemäß dem Motto „Für das Schlimmste planen und das Beste hoffen“ (vgl. St. Pierre und Hofinger 2014, S. 139). Als effektiv gelten sogenannte Wenn-Dann-Szenarien (vgl. Badke-Schaub 2012, S. 137). Hierbei werden in dieser noch verhältnismäßig ruhigen Phase des Einsatzes verschiedene Handlungsoptionen für die Szenarien besprochen und damit geistig vorweggenommen, wobei der Bezug zu den individuellen Fertigkeiten des Teams hergestellt werden sollte. Durch diese Vorbereitung muss der Teamleader dann vor Ort beim Eintreten eines Worst-Case-Szenarios weniger geistige Ressourcen auf die Strategie legen, da die nötigen

Handlungen und Aufgaben bekannt und abgesprochen sind, und kann die Überlegungen aus dem Teambriefing nutzen, um sein Team effizient zu führen, ohne dabei von der Situation überwältigt zu werden. Die Teammitglieder werden in die Lage versetzt, am Einsatzort aktiv mitzuarbeiten und mitzudenken. Sie werden damit ermächtigt, den Teamleader später an die besprochene Struktur z. B. bei einem „10 für 10" in einem Speak Up zu erinnern. Im präklinischen Setting einer Geburt muss die „risikoadaptierte Überwachung der Schwangeren und des Kindes" (Chalubinski 2016, S. 663) um die persönliche und materielle Vorbereitung auf Szenarien ergänzt werden, die in einer nicht dafür geeigneten Umgebung stattfinden, wie z. B. ein Neugeborenes mit Anpassungsschwierigkeiten oder eine atone Nachblutung der Mutter. Bei Eintreffen weiterer Teams (NEF, neonatologisches Team) ist erneut ein kurzes Teambriefing notwendig, um die Rollenverteilung, die zur Verfügung stehenden Ressourcen usw. zu klären.

Für das Teambriefing auf der Anfahrt sollten auch Checklisten und andere Merkhilfen genutzt werden. Checklisten helfen professionellen Teams, in komplexen Situationen keine Maßnahmen auszulassen und den Einsatz zu strukturieren. Nachdem die Checkliste zum Briefing des Teams verwendet wurde, kann sie in die Sichttasche der Einsatzhose gesteckt und mit zum Einsatzort genommen werden. Weitere Merkhilfen sind:

- Kindernotfallband
- Dosierhilfen
- taktische Folien im RTW
- NLS-Algorithmus.

Bereits auf der Anfahrt soll an ein entsprechendes Wärmemanagement des Neugeborenen (s. u.) gedacht werden, um auf dessen Versorgung vorbereitet zu sein, das heißt, vor allem dessen Auskühlen zu verhindern. Ist die Fahrtrage des Rettungswagens laut Bedienungsanleitung in zwei Versionen nutzbar, d. h. auf dem Fahrgestell in und gegen die Fahrtrichtung, sollte bei zu erwartender Geburt im Rettungswagen darüber nachgedacht werden, die Trage zu drehen (Kap. 10.3.4). Einsatztaktisch kann so mehr Arbeitsplatz geschaffen werden und auch die Abstände zum Material und Versorgungsplatz des Neugeborenen werden optimiert.

10.2 Am Einsatzort

10.2.1 Vorgehen beim Eintreffen

Bevor Sie den Rettungswagen abstellen und als Material den Kinderkoffer oder die Kindernotfalltasche zum Einsatzort mitnehmen, sollten die taktischen Überlegungen aus dem Teambriefing berücksichtigt werden.

Der Schutz des Neugeborenen vor Auskühlung hat im Versorgungsablauf einen sehr hohen Stellenwert (vgl. Deutsche Gesellschaft für Gynäkologie und Geburtshilfe 2020b, S. 198). Das Wärmemanagement hat entscheidenden Einfluss auf das Outcome der Neugeborenen (vgl. Avenarius 2017, S. 74). In der präklinischen Notfallmedizin müssen die Gegebenheiten am Einsatzort und im Einsatzfahrzeug so angepasst werden, dass das Wärme-

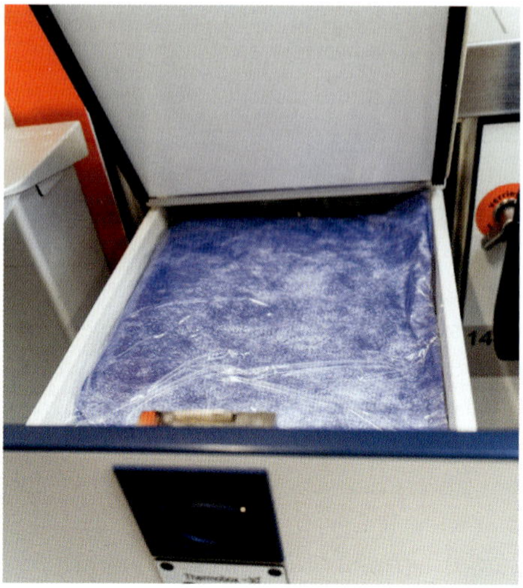

Abb. 10.1: Einmaldecken im Wärmefach

management die Körperkerntemperatur des Neugeborenen zwischen 36,5 °C und 37,5 °C hält. Die dafür nötigen Raumtemperaturen werden für Neugeborene zwischen 23 °C und 25 °C und bei einem Frühgeborenen ≤ 28+0 SSW bei > 25 °C angegeben (vgl. Madar et al. 2021, S. 607). Diese Temperaturen gelten für die Entbindungs- und Versorgungsräume in der Klinik; für den Rettungswagen oder Einsatzort sind keine Vorgaben in den Leitlinien genannt, sollten dort jedoch genauso angestrebt werden. In der Präklinik sollten alle Möglichkeiten zum Wärmeerhalt maximal genutzt werden. Dies gilt für den Rettungswagen genauso wie für eine Wohnung. Abhängig von der Außentemperatur schalten Sie die Standheizung im Rettungswagen auf maximale Heizstufe, bevor Sie diesen verlassen. Schalten Sie die Klimaanlage aus und sorgen Sie dafür, dass im Rettungswagen kein Durchzug entsteht (Hecktür und Seitentür nicht gleichzeitig öffnen). Legen Sie, bevor Sie zum Einsatzort aufbrechen, z. B. zwei Einmaldecken in das Wärmefach des Rettungswagens. Falls Sie über aktiv wärmende Decken verfügen, nehmen Sie diese mit. Wenn Sie die Fahrtrage primär mitnehmen, schließen Sie die Hecktüren wieder.

Merke

Wärmemanagement im RTW vor dem Aussteigen:
- Klimaanlage ausschalten
- Standheizung auf maximal einstellen
- Elektroheizung in Kombination mit Motorweiterschaltung auf maximal einstellen
- Decken/Handtücher ins Wärmefach legen
- alle Türen schließen
- Türen nicht gleichzeitig öffnen.

Wärmemanagement im häuslichen Umfeld:
- Heizung anschalten lassen
- evtl. vorhandenen Heizstrahler anschalten lassen
- Fenster schließen.

Warme Handtücher (drei Stück):
- Handtücher auf die Heizung legen
- Handtücher in den Trockner geben lassen
- Handtücher in den Ofen bei Umluft 50 °C legen lassen
- Wärmedecken zur aktiven Wärmeerhaltung benutzen, z. B. ReadyHeat® (wegen evtl. Temperaturspitzen [Herstellerangabe] aber umstritten, deshalb nie als erste Schicht auflegen).

Beim Eintreffen an der Einsatzstelle ist folgendes Vorgehen empfehlenswert (Abb. 10.2): Nach der Begrüßung und Vorstellung erheben Sie im Gespräch mit der Schwangeren eine kurze Anamnese (SAMPLER). Ergänzt werden die Informationen mit den entsprechenden Befunden aus dem Mutterpass (Kap. 1.2), den Sie sich geben lassen.

Merke

Wichtige geburtshilfliche Informationen im Mutterpass sind:

- Erst- oder Mehrgebärende
- Mehrlingsschwangerschaft
- aktuelle SSW
- Lage des Kindes
- besondere Befunde im Schwangerschaftsverlauf
- Komplikationen bei vorausgehenden Entbindungen.

Hat die Gebärende Kontraktionen oder Wehentätigkeit, beginnt der Teamhelfer direkt die Wehen auszuzählen (Kap. 4.2). Der Teamleader führt währenddessen ein modifiziertes ABCDE-Schema durch, das berücksichtigt, dass die Geburt zunächst als ein natürlicher Vorgang zu betrachten ist. Außerdem kann die Frau nach Fruchtwasserabgang aufgrund eines Blasensprungs (Kap. 4.1) und einer möglichen vaginalen Blutung (Anhang) gefragt werden.

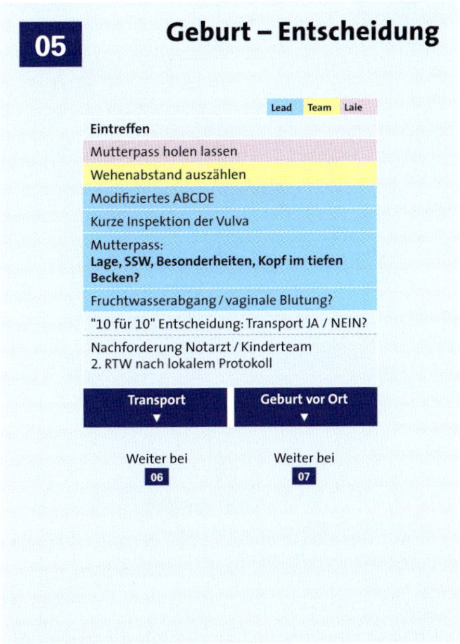

Abb. 10.2: Checkliste zur Entscheidung von Transport oder Geburt vor Ort (aus: Holländer et al. 2021)

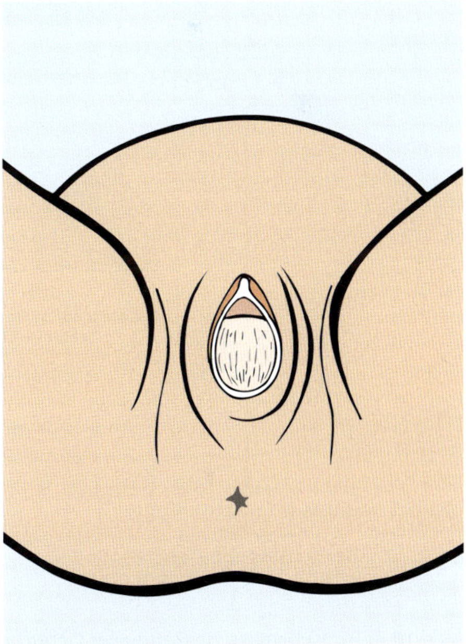

Abb. 10.3: Vorangehender Kindsteil in Vulva sichtbar

Sind die Wehenabstände < 2 Minuten, besteht die Indikation zur visuellen Inspektion der Vulva. Es wird geschaut, ob der vorangehende Kindsteil bereits in der Vulva sichtbar ist (Abb. 10.3). Klären Sie die Schwangere über alle Maßnahmen auf und bitten Sie sie um ihre Einwilligung. Achten Sie bei der Durchführung im Besonderen auf die Intimsphäre der Schwangeren! Aufgrund von weiblicher Genitalverstümmelung (Kap. 9.5) kann bei der Inspektion der Vulva eine veränderte Anatomie oder vollständige Amputation der äußeren weiblichen Geschlechtsorgane auffallen.

Daraufhin folgt das 10-für-10-Prinzip im Team, um anhand der erhobenen Befunde eine Entscheidung für einen Transport in den Rettungswagen und in die Klinik oder zur Geburt vor Ort zu treffen (Abb. 10.2 und 10.4).

Fallbeispiel: 10-für-10-Prinzip

Teamleader: „Patientin II/I (Gravida/Para), 39+3 SSW, Schädellage, komplikationslose Schwangerschaft, Blasensprung vor einer Stunde mit klarem Fruchtwasser, Wehenabstand unter zwei Minuten und damit eine ‚Einsetzende Geburt', vorangehender Kindsteil ist in der Vulva sichtbar. Mein Plan ist, zuerst Kräfte nachzufordern und dann alles für eine Hausgeburt vorzubereiten mit besonderem Augenmerk auf das Wärmemanagement. Habt ihr noch Fragen oder habe ich etwas übersehen? ... Nein, okay, dann bitte ich dich, den Neugeborenennotarztdienst, einen zweiten RTW und den Notarzt nachzufordern."

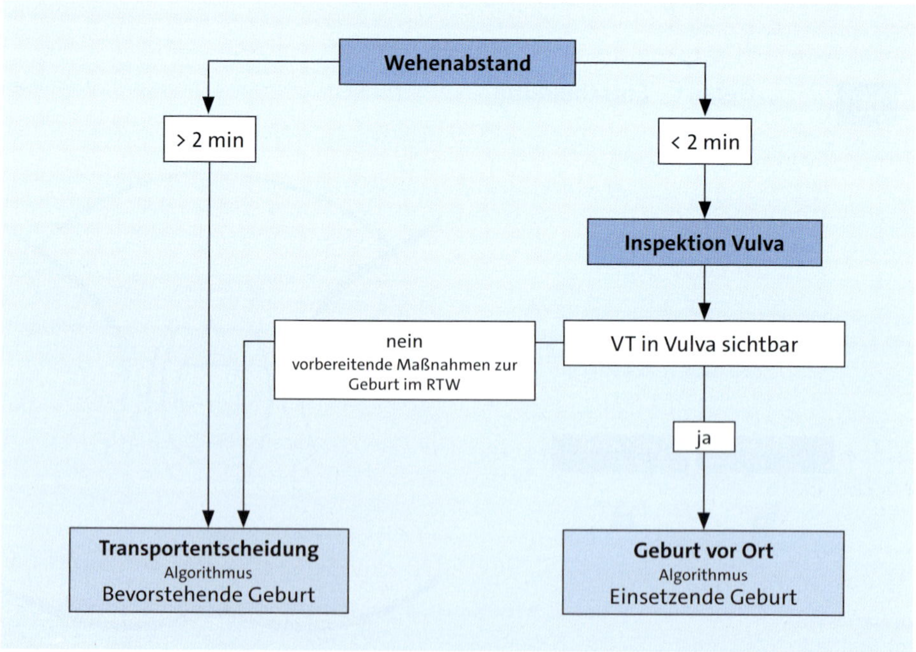

Abb. 10.4: Transportentscheidung oder Geburt vor Ort (Diese Übersicht ist an die Algorithmen des DBRD „Bevorstehende Geburt" und „Einsetzende Geburt" angelehnt. Zur zügigen Entscheidungsfindung werden hier allerdings nur die beiden zentralen Symptome Wehenabstand und VT in Vulva sichtbar berücksichtigt.)

Nun folgt die Lagemeldung an die Rettungsleitstelle. Bei einsetzender Geburt werden weitere Einsatzkräfte nach lokalem Protokoll nachgefordert. Aber auch bei bevorstehender Geburt sollte frühzeitig an die Nachforderung weiterer Teams gedacht werden.

Hinweis

Grundsätzlich ist die Wohnung als Geburtsort eine bessere Option als der RTW, schon aufgrund der Platzverhältnisse.

10.2.2 Entscheidung zum Transport

Wenn Sie sich für einen Transport der schwangeren Patientin im Rettungswagen in eine Klinik entscheiden, bereiten Sie das Team, die anwesenden Angehörigen und selbstverständlich die werdende Mutter darauf vor. Zunächst müssen Sie entscheiden, wie die Patientin zum Rettungswagen kommt (Kap. 4.1). Lagern Sie die Patientin in der Linksseitenlage (Kap. 3.4). Denken Sie daran, das Oberteil der Fahrtrage zu drehen, wenn dies möglich ist, bevor Sie mit der Schwangeren davor stehen. Die Auswahl der richtigen Zielklinik kann von vielen individuellen Faktoren abhängig sein (Kap. 10.4). Melden Sie auf jeden Fall die Patientin in der Zielklinik an. Abhängig vom Voranschreiten der Geburt sollten Sie daran denken, einen Versorgungsplatz im Rettungswagen vorzubereiten.

10.2.3 Entscheidung zur Geburt vor Ort

Wenn Sie sich für eine Geburt vor Ort anhand der Kriterien Wehenabstand, Schwangerschaftswoche, Kindslage usw. entschieden haben (Kap. 5.1 und Abb. 10.2), verfolgen Sie konsequent diese Entscheidung und bereiten Sie das Team, die werdende Mutter und die Anwesenden darauf vor. Eine Checkliste hilft Ihnen, eine optimale Reihenfolge der einzuleitenden Maßnahmen einzuhalten: Zunächst benötigen Sie das Abnabelungsset. Wenn der Geburtsvorgang Ihnen die Zeit lässt, sollten Sie einen venösen Zugang bei der Schwangeren legen und einen Dammschutz bereithalten. Denken Sie daran, von den Angehörigen oder anderen Anwesenden drei Handtücher wärmen, die Fenster schließen und die Heizung aufdrehen zu lassen.

Ihr Teammitglied muss parallel den Versorgungsplatz richten. Der Versorgungsplatz sollte im optimalen Fall hell, warm und auf Arbeitshöhe der Fachkräfte sein – sowohl ein bereits vorhandener Wickeltisch mit Wickeltischstrahler (Wärmelampe) als auch ein Küchentisch sind geeignet. Vermeiden Sie in jedem Fall, das Neugeborene

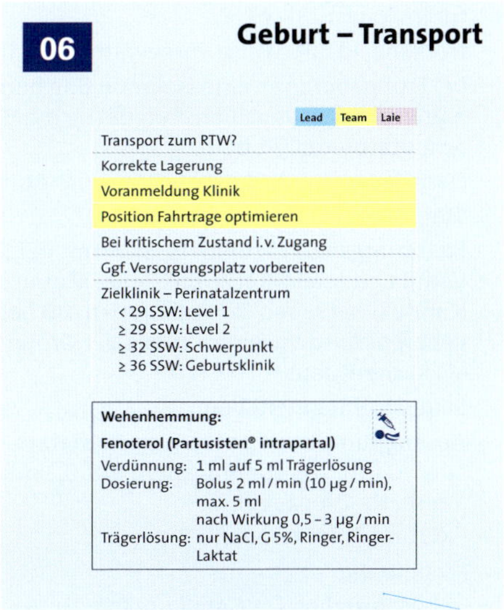

06 **Geburt – Transport**

Lead Team Laie

Transport zum RTW?
Korrekte Lagerung
Voranmeldung Klinik
Position Fahrtrage optimieren
Bei kritischem Zustand i.v. Zugang
Ggf. Versorgungsplatz vorbereiten
Zielklinik – Perinatalzentrum
< 29 SSW: Level 1
≥ 29 SSW: Level 2
≥ 32 SSW: Schwerpunkt
≥ 36 SSW: Geburtsklinik

Wehenhemmung:
Fenoterol (Partusisten® intrapartal)
Verdünnung: 1 ml auf 5 ml Trägerlösung
Dosierung: Bolus 2 ml / min (10 µg / min), max. 5 ml; nach Wirkung 0,5 – 3 µg / min
Trägerlösung: nur NaCl, G 5%, Ringer, Ringer-Laktat

Abb. 10.5: Checkliste bei Entscheidung zum Transport (aus: Holländer et al. 2021)

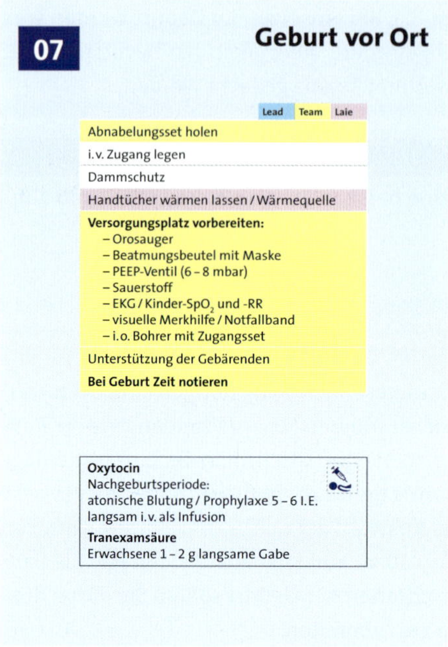

07 **Geburt vor Ort**

	Lead	Team	Laie
Abnabelungsset holen			
i.v. Zugang legen			
Dammschutz			
Handtücher wärmen lassen / Wärmequelle			
Versorgungsplatz vorbereiten: – Orosauger – Beatmungsbeutel mit Maske – PEEP-Ventil (6 – 8 mbar) – Sauerstoff – EKG / Kinder-SpO_2 und -RR – visuelle Merkhilfe / Notfallband – i.o. Bohrer mit Zugangsset			
Unterstützung der Gebärenden			
Bei Geburt Zeit notieren			

Oxytocin
Nachgeburtsperiode:
atonische Blutung / Prophylaxe 5 – 6 I.E.
langsam i.v. als Infusion

Tranexamsäure
Erwachsene 1 – 2 g langsame Gabe

Abb. 10.6: Checkliste Geburt vor Ort (aus: Holländer et al. 2021)

auf oder in Bodennähe zu versorgen. Zugluft und Bodenkälte gefährden das Neugeborene erheblich, zudem ist eine angenehme Arbeitshöhe eine gute Voraussetzung für das Gelingen der Versorgung eines Neugeborenen. Der Versorgungsplatz sollte mit warmen Handtüchern und einer weiteren Wärmequelle ausgestattet werden. Die Heizung im Zimmer sollte auf maximale Wärmeabgabe eingestellt werden. Im Rettungswagen könnte der Erstversorgungsplatz in etwa so aussehen wie in Abbildung 10.7.

Wie Sie die werdende Mutter unter der Geburt unterstützen und welche Maßnahmen zu ergreifen sind, ist in Kapitel 6 beschrieben.

Wenn das Kind vollständig entwickelt ist, sagen Sie laut die Uhrzeit an, dies erleichtert es Ihnen, sich später daran zu erinnern und Ihr Teampartner kann es im Closed Loop sofort wiederholen.

Praxiswissen: Erstversorgungsplatz

- Wärmeerhalt: RTW vorheizen bzw. im häuslichen Umfeld Heizung anstellen (Zieltemperatur im Raum 23 – 25 °C)
- trockene, idealerweise vorgewärmte Tücher
- bei Frühgeborenen eine Isolation Bag bereithalten: im Rettungsdienst eignet sich z. B. ein Amputatbeutel (Abb. 10.8)
- Nabelklemmen und eine Schere zum Abnabeln
- Stethoskop
- Beatmungsbeutel (Kindergröße) mit PEEP-Ventil und Manometer, passende Maske (Größe 0 bei reifen Neugeborenen, 00 bei Frühgeborenen) sowie einen Tubus der Größe 3,0 Ch als Rachentubus
- Sauerstoff bereitstellen
- Absaugpumpe mit passenden Kathetern (8 oder 10 Ch), Sog voreingestellt auf 0,2 mbar, alternativ Orosauger
- EKG und Pulsoxymeter
- Kinderband
- ggf. Materialien für Gefäßzugang
- ggf. Materialien für Intubation
- Checklisten, z. B. „Geburt vor Ort".

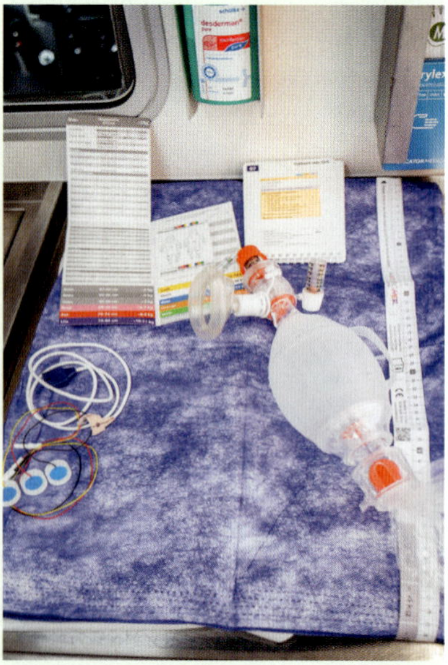

Abb. 10.7: Erstversorgungsplatz im RTW

10.2.4 Wärmemanagement nach der Geburt

Die meisten Neugeborenen adaptieren sich problemlos ohne Unterstützung. Um eine suffiziente Atmung aufrechtzuerhalten, ist ein Erhalt der Körpertemperatur zwingend notwendig. Kommt es zu „Cold Stress“ (Stress durch Unterkühlung), besteht ein steigender Sauerstoffbedarf, der dann zu einer Azidose, vermehrter Atemanstrengung und letztlich einer Atemstörung führen kann (vgl. Trevisanuto, Testoni und de Almeida 2018, S. 333 ff.). Deshalb sollten Neugeborene rasch postpartal mit warmen Tüchern abgetrocknet werden. Zugluft ist immer zu vermeiden, Fenster in Wohnungen bzw. die Türen des Rettungswagens sollten verschlossen sein. Stabile Neugeborene sollten Haut-auf-Haut auf die Brust der Mutter gelegt werden. Neben dem Wärmeerhalt dient das sogenannte Bonding auch als wichtiger Grundstein für die Mutter-Kind-Bindung und als Einleitung zum intuitiven Stillen. Für den direkten Haut-zu-Haut-Kontakt wird das Kind nach dem Abnabeln und Abtrocknen nackt in Bauchlage auf die unbedeckte Haut der Mutter gelegt und dann mit warmen, trockenen Tüchern bedeckt. Während des Bondings sind die Vitalfunktionen des Neugeborenen zu überwachen, die Temperatur sollte regelmäßig kontrolliert werden: Hierzu sollte das Neugeborene wenigstens durch Pulsoxymeter überwacht werden, eine rektale Temperaturmessung vor dem Bonding und nach ca. 15 – 20 Minuten ermöglicht die Kontrolle der Temperatur.

Wenn Neugeborene kritisch krank sind und somit Bonding nicht möglich ist, kann eine Rettungsdecke bzw. eine durchsichtige Plastikfolie zum Wärmeerhalt genutzt werden. Im Rettungsdienst können auch die Amputatbeutel verwendet werden (Abb. 10.8). Dies ist insbesondere bei der Versorgung von Frühgeborenen eine gute Möglichkeit, eine Hypothermie zu verhindern. Wichtig ist immer auch eine Abdeckung des Kopfes, da hierüber aufgrund der prozentual größeren Fläche im Vergleich zum Erwachsenen mehr Wärme verloren geht. Zieltemperatur des Früh- wie auch des Neugeborenen sind 36,5 – 37,5 °C.

Aufgrund versicherungsrechtlicher Gegebenheiten sowie der Straßenverkehrsordnung ist der Transport in die Klinik auf der Brust der Mutter in der Regel nicht möglich, sodass ein Inkubatortransport in einem zweiten Rettungswagen die Sicherheit des Neugeborenen garantiert, aber auch eine Überwachung und einen suffizienten Wärmeerhalt ermöglicht. Ein gesundes Neugeborenes kann adäquat gekleidet auch im Maxi-Cosi® zusammen mit der Mutter transportiert werden.

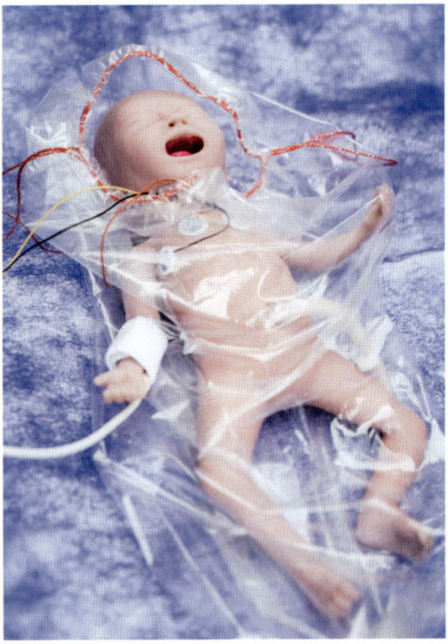

Abb. 10.8: Wärmeerhalt durch Plastikfolie, z. B. Amputatbeutel

10.3 Geburtsorte und deren Besonderheiten

Als generelle Überlegung zur Einsatztaktik bei einer beginnenden Geburt ist die Frage zu beantworten, wo der Rettungsdienst auf schwangere Frauen treffen könnte – dies ist augenscheinlich leicht zu beantworten: überall. Wird der Rettungsdienst zu einer Geburt alarmiert, sind verschiedene Einsatzszenarien und Einsatzorte/Geburtsorte denkbar. Deshalb muss man auf die verschiedenen Schnittstellen und Einsatzstrategien vorbereitet sein.

Im Jahr 2021 wurden in Deutschland 795.492 Kinder lebend und 3.420 Kinder tot geboren (vgl. Statistisches Bundesamt 2022a und 2022b). Lebendgeborene sind definitionsgemäß Neugeborene, die „Lebenszeichen unter und nach der Geburt: Atembewegungen, Pulsation der Nabelschnur, Bewegung der willkürlichen Muskulatur“ zeigen (Helmer und Schneider 2016, S. 260). Die Anzahl von außerklinisch geplanten und begonnenen Einlingsgeburten wird im Qualitätsbericht der QUAG (Gesellschaft für Qualität in der außerklinischen Geburtshilfe 2022, S. 6) mit 17.530 angegeben. Diese Zahl umfasst Lebend- und Totgeburten, die außerklinisch geplant durch Hebammen betreut wurden. In manchen Leitstellenbereichen in Deutschland werden Hebammen zu einer ungeplanten außerklinischen Geburt zusätzlich zum Rettungsdienst durch die Rettungsleitstelle alarmiert, die Anzahl wird mit 213 im Jahr 2021 angegeben (vgl. Gesellschaft für Qualität in der außerklinischen Geburtshilfe 2022, S. 6). Jedoch ist nicht immer eine Hebamme bei einer außerklinischen Geburt dabei. Laut Qualitätsbericht des ITIQ (Institut für Qualitätssicherung und Transparenz im Gesundheitswesen 2021, S. 57) wurden im Jahr 2020 2.882 schwangere Frauen in der Klinik entbunden, deren Geburtsvorgang außerklinisch als Haus-/Praxis-/Geburtshausgeburt subpartal begonnen wurde. Weitere 1.142 Kinder wurden vor der Klinikaufnahme entbunden (vgl. Institut für Qualitätssicherung und Transparenz im Gesundheitswesen 2021, S. 57). Geburten, die ohne die Hilfe einer Hebamme außerklinisch stattfinden, werden in keiner Statistik erfasst und sind somit eine unbekannte Größe.

10.3.1 Geplante, durch Hebammen begleitete ambulante Geburt

Im Jahr 2021 wurden in Deutschland 8.745 Geburten durch Hebammen in der Hausgeburtshilfe betreut (vgl. Gesellschaft für Qualität in der außerklinischen Geburtshilfe 2022, S. 12). Eine geplante und von einer oder zwei Hebammen begleitete Hausgeburt kann zu einem Einsatz des Rettungsdienstes führen, wenn mindestens einer der Hauptverlegungsgründe nach Katalog C vorliegt (vgl. Gesellschaft für Qualität in der außerklinischen Geburtshilfe 2022, S. 31). Dies waren 15 %; das entspricht 2.630 Verlegungen in die Klinik von einer im ambulanten Umfeld geplanten und begonnenen Geburt. Als häufigste Gründe für eine Verlegung werden angegeben:

- der Geburtsstillstand in der Eröffnungsperiode,
- pathologische Herztöne des Ungeborenen und
- die erweiterte Analgesie der Mutter, die außerhalb der Klinik nicht angeboten werden kann.

Von den insgesamt 2.630 Verlegungen von zu Hause oder einem Geburtshaus in eine stationäre Einrichtung der Geburtshilfe waren 161 als Notfallüberleitung angegeben. Von diesen Notfallüberleitungen wurden 133 mit dem Rettungsdienst durchgeführt und 23 mit dem Pkw, fünf werden unter „Sonstige" geführt.

Für die Hausgeburt und die Geburtshausgeburt gibt es einen öffentlich einsehbaren Kriterienkatalog, der die geburtshilflichen Risikokonstellationen erfasst (vgl. Bauer und Kötter 2020). In diesem Kriterienkatalog finden sich Ausschlusskriterien und Kriterien, die eine vorhergehende gründliche Abklärung durch fachärztliche Konzile fordern, aber keinen generellen Ausschluss einer außerklinischen Geburt darstellen (vgl. GKV-Spitzenverband 2020a). Die Hausgeburt wird durch die Hebammen als Leistung nach § 134a SGB V mit der Krankenkasse abgerechnet.

Wird der Rettungsdienst zu einer geplanten und von Hebammen begleiteten Geburt alarmiert, so kann es sich um eine Verlegung als Normalfahrt ohne Sonder- und Wegerechte oder um eine Notfallverlegung handeln – abhängig vom Verlauf der Geburt und dem Zustand der Mutter und des Neugeborenen. Hebammen müssen vor einer Hausgeburt klären, ob die (gesetzlich) erforderlichen Rahmenbedingungen (z. B. Rettungszugang, nächstgelegene Klinik) erfüllt sind, und sind verpflichtet, mit dem Rettungsdienst zu kooperieren (vgl. GKV-Spitzenverband 2020a, S. 3). Die Fachkräfte im Rettungsdienst können davon ausgehen, dass die anwesende Hebamme alle im Notfall nötigen Maßnahmen beherrscht und durchführen kann, inklusive invasiver Maßnahmen wie dem Etablieren eines venösen Zugangs und die Gabe von Medikamenten z. B. zur Tokolyse bei der Mutter. Eine Übergabe nach dem ISBAR-Schema (Kap. 10.6.4) wird in den aktuellen Lehrbüchern für Hebammenkunde thematisiert (vgl. Schwarz und Gruber 2020, S. 760) und sollte vom Rettungsdienst aktiv eingefordert werden. Die Unkenntnis über die gegenseitigen Kompetenzen und Befugnisse stellt oft eine Hürde für eine vertrauensvolle und partnerschaftliche Kooperation zwischen Hebammen und den Fachkräften im Rettungsdienst dar (Kap. 10.6).

10.3.2 Alleingeburt, die unbegleitete geplante Hausgeburt

Eine Alleingeburt ist eine geplante Geburt, die bewusst von der werdenden Mutter ohne Hinzuziehung einer Hebamme oder anderer Fachkräfte der Geburtshilfe vollzogen wird. Unter dem Hashtag #Alleingeburt finden sich z. B. in sozialen Medien Erlebnisberichte und Bilder von Frauen, die ohne fremde Hilfe ihr Kind auf die Welt gebracht haben. Verifizierte Zahlen zu Alleingeburten existieren nicht, auf einer Internetseite wird auf 186 Alleingeburten in Deutschland im Jahr 2020 verwiesen (vgl. Schenk 2021). Die Alleingeburt findet nicht nur im häuslichen Umfeld statt, sondern wird auch an anderen Orten wie im Wald oder am Strand geplant.

Ein Einsatz im Umfeld einer geplanten unbegleiteten Hausgeburt stellt für den Rettungsdienst aus mehreren Gründen eine Herausforderung dar. Zum einen wird er wahrscheinlich erst zu einem späten Zeitpunkt und nur bei kritischen Komplikationen wie Kreislaufproblemen der Mutter, Schulterdystokie oder kritischem Neugeborenen gerufen. Zum anderen wird das Team auf ein Umfeld stoßen, das sich auf eine autarke und selbstbestimmte Geburt in einem geschützten Rahmen eingestellt und vorbereitet hat. Die Notwendigkeit einer Hilfe von außen mag als Versagen angesehen werden, darüber hinaus wird der Rettungsdienst bei selbstbestimmten Geburten, selbst wenn er notwendig ist, als Störung von außen betrachtet und entsprechend kritisch gesehen werden. Meist stehen

Frauen, die Alleingeburten planen, der Schulmedizin skeptisch bis ablehnend gegenüber, was einen Einsatz deutlich erschwert – kommunikativ und insbesondere die Entscheidung über und Durchführung medizinischer Maßnahmen. Alle in einem Einsatz eingebundenen Fachkräfte müssen sich bei aller Dringlichkeit der zu treffenden Entscheidungen der komplexen emotionalen Lage der Eltern bewusst sein, um für alle Beteiligten das bestmögliche Ergebnis zu erzielen.

10.3.3 Notgeburt, die ungeplante Geburt

Eine sogenannte Notgeburt ist eine Geburt, die ungeplant und spontan stattfindet. Das kann im häuslichen Umfeld, in einem Pkw oder im öffentlichen Raum, z. B. auf einer Parkbank, passieren. Ein Grund, warum es zu einer solchen Situation kommt, ist, dass die Versorgungsstrukturen zum Beispiel durch Schließung kleiner Geburtskliniken nicht mehr vorhanden sind. Dadurch entstehen längere Wegstrecken in den nächstgelegenen Kreißsaal; insbesondere bei Mehrgebärenden, bei denen die Geburt schneller eintreten kann, kann die Wegstrecke zu lang sein. Auch eine verdrängte Schwangerschaft (Kap. 9.2) kann ein Grund für eine Notgeburt sein.

Um den Stress für das Rettungsteam zu minimieren, der bei einer Notgeburt aus Zeit- und Handlungsdruck größer sein kann sowie aufgrund geringerer Vorbereitungszeit, sollte nach Checkliste (s. o.) vorgegangen werden. Sie hilft, dass in dieser Situation alle Schritte in einer vorher priorisierten festgelegten Reihenfolge abgearbeitet werden. Findet die Notgeburt in einem privaten Kfz statt, denken Sie daran, die Heizung des Fahrzeugs auf eine maximal warme Temperatur einzustellen. Werden Sie unter freiem Himmel mit einer ungeplanten Geburt konfrontiert, sollten Sie frühzeitig an den Rückzug in den Rettungswagen denken. Ist das nicht mehr möglich, ist insbesondere der Sichtschutz (z. B. durch Angehörige mit Rettungsdecke) für die Frau essenziell.

10.3.4 Geburt im RTW

Eine Geburt im Rettungswagen ist eine Herausforderung für das Team und die Mutter: Die Platzverhältnisse sind stark limitiert und die Mutter ist in den Entbindungspositionen eingeschränkt. Wenn es die Fahrtrage zulässt, erleichtert ein gedrehtes Obergestell (Mutter mit Blick in Fahrtrichtung) die Versorgung erheblich.

Der Platz zwischen den Füßen der Mutter kann unter Umständen auch zum Versorgen des Neugeborenen verwendet werden, wenn die Mutter nach der Geburt keine Komplikationen hat. Der Versorgungsplatz für das Neugeborene muss so gewählt werden, dass bei Bedarf noch eine Kindertasche bzw. -koffer geöffnet werden kann, um Material wie das Abnabelungsset zu entnehmen. Gleichzeitig muss der Zugang zu den Medikamenten und Spritzen möglich sein. Auch die Versorgung mit Sauerstoff und eine Überwachung durch EKG und Pulsoxymetrie von Mutter und Kind müssen möglich sein, ohne dass durch Kabel und Leitungen die Arbeit des Rettungsdienstes eingeschränkt wird oder Verletzungspotenzial entsteht. Viele Arbeitsflächen der Rettungswagen sind mit Metall ausgeschlagen und müssen zwingend mit Einmaldecken oder Ähnlichem bedeckt werden, um das Neugeborene vor Auskühlung zu schützen (Kap. 10.2.1 und 10.2.4).

Auch in einem RTW kann die Frau Selbstbestimmung und Selbstwirksamkeit während der Geburt erleben: Bieten Sie der Mutter verschiedene Geburtspositionen an, die Wahl der Geburtsposition sollte der werdenden Mutter allein überlassen werden (vgl. Deutsche Gesellschaft für Gynäkologie und Geburtshilfe 2020b, S. 135). In einem Rettungswagen sind viele Geburtspositionen möglich: stehend, kniend, im Vierfüßler-Stand, sitzend, halbsitzend, hockend, in Rücken- oder Seitenlage (Kap. 6.2.1).

Die Fachkräfte im Rettungsdienst müssen die gebärende Frau in ihren Bedürfnissen unterstützen und ihre Autonomie fördern. Mangelnde Empathie, das Ignorieren von Wünschen und unzureichende Informationen über das notwendige Prozedere im Rettungsdienst werden von vielen Frauen als sehr negativ erlebt (vgl. Dorn 2003, S. 211).

Praxistipp

Simulieren Sie ohne große Hilfsmittel eine Geburt in einem RTW Ihrer Arbeitsstelle. Probieren Sie Geburtspositionen mit einer Mimin aus. Richten Sie Ihren Versorgungsplatz ein und üben Sie die Versorgung eines Neugeborenen. Das macht Spaß und hilft Ihnen, sicherer und routinierter zu handeln, wenn Sie unter dem Stress einer realen Geburt schon praxisstabile Lösungen parat haben.

10.3.5 Verlegung aus einem Geburtshaus

Ein Geburtshaus ist eine von Hebammen geleitete, ambulante außerklinische Einrichtung, in der Schwangere während der Geburt betreut werden. Im Jahr 2021 wurden 8.785 Geburten in Deutschland in einer von Hebammen geleiteten Einrichtung (HgE) begonnen; insgesamt mussten während der Geburt (subpartal) 19 % der Frauen in eine Klinik verlegt werden, 6,1 % davon als Notfall (vgl. Gesellschaft für Qualität in der außerklinischen Geburtshilfe 2022, S. 37). Eine HgE hält, in einem bundesweit einheitlichen Standard festgelegt, medizinisches Notfallequipment vor, was für deren Bedarf vorgesehen ist und nicht für den Rettungsdienst. Wenn Sie zu einer Notfallverlegung von einer HgE in eine Klinik alarmiert werden, nehmen Sie immer eine Fahrtrage (keinen Stuhl) und auch Ihre Notfallausrüstung mit. Die verantwortliche Hebamme ist gesetzlich verpflichtet, den Transport im Rettungswagen zu begleiten. Vertrauen Sie auf die fachliche Expertise der Hebamme.

10.4 Zielklinik

Um unter Druck im Einsatz, insbesondere bei seltenen Notfallbildern, sinnvolle Entscheidungen unter Zuhilfenahme von Entscheidungsfindungsprozessen, wie etwa dem FOR-DEC-Prinzip (vgl. Marx und Lange 2019, S. 7), treffen zu können, sind Kenntnisse, trainierte Fertigkeiten und Wissen zu Versorgungsstrategien und Einsatztaktiken unumgänglich. So muss zum Beispiel das Wissen um die Lage von Perinatalzentren, die als mögliche Zielkliniken infrage kommen, weit vor einem möglichen Einsatz erworben werden.

Praxistipp

Auf der Internetseite https://perinatalzentren.org finden Sie alle Perinatalzentren in Deutschland gelistet. Sie können Ihre Postleitzahl und den gewünschten Radius eingeben und so die Fachkliniken in Ihrem Tätigkeitsbereich herausfinden.

Welche Notaufnahme/Station Sie mit einer schwangeren Patientin anfahren, hängt von der lokalen Versorgungsstruktur, der Schwangerschaftswoche und dem Notfall ab. Generell gilt, dass Schwangere < 22+0 SSW nicht in den Kreißsaal, sondern in die Gynäkologie gebracht werden. Die Voranmeldung sollte abhängig von der

- SSW,
- Anzahl der zu entbindenden Kinder,
- Arbeitsdiagnose und
- dem Zustand (kritisch/nicht kritisch) der Patientin erfolgen.

Der Gemeinsame Bundesausschuss nimmt in der Qualitätssicherungs-Richtlinie Früh- und Reifgeborene (QFR-RL) keine Stellung zur Aufnahme von akuten Notfallpatientinnen in der Früh- oder Spätschwangerschaft oder zu präklinisch durch den Rettungsdienst begleiteten Geburten. Dennoch können aus der Richtlinie zur Entscheidung über die Zielklinik wichtige Hinweise für den Rettungsdienst abgeleitet werden: Der Rettungsdienst sollte die Schwangerschaftswoche als entscheidendes Kriterium heranziehen.

Das Versorgungskonzept des Gemeinsamen Bundesausschusses (2023) sieht vier Stufen vor, die in Tabelle 10.2 zusammengestellt sind.

Tab. 10.2: Zielklinik nach den Stufen der perinatologischen Versorgung (nach: Gemeinsamer Bundesausschuss 2023)

Versorgungsstufe	Bezeichnung	SSW	Besonderheiten
IV	Geburtsklinik	ab der 36+0 SSW	ohne zu erwartende Komplikationen
III	Perinataler Schwerpunkt	+ ab der 32+0 SSW	+ Schwangere mit Wachstumsretardierung des Fetus Schwangere mit insulinpflichtiger diabetischer Stoffwechselstörung ohne absehbare Gefährdung für Fetus bzw. Neugeborenes
II	Perinatalzentrum Level 2	++ ab 29+0 SSW	++ Schwangere mit Komplikationen, schweren schwangerschaftsassoziierten Erkrankungen, z. B. HELLP-Syndrom
I	Perinatalzentrum Level 1	+++ unter 29+0 SSW	+++ Schwangere mit Geburtskomplikationen oder/und kindlichen Komplikationen

Merke

- Entscheiden Sie nach der Schwangerschaftswoche!
- Fahren Sie bei bekannten fetalen Fehlbildungen ein Perinatalzentrum einer möglichst hohen Versorgungsstufe an!
- Vor allem in kritischen Versorgungssituationen von Neugeborenen sollten Sie einfache Kriterien für eine Entscheidungsfindung heranziehen.

10.5 Weitere Einsatzkräfte / Nachforderung

Die Strukturen zur präklinischen Versorgung von Schwangeren und Neugeborenen sind in Deutschland sowie in den Nachbarländern Österreich und der Schweiz heterogen und oft durch lokale Lösungen geprägt. Eine einheitliche Vorhaltung von Spezialisten, die von den Einsatzteams nachgefordert werden können, oder von Equipment für einen sicheren Transport des Neugeborenen ist nicht gegeben. Hinzu kommt die unterschiedliche Versorgungsqualität von Notfällen zwischen den städtischen Einsatzorten und ländlichen Regionen. Aus dieser Heterogenität resultiert eine individuelle Planung im Vorgehen der Einsatzkräfte. Jeder Mitarbeiter in der Notfallrettung muss sich über die örtlichen Gegebenheiten informieren.

Bei einer ungeplanten Geburt sollte das Einsatzteam grundsätzlich, nach der Entscheidung die Geburt vor Ort zu begleiten, einen zweiten Rettungswagen mit Transportinkubator, einen Notarzt und den Neugeborenennotarztdienst des nächsten Perinatalzentrums der Versorgungsstufe I nachfordern, denn im schlimmsten Fall müssen zwei Notfallpatienten gleichzeitig versorgt werden. Aus Sicht des Deutschen Hebammenverbandes (DHV) sollten Notärzte und Notfallsanitäter grundsätzlich versuchen, zeitnah eine Hebamme hinzuzuziehen. Das geschieht beispielsweise bereits in Zürich, wo grundsätzlich versucht wird, dass eine Hebamme bei allen Geburtsnotfällen auf den Rettungswagen zusteigt. In Hessen werden in den Landkreisen Fulda, Main-Kinzig-Kreis und Vogelsbergkreis in einem Projekt „Hebammen vor Ort" Hebammen zu Rettungsdiensteinsätzen mitalarmiert.

Hebammen sind im Rahmen ihrer Möglichkeiten zur Hilfe verpflichtet, auch wenn sie keinen Pflichtverstoß begehen, wenn sie nicht erreichbar sind, da sie strukturell nicht Teil der Notfallrettung sind. Hebammen, die bei einem geburtshilflichen Notfall den Rettungsdienst unterstützen, sind grundsätzlich über die Gruppen-Berufshaftpflichtversicherung des DHV versichert.

Praxistipp

Der Rettungsdienst erhält jederzeit (24/7/365) telefonische Unterstützung durch das Kreißsaalteam in der (Ziel-)Klinik. Lassen Sie sich über die Leitstelle verbinden oder speichern Sie die Telefonnummer am besten ab.

10.6 CRM: Zusammenarbeit mit Hebammen / in interprofessionellen Teams

In einem Gutachten zu den Ursachen von Geburtsschäden bei von freiberuflich tätigen Hebammen betreuten Geburten wurden als Hauptrisikofaktoren die Teamarbeit und die Kommunikation identifiziert (vgl. Niemeyer et al. 2018, S. 121). Konkret betrifft es die mangelhafte interdisziplinäre und interpersonelle Kommunikation, defizitäre Übergaben und eine fehlende gemeinsame Sprache mit dem Rettungsdienst. Auch Vorurteile zwischen den Berufsgruppen, ausgeprägte hierarchische Strukturen in den Kliniken und eine nicht vorhandene Fehlerkultur seitens des Rettungsdienstes verhindern oft eine effektive Zusammenarbeit.

Die Prinzipien des Crisis bzw. Crew Resource Managements (CRM) betonen seit vielen Jahren den Faktor Mensch in der interdisziplinären Zusammenarbeit in Notfallsituationen und dienen der Verbesserung der Teamarbeit. Wenn interprofessionelle Teams im Notfall zusammenarbeiten, hängt der Einsatzerfolg auch von einem gelebten CRM ab. Da dieses Thema ganze Bücher füllt, soll und kann in diesem Kapitel nur auf wichtige Inhalte und anhand ausgewählter Beispiele in Bezug auf die Zusammenarbeit von Notfallsanitäterinnen, Hebammen, Notärzten, Pflegefachkräften, Gynäkologen und Pädiaterinnen aus Sicht der Autoren eingegangen werden. Das grundsätzliche Wissen um CRM, wie die menschlichen Faktoren oder die 15 CRM-Leitsätze nach Gaba und Rall (vgl. Rall 2013, S. 141), wird als bekannt vorausgesetzt.

10.6.1 Beruf Hebamme

Der Beruf der Hebamme wurde mit Inkrafttreten des Hebammengesetzes (HebG) im Jahr 2020 akademisiert. Das duale Studium dauert sechs bis acht Semester und wird mit dem akademischen Grad Bachelor of Science abgeschlossen. Die Bezeichnung Hebamme gilt für alle Geschlechter gleichermaßen, der Begriff Entbindungspfleger wird nicht weitergeführt. Hebammen sind spezialisierte Fachkräfte für Schwangerschaft, Geburt und Wochenbett sowie die Stillzeit und darüber hinaus. Hebammen können angestellt oder freiberuflich arbeiten. Außerdem ist eine Tätigkeit mit oder ohne Geburtshilfe möglich. Geburten werden durch Hebammen in Kliniken, Geburtshäusern oder zu Hause begleitet. Außerhalb der Geburtshilfe decken Hebammen die Leistungen in der Geburtsvorbereitung, der Schwangerenvorsorge und der Wochenbettbetreuung ab.

Das Hebammengesetz sieht umfassende Kompetenzen für die selbstständige und umfassende Tätigkeit im stationären sowie ambulanten Bereich vor. Dazu gehört insbesondere, physiologisch verlaufende Geburten bei Schädellage selbstständig durchzuführen. Bei einem erhöhten Risiko, z. B. Beckenendlage oder Gemini, besteht für Hebammen eine Hinzuziehungspflicht von Ärzten. Die Behandlung von pathologischen Vorgängen bei Schwangeren ist Ärzten vorbehalten. Im Notfall sind Hebammen kompetent, die Wiederbelebungsmaßnahmen bei der Frau und dem Neugeborenen durchzuführen. Ein Arzt darf eine Entbindung ohne Hebamme nur in einem Notfall durchführen (§ 4 HebG). Das Berufsbild Hebamme ist durch Eigenständigkeit und einen hohen Kompetenzgrad geprägt.

10.6.2 Kommunikation

Ausgangspunkt jeder gelungenen Teamarbeit ist eine effektive und der Situation angepasste Kommunikation. Auch und gerade in Situationen, in denen wir unter Stress agieren, trägt ein ruhiger Tonfall im Team zur effektiven Kommunikation bei. Stress hat oft Auswirkungen auf die Modulation unserer Sprache; Sprechgeschwindigkeit und Tonhöhe nehmen zu, dies kann von anderen Teammitgliedern unterbewusst als aggressiv wahrgenommen werden und sorgt für Anspannung.

Wenn interprofessionelle Teams zusammenarbeiten, kann es, selbst wenn Fachsprache verwendet wird, zu Missverständnissen kommen, beispielsweise, wenn die Notfallsanitäterin dem Pädiater Midazolam im MAD® (Intranasal Mucosal Atomization Device) anbietet und dieser den Zusammenhang zwischen einem Benzodiazepin und dem mittleren arteriellen Druck (MAD) sucht. Deshalb müssen Abkürzungen vermieden oder erläutert werden und Kommunikationsschleifen geschlossen werden. Die Closed-Loop-Kommunikation ist ein sehr einfaches, aber immer noch zu wenig konsequent eingesetztes Mittel, um Missverständnisse aufzudecken. Der Sender adressiert seine Mitteilung an den Empfänger, der Empfänger wiederholt die Mitteilung (Read Back), worauf der Sender die Richtigkeit bestätigt (Hear Back) (vgl. St. Pierre und Hofinger 2014, S. 241).

10.6.3 10-für-10-Prinzip

Eines der effektivsten Mittel, um Teams zu führen und alle im Team vorhandenen Ressourcen zu nutzen, ist das 10-für-10-Prinzip (10 Sekunden für 10 Minuten). Im 10-für-10-Prinzip trägt der Teamleiter kurz alle Fakten zusammen (bildlich „10 Sekunden"), spricht z. B. eine Arbeitsdiagnose aus, um die mentalen Modelle im Team zusammenzuführen bzw. abzugleichen, trifft eine Entscheidung zum weiteren Vorgehen, fordert alle anwesenden Fachkräfte aktiv zu einem Speak Up auf und verteilt priorisierte Handlungsanweisungen im

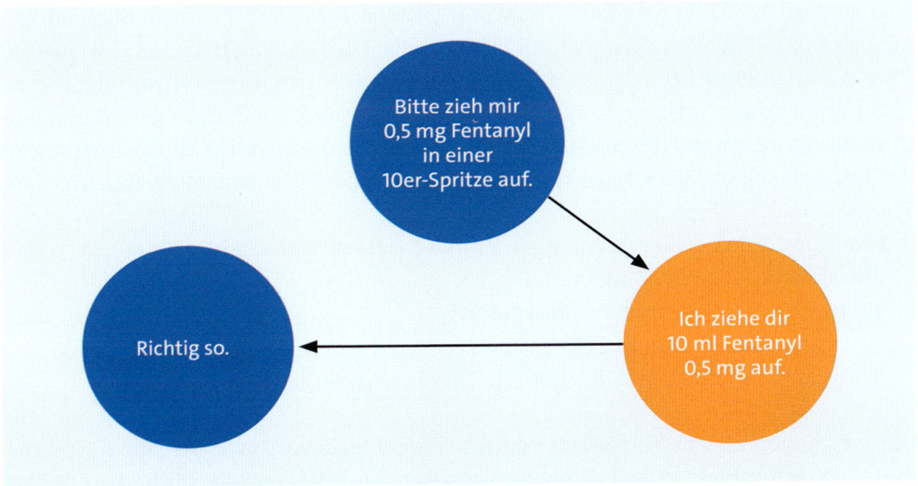

Abb. 10.9: Beispiel für eine Closed-Loop-Kommunikation

Closed-Loop-Verfahren. Auch der Worst Case kann vom Teamleader angesprochen werden, damit sich das Team darauf einstellen und vorbereiten kann; das nimmt Stress bei einer tatsächlich eintretenden Eskalation. Das 10-für-10-Prinzip sollte in jedem Einsatz im E des cABCDE, also im Primary Survey, standardisiert vom Teamleader initiiert werden. Dieses Prinzip sollte auch im Secondary Survey stattfinden bei Veränderungen der Einsatzlage, zur Kontrolle der Maßnahmen, bei dem Gefühl von Verantwortungsdiffusion, einer hohen Dynamik des Einsatzgeschehens oder persönlicher Überforderung. Während des Briefings sollte keiner an der Patientin arbeiten (Hands-off-Modus, Ausnahme: Reanimation und Beatmung), sondern die Aufmerksamkeit gilt der Teambesprechung (gleiches gilt für die Übergabe).

Die Erfahrung aus zahlreichen klinischen und präklinischen Situationen und Simulationen der Autoren zeigt deutlich, dass CRM nicht durch ein theoretisches Studium erlernt werden kann. CRM ist eine Kompetenz, die wir praktisch trainieren müssen. Bereits in der Ausbildung muss diese Kompetenz eine Selbstverständlichkeit im Alltag werden. Simulationstraining kann den Stress in Notfallsituationen deutlich reduzieren und die Kommunikationskultur optimieren, was wiederum die kognitive Leistungsfähigkeit der eingesetzten Kräfte und damit die Patientensicherheit erhöht.

10.6.4 Übergabe-Schema: ISBAR

Die strukturierte Übernahme oder Übergabe einer Patientin sollte immer nach einem einheitlichen Schema erfolgen. Das ISBAR-Schema (modifiziertes SBAR-Konzept nach Empfehlungen der WHO, GQMG, DGAI und des GRC) hilft, Informationen kurz, strukturiert und damit effektiv weiterzugeben (vgl. Pilz et al. 2020). Das ISBAR-Schema hat sich in vielen Fachrichtungen der Medizin weltweit etabliert (vgl. Holtel 2018).

Das ursprüngliche SBAR-Schema wurde um den Buchstaben <I> (Introduce) erweitert, um dem Umstand Rechnung zu tragen, dass in der Präklinik fast immer Ad-hoc-Teams aufeinandertreffen. Durch eine kurze Vorstellungsrunde kommt es zu einem sogenannten Aktivierungsphänomen: Alle Teammitglieder fühlen sich aufgenommen und werden in ihrer Wahrnehmung bestärkt, ein Teil des Teams zu sein und Mitverantwortung für die Patientin zu tragen (vgl. Lingard et al. 2005). Zudem können Kompetenzen geklärt und Aufträge adressiert werden (Person mit Namen ansprechen); dies führt zu einer verbesserten Teamarbeit. Das ISBAR-Schema umfasst fünf Kernpunkte zu einer Patientin und dem Team:

- Name und Funktion der Teammitglieder und der Name der Patientin (**I**ntroduce)
- ihre aktuelle Situation (**S**ituation)
- der Hintergrund zur Situation (**B**ackground)
- die Diagnostik und Therapie (**A**ssessment)
- der weitere Plan (**R**ecommendation) zur Patientenversorgung.

Es ist auch möglich, das ISBAR-Schema als Übernehmender anzuwenden; die so strukturierten Fragen führen schnell zu einem umfassenden Patientenbild, verhindern Gedankensprünge und das Vergessen von wichtigen Informationen.

Tab. 10.3: ISBAR-Schema

Introduce	Wer sind wir und um welchen Patienten geht es? – Namen und Funktionen der Teammitglieder – Name und Alter des Patienten
Situation	Was ist mit dem Patienten los? – Arbeitsdiagnose
Background	Was ist der klinische Hintergrund? – Unfallhergang – Auffindesituation – SAMPLER – OPQRST
Assessment	Diagnostik und Behandlung – cABCDE – Therapie
Recommendation	Welchen Plan verfolgen wir? – Plan – Risiken – Rückfragen

10.7 Rechtliche Aspekte einer präklinischen Geburt

Muss das Rettungsdienstpersonal die Geburt anzeigen?

Die Geburt eines Kindes muss binnen einer Woche beim für den Geburtsort zuständigen Standesamt angezeigt werden (§ 18 Personenstandsgesetz [PStG]). Anzeigepflichtig sind laut § 19 PStG die sorgeberechtigten Eltern oder jeder, der bei einer Geburt dabei war oder von einer Geburt erfahren hat, wenn die Eltern darin gehindert sind (§ 19), oder Träger von Einrichtungen (z. B. Krankenhäuser) (§ 20 PStG). Der Rettungsdienst wird nicht explizit im Gesetz erwähnt.

Was ist bei der Anzeige von Zwillings- oder Mehrlingsgeburten zu beachten?

Jede Geburt ist gesondert in das Geburtenregister einzutragen. Die zeitliche Abfolge der Geburten, also Erst- und Zweitgeborenes, muss klar ersichtlich sein (§ 23 PStG).

Wie wichtig ist die genaue Uhrzeit und der Ort der Geburt?

Im § 21 des PStG werden unter anderem explizit für das Geburtenregister die Angaben: Ort, Tag, Stunde und Minute der Geburt gefordert.

Was gilt bei einer Geburt in einem RTW?

Auch bei einer Geburt im Rettungswagen muss der Geburtsort genau festgehalten werden, dies kann auch eine Kilometerangabe auf der Landstraße sein. Für die Beurkundung ist zunächst das Standesamt zuständig, „in dessen Bezirk die Mutter das Fahrzeug verlässt“ (§ 32 Personenstandsverordnung [PStV]).

Zu welchem Zeitpunkt findet zivilrechtlich die Abgrenzung zwischen Leibesfrucht und Mensch statt?
„Die Rechtsfähigkeit eines Menschen beginnt mit der Vollendung der Geburt“ (§ 1 Bürgerliches Gesetzbuch [BGB]).

Wann handelt es sich um eine Lebendgeburt?
„Eine Lebendgeburt liegt vor, wenn bei einem Kind nach der Scheidung vom Mutterleib entweder das Herz geschlagen oder die Nabelschnur pulsiert oder die natürliche Lungenatmung eingesetzt hat“ (§ 31 Absatz 1 PStV).

Wie grenzt sich eine Totgeburt von einer Fehlgeburt ab?
In der Personenstandsverordnung steht hierzu im § 31 Absatz 2: „Hat sich keines der in Absatz 1 genannten Merkmale des Lebens gezeigt, gilt die Leibesfrucht als ein tot geborenes Kind im Sinne des § 21 Absatz 2 des Gesetzes, wenn
1. das Gewicht des Kindes mindestens 500 Gramm beträgt oder
2. das Gewicht des Kindes unter 500 Gramm beträgt, aber die 24. Schwangerschaftswoche erreicht wurde [...]“.

Eine Fehlgeburt (Abort) ist demnach ein Kind, das nach der vollständigen Entwicklung (Geburt) weder über einen Herzschlag oder eine pulsierende Nabelschnur oder eine Atmung verfügte, das Gewicht unter 500 Gramm betrug und die Entbindung vor der 24. SSW stattfand.

Darf ein Neugeborenes im Arm der Mutter transportiert werden?
Die StVO (§ 21 und § 21a) erlaubt keine Ausnahme: Patienten müssen immer mit den vorgeschriebenen Sicherheitsgurten im Kfz oder von denen im Rettungsdienst eingesetzten Medizinprodukten (Tragen o. Ä.) angeschnallt werden. Da eine Fahrtrage nicht für die Bedürfnisse eines Neugeborenen ausgelegt ist, sollte zu jedem Transport ein Transportinkubator oder bei gesunden Neugeborenen ein Maxi-Cosi® genutzt werden. In diesem kann das Neugeborene sicher angeschnallt und gewärmt transportiert werden.

11 Medikamente in der Schwangerschaft / Stillzeit

Bei den im Folgenden genannten Medikamenten und Dosierungen handelt es sich explizit um Erwachsenendosierungen. Auch diese sind individuell zu prüfen und die vorliegenden Angaben dienen als Orientierung und ersetzen keinesfalls eine fachliche Prüfung der Indikation und der Dosis.

Sämtliche Nebenwirkungen, Kontraindikationen und Interaktionen beziehen sich ausschließlich auf den Gebrauch in den genannten Indikationen im Notfall, nicht auf andere Anwendungsbereiche des Medikaments!

Praxistipp

Entscheidungen zur Arzneimitteltherapie in Schwangerschaft und Stillzeit können durch detaillierte Informationen und die Nutzen-Risiko-Abwägung von Embryotox unterstützt werden (www.embryotox.de). Die Website kinderformularium.de gibt sehr detailliert Auskunft über Dosierungen, Anwendungsgebiete und Nebenwirkungen für Medikamente im Kindesalter.

Dosierungshilfen für pädiatrische Notfälle bieten Apps wie z. B. PEDI Help oder auch manuelle Nachschlagehilfen wie das „Kindersicher Lineal“ oder die „DIVI-Kindernotfallkarte“.

11.1 Cafedrin / Theodrenalin

Cafedrin

Medikament	Cafedrin/Theodrenalin
Handelsname (Beispiel)	Akrinor®
Arzneimittelgruppe	Katecholamin
Dosis/Einheit	200 mg Cafedrin + 10 mg Theodrenalin/2 ml
Pharmakodynamik	
Indikation	**kritische Hypotonie** (wenn Volumengabe nicht ausreicht oder kontraindiziert ist)
Wirkung	Stimulation von beta-1-adrenergen Rezeptoren des Herzens periphere Vasokonstriktion Theodrenalin mit raschem Wirkeintritt und kurzer HWZ Cafedrin mit verzögertem Wirkeintritt aber längerer HWZ
Nebenwirkungen	Tachykardie und Extrasystolie pektanginöse Beschwerden
Maßnahmen bei Nebenwirkungen	symptomatische Therapie
Kontraindikationen	Unverträglichkeit/Allergie höhergradige Mitralklappenstenose
Schwangerschaft und Stillzeit	keine ausreichenden Daten (individuelle Nutzen-Risiko-Abwägung)
Interaktionen	MAO-Hemmer (Blutdruckkrisen möglich) Thiamin (rascher Abbau von Thiamin)
Dosierung	0,5 ml als Bolusgabe Repetitionsgabe nach 5 min möglich Maximaldosis 4 ml (2 Ampullen)
Pharmakokinetik	
Applikationsweg	intravenös oder intraossär
Applikationsgeschwindigkeit	schnell
Wirkeintritt	schnell
Wirkdauer	bis zu 1 h

Literatur

Bein B, Christ T, Eberhart LHJ (2017) Cafedrine/Theodrenaline (20:1) is an established alternative for the management of arterial hypotension in Germany. A review based on a systematic literature search. Front Pharmacol 21 (8): 68.

Deutsche Gesellschaft für Anästhesiologie und Intensivmedizin e. V. (Hrsg.) (2015) S1-Leitlinie „Prähospitale Notfallnarkose beim Erwachsenen". AWMF-Registernr. 001/030.

Eberhart L et al. (2021) Treatment of intraoperative hypotension with Cafedrine/Theodrenaline versus Ephedrine: a prospective, national, multicenter, non-interventional study – the HYPOTENS trial. Anaesthesist 70 (4): 298 – 307.

Ratiopharm GmbH (Hrsg.) (o. A.) Fachinformation Akrinor®. Ulm.

11.2 Fenoterol (intravenös)

Fenoterol
25 µg/ml

Medikament	Fenoterol
Handelsname (Beispiel)	Partusisten®
Arzneimittelgruppe	Beta-2-Sympathomimetikum
Dosis/Einheit	25 µg/1 ml → 0,025 mg/ml → **25 µg/ml** Verdünnung empfohlen
Pharmakodynamik	
Indikation	**Wehenhemmung** (Tokolyse)
Wirkung	Stimulation der Beta-2-Adrenorezeptoren Relaxierung der Uterusmuskulatur
Nebenwirkungen	Tachykardie Arrhythmien pektanginöse Beschwerden Muskelkrämpfe
Maßnahmen bei Nebenwirkungen	symptomatische Therapie
Kontraindikationen	im Notfall keine Kontraindikation
Schwangerschaft und Stillzeit	im Notfall keine Kontraindikation
Interaktionen	–
Dosierung	25 µg über 2 – 3 min Wiederholungsgabe in 15 min einmal möglich
Pharmakokinetik	
Applikationsweg	intravenös
Applikationsgeschwindigkeit	langsam (2 – 3 min)
Wirkeintritt	schnell
Wirkdauer	1 – 2 h

Verdünnung

1 ml Originalkonzentration + 4 ml NaCl 0,9 % → **5 µg/ml** (5-ml-Spritze)

Besonderheiten

Kann Off-Label auch bei schwerem Asthmaanfall verwendet werden.

Literatur

Dröge LA, Henrich W (2019) Geburtshilfliche Notfälle. Was Notfallmediziner wissen müssen. Notf Rett Med 22 (4): 347 – 362.

11.3 Fentanyl

fenta**NYL**
50 µg/ml

Medikament	Fentanyl
Handelsname (Beispiel)	Fentanyl-Janssen®
Arzneimittelgruppe	Opioidanalgetikum
Dosis/Einheit	0,5 mg/10 ml → 0,05 mg/ml → **50 µg/ml**
Pharmakodynamik	
Indikation	starke **Schmerzen** mit NRS ≥ 5 Narkoseeinleitung
Wirkung	Agonist am Opioidrezeptor analgetische und sedierende Wirkung 100-fache Potenz von Morphin
Nebenwirkungen	Atemdepression Bradykardie und Kreislaufdepression Sedierung Übelkeit und Erbrechen Verlust der Schutzreflexe Juckreiz
Maßnahmen bei Nebenwirkungen	Atemanweisungen geben assistierte oder kontrollierte Beatmung Naloxon als Antidot
Kontraindikationen	Unverträglichkeit/Allergie Ateminsuffizienz
Schwangerschaft und Stillzeit	Die Anwendung in der Schwangerschaft wird von den Herstellern in der Regel abgelehnt oder nur nach kritischer Nutzen-Risiko-Abwägung empfohlen. Embryotox hingegen empfiehlt Fentanyl als Opioidanalgetikum der ersten Wahl.
Interaktionen	–
Dosierung	intravenöser oder intraossärer Bolus 50 µg Repetition alle 5 min bis max. 200 µg (4 ml) möglich intranasaler Bolus 2,0 µg/kg KG
Pharmakokinetik	
Applikationsweg	intravenös, intraossär oder intranasal
Applikationsgeschwindigkeit	intravenös oder intraossär langsam intranasal schnell
Wirkeintritt	schnell
Wirkdauer	30 min

Literatur

Deutsche Gesellschaft für Unfallchirurgie e. V. (Hrsg.) (2022) S3-Leitlinie „Polytrauma/Schwerverletzten-Behandlung“. AWMF-Registernr. 187-023.

Deutsche Interdisziplinäre Vereinigung für Intensiv- und Notfallmedizin e. V. (Hrsg.) (2023) DIVI-Kindernotfallkarte. Berlin.

11.4 Gelatinelösung

Medikament	Gelatinelösung 4 %
Handelsname (Beispiel)	Gelafundin®
Arzneimittelgruppe	hyperosmolare Infusionslösung
Dosis/Einheit	500 ml Infusionslösung (Gelatine **40 mg/ml**)
Pharmakodynamik	
Indikation	schwerer **Volumenmangelschock**
Wirkung	Erhöhung des intravasalen Volumens durch Steigerung des onkotischen Drucks im Gefäßsystem
Nebenwirkungen	allergische Reaktionen Hypervolämie
Maßnahmen bei Nebenwirkungen	symptomatische Therapie
Kontraindikationen	Unverträglichkeit/Allergie
Schwangerschaft und Stillzeit	im Notfall keine Kontraindikation
Interaktionen	–
Dosierung	500 ml initial als Bolus, Repetition möglich nach Wirkung
Pharmakokinetik	
Applikationsweg	intravenös
Applikationsgeschwindigkeit	schnell
Wirkeintritt	schnell
Wirkdauer	intravasale Verweildauer bis zu 3 h
Literatur	
Deutsche Gesellschaft für Anästhesiologie und Intensivmedizin e. V. (Hrsg.) (2020) S3-Leitlinie „Intravasale Volumentherapie bei Erwachsenen“. AWMF-Registernr. 001-020.	

11.5 Magnesium

Magnesium
200 mg/ml

Medikament	Magnesiumsulfat 20%
Handelsname (Beispiel)	Magnesium Verla® 20%
Arzneimittelgruppe	Kalziumantagonist
Dosis/Einheit	2.000 mg/10 ml → **200 mg/ml**
Pharmakodynamik	
Indikation	**Krampfanfall bei Präeklampsie/ Eklampsie**
Wirkung	Der genaue Wirkmechanismus ist unbekannt. Zellmembranstabilisierung durch Kalziumantagonismus.
Nebenwirkungen	Wärmegefühl
	Flush
	Blutdruckabfall und Hypotonie
	Übelkeit und Erbrechen
Maßnahmen bei Nebenwirkungen	symptomatische Therapie
Kontraindikationen	im Notfall keine Kontraindikation
Schwangerschaft und Stillzeit	im Notfall keine Kontraindikation
Interaktionen	–
Dosierung	4.000 – 6.000 mg
Pharmakokinetik	
Applikationsweg	intravenös oder intraossär
Applikationsgeschwindigkeit	Kurzinfusion mit 100 ml NaCl 0,9 % über 20 min
Wirkeintritt	schnell
Wirkdauer	4 – 6 h

Literatur

Deutsche Gesellschaft für Gynäkologie und Geburtshilfe e. V. (Hrsg.) (2024) S2k-Leitlinie „Hypertensive Erkrankungen in der Schwangerschaft (HES): Diagnostik und Therapie“. AWMF-Registernr. 015-018.

11.6 Metamizol

Metamizol
500 mg/ml

Medikament	Metamizol
Handelsname (Beispiel)	Novalgin®
Arzneimittelgruppe	Nicht-Opioidanalgetikum
Dosis/Einheit	1.000 mg/2 ml → **500 mg/ml**
Pharmakodynamik	
Indikation	**abdominelle Schmerzen** mit NRS ≥ 5 Nierenkolik/Gallenkolik
Wirkung	Hemmung der Cyclooxygenase mit verminderter Prostaglandinsynthese und peripher analgetischer Wirkung zusätzliche Aktivierung des Endocannabinoid- und Opioidsystems periphere und zentrale Analgesie, antipyretische und spasmolytische Wirkung
Nebenwirkungen	Hypotonie und Schock (bei zu schneller Injektion) (Reflex-)Tachykardie Anaphylaxie schwere Blutbildungsstörungen (Agranulozytose)
Maßnahmen bei Nebenwirkungen	Flachlagerung und Volumentherapie (VEL)
Kontraindikationen	Unverträglichkeit/Allergie
Schwangerschaft und Stillzeit	Auf die Verwendung von Metamizol sollte während der Schwangerschaft möglichst verzichtet werden. Im Notfall nur nach kritischer Nutzen-Risiko-Abwägung.
Interaktionen	Wirkungsabschwächung von Acetylsalicylsäure
Dosierung	Erwachsene 1.000 mg als Kurzinfusion
Pharmakokinetik	
Applikationsweg	intravenös
Applikationsgeschwindigkeit	Kurzinfusion mit 100 ml NaCl 0,9 % über 15 min
Wirkeintritt	schnell
Wirkdauer	4 – 6 h

Verdünnung

2 ml Originalkonzentration + 100 ml NaCl 0,9 % → Kurzinfusion

Besonderheiten

Keine Bolusgabe wegen Kreislaufwirkung!

Literatur

Arbeitskreis Harnsteine der Akademie der Deutschen Urologen, Deutsche Gesellschaft für Urologie e. V. (2019) S2k-Leitlinie zur Diagnostik, Therapie und Metaphylaxe der Urolithiasis. AWMF-Registernr. 043-025.

11.7 Midazolam

Midazolam
1 mg/ml

Medikament	Midazolam
Handelsname (Beispiel)	Dormicum®
Arzneimittelgruppe	Benzodiazepin
Dosis/Einheit	5 mg/5 ml → **1 mg/ml** 15 mg/3 ml → **5 mg/ml**
Pharmakodynamik	
Indikation	**Krampfanfall** (Analgo-)Sedierung
Wirkung	Die Bindung an Benzodiazepin-Bindungsstelle von GABA-Rezeptoren erhöht die Durchlässigkeit des Rezeptors für Chlorid und führt somit zu einer Hyperpolarisation im ZNS. antikonvulsive, sedierende, anxiolytische und zentral muskelrelaxierende Wirkung
Nebenwirkungen	paradoxe Wirkung (Agitation v. a. bei älteren Patienten) Vigilanzminderung und Amnesie Atemdepression
Maßnahmen bei Nebenwirkungen	Atemanweisungen geben assistierte oder kontrollierte Beatmung Flumazenil als Antidot
Kontraindikationen	Unverträglichkeit/Allergie schwere Ateminsuffizienz
Schwangerschaft und Stillzeit	im Notfall keine Kontraindikation
Interaktionen	Wirkverstärkung anderer sedierender Medikamente/Drogen
Dosierung Erwachsene	**Krampfanfall** → 5 mg intravenös → 10 mg intranasal oder intramuskulär **(Analgo-)Sedierung** → 1 mg intravenös (bis zu 0,2 mg/kg KG)
Pharmakokinetik	
Applikationsweg	intravenös, intranasal oder intramuskulär
Applikationsgeschwindigkeit	intravenös oder intramuskulär langsam intranasal schnell über MAD®
Wirkeintritt	schnell
Wirkdauer	45–90 min

Literatur

Deutsche Gesellschaft für Neurologie e. V. (Hrsg.) (2020) S2k-Leitlinie „Status epilepticus im Erwachsenenalter“. AWMF-Registernr. 030/079.

Deutsche Gesellschaft für Psychiatrie und Psychotherapie, Psychosomatik und Nervenheilkunde e. V. (Hrsg.) (2019) S2k-Leitlinie „Notfallpsychiatrie“. AWMF-Registernr. 038-023.

Deutsche Gesellschaft für Unfallchirurgie e. V. (Hrsg.) (2022) S3-Leitlinie „Polytrauma/Schwerverletzten-Behandlung“. AWMF-Registernr. 187-023.

11.8 Oxytocin

OXYTOcin
3 I. E./ml

Medikament	Oxytocin
Handelsname (Beispiel)	Syntocinon®
Arzneimittelgruppe	Peptidhormon des Hypothalamus
Dosis/Einheit	3 I. E./ml → **3 I. E./ml** **Verdünnung empfohlen**
Pharmakodynamik	
Indikation	kritische **postpartale Blutung** (Uterusatonie)
Wirkung	direkter Agonist an Oxytocinrezeptoren des Uterusmyometriums, dadurch Kontraktion der Muskulatur
Nebenwirkungen	Tachykardie oder Bradykardie Herzrhythmusstörungen Übelkeit und Erbrechen
Maßnahmen bei Nebenwirkungen	symptomatische Therapie
Kontraindikationen	Unverträglichkeit/Allergie sonst im Notfall keine relevanten Kontraindikationen
Schwangerschaft und Stillzeit	–
Interaktionen	–
Dosierung	3 I. E. als langsamer Bolus einmalige Repetition nach frühestens 5 min möglich
Pharmakokinetik	
Applikationsweg	intravenös oder intraossär
Applikationsgeschwindigkeit	langsam (über eine Minute)
Wirkeintritt	schnell
Wirkdauer	wenige Minuten

Verdünnung

1 ml Originalkonzentration + 9 ml NaCl 0,9 % → **0,3 I. E./ml**

Besonderheiten

Für Oxytocin bestehen zahlreiche Kontraindikationen, die jedoch in der strikten Indikation „kritische postpartale Blutung (Atonie)“ nicht relevant sind.

Literatur

Deutsche Gesellschaft für Gynäkologie und Geburtshilfe e. V. (Hrsg.) (2022) S2k-Leitlinie „Peripartale Blutungen, Diagnostik und Therapie“. AWMF-Registernr. 015/063.

11.9 Tranexamsäure

Tranexamsäure
100 mg/ml

Medikament	Tranexamsäure
Handelsname (Beispiel)	Cyklokapron®
Arzneimittelgruppe	Antifibrinolytikum
Dosis/Einheit	500 mg/5 ml → **100 mg/ml**
Pharmakodynamik	
Indikation	**Hyperfibrinolyse**
	hämorrhagischer Schock
Wirkung	Hemmung der Fibrinolyse durch reversiblen Antagonismus am Plasminogen (keine Umwandlung zu Plasmin)
	Stabilisierung des Fibrinnetzes
Nebenwirkungen	Hautausschlag und Rötung
	Vorhofflimmern
	Sehstörungen
	Hypotonie (bei zu schneller Injektion)
	erhöhtes Thromboembolierisiko bei Prädisposition (Schlaganfall, Herzinfarkt, Lungenembolie)
Maßnahmen bei Nebenwirkungen	symptomatische Therapie
Kontraindikationen	Unverträglichkeit/Allergie
	Thrombosen
Schwangerschaft und Stillzeit	im Notfall keine Kontraindikation
Interaktionen	–
Dosierung	Erwachsene → 1.000 mg als Kurzinfusion
Pharmakokinetik	
Applikationsweg	intravenös
Applikationsgeschwindigkeit	langsam als Kurzinfusion (über 10 min)
Wirkeintritt	schnell
Wirkdauer	3 – 5 h

Literatur

Deutsche Gesellschaft für Unfallchirurgie e. V. (Hrsg.) (2022) S3-Leitlinie „Polytrauma/ Schwerverletzten-Behandlung". AWMF-Registernr. 187-023.

11.10 Urapidil

Urapidil
5 mg/ml

Medikament	Urapidil
Handelsname (Beispiel)	Ebrantil®
Arzneimittelgruppe	Antihypertensivum Alpha-1-Blocker
Dosis/Einheit	50 mg/10 ml → **5 mg/ml**
Pharmakodynamik	
Indikation	**hypertensiver Notfall** mit Blutdruckwerten > 180 mmHg
Wirkung	direkter Antagonist an peripheren Alpha-1-Adrenorezeptoren zusätzlich zentrale Sympathikushemmung
Nebenwirkungen	übermäßiger Blutdruckabfall Übelkeit und Erbrechen (Reflex-)Tachykardie Arrhythmien
Maßnahmen bei Nebenwirkungen	Flachlagerung Infusionstherapie mit kristalloider Infusionslösung Akrinor® als Antidot
Kontraindikationen	Unverträglichkeit/Allergie hochgradige Aorten- oder Mitralklappenstenose
Schwangerschaft und Stillzeit	im Notfall keine Kontraindikation
Interaktionen	–
Dosierung	5 mg als Bolus Repetition mit 5 mg bis zum gewünschten Effekt Maximaldosis 50 mg
Pharmakokinetik	
Applikationsweg	intravenös
Applikationsgeschwindigkeit	langsam
Wirkeintritt	schnell
Wirkdauer	1–3 h

Besonderheiten

Vorsicht: RR-Senkung maximal um 25 %, Zielblutdruck in der Schwangerschaft minimal systolisch 160 mmHg!

Literatur

Deutsche Gesellschaft für Gynäkologie und Geburtshilfe e. V. (Hrsg.) (2024) S2k-Leitlinie „Hypertensive Erkrankungen in der Schwangerschaft (HES): Diagnostik und Therapie“. AWMF-Registernr. 015-018.

Dodt C (2020) Antihypertensiva im Notfall. Notf Rett Med 23 (6): 452–456.

Hummitzsch L, Meyborn P, Böhm R (2015) Antihypertensiva. Notfallmedizin up2date 10 (4): 298–300.

Williams B et al. (2018) 2018 ESC/ESH Guidelines for the management of arterial hypertension. Eur Heart J 39 (33): 3021–3104.

Anhang

Leitsymptom „Vaginale Blutung“

A Blutungsanamnese

Grundsätzlich sollte bei jeder Frau im gebärfähigen Alter (Kap. 1.1) nach einer möglichen Schwangerschaft gefragt werden. Geburtshilfliche Blutungen können somit von Blutungen mit gynäkologischer Ursache abgegrenzt werden.

Es muss immer zwischen inneren und äußeren Blutungen unterschieden werden. Die sichtbaren geburtshilflichen Blutungen sind immer vaginale Blutungen, d. h., der Blutaustritt erfolgt aus der Scheide. Die Ursachen hierfür sind vielfältig und können im kompletten Genitaltrakt liegen, d. h. in Vulva, Vagina, Zervix oder Uterus.

Merke

Alle akuten (frische, hellrote) Blutungen in der Schwangerschaft, die mindestens periodenstark sind, stellen einen Notfall dar!

Das Symptom „vaginale Blutung“ sollte immer durch äußere Inspektion beurteilt werden. So lässt sich die aktuelle Stärke und Farbe der Blutung bestimmen. Hierbei ist besonders auf die Intimsphäre der Frau zu achten! Zusätzlich ist eine detaillierte Anamnese der Frau empfehlenswert. Folgende Fragen können hierzu hilfreich sein:

- Wann war die letzte normale Menstruationsblutung? Wie lange dauert(e) der Zyklus? Vergleichen Sie die normale Zykluslänge mit dem jetzigen Abstand zur letzten Regelblutung (Kap. 1.1), häufig sind es vier Wochen.
- Seit wann besteht die Blutung bzw. wie lange dauert sie schon?
- Ist die Blutung unterperiodenstark, periodenstark oder überperiodenstark?
- Sind in der Schwangerschaft bereits Blutungen aufgetreten?
- Handelt es sich eventuell um eine Kontaktblutung durch z. B. Geschlechtsverkehr oder eine vaginale Untersuchung?
- Hat möglicherweise eine Fremdkörperverletzung, ein Trauma, ein sexueller Übergriff oder eine Vergewaltigung stattgefunden?

In der Schwangerschaft kann eine vaginale Blutung folgende Ursachen haben und mit den angegebenen Blutungsstärken und Merkmalen auftreten:

- EUG: evtl. Schmierblutung
- Eileiterruptur: nur wenig vaginal, v. a. in die freie Bauchhöhle (akutes Abdomen)
- Abort: mäßig bis stark, ggf. Abgang von Abortmaterial
- Kontaktblutung: unterperiodenstark (Anamnese!)
- Placenta praevia: hellrot, evtl. mit Koagelabgang (Abb. A.1), Intensität variabel; oft annoncierend (Episoden in Schwangerschaft)
- vorzeitige Plazentalösung: dunkelrote Schmierblutung sichtbar, aber starke Blutung nach innen.

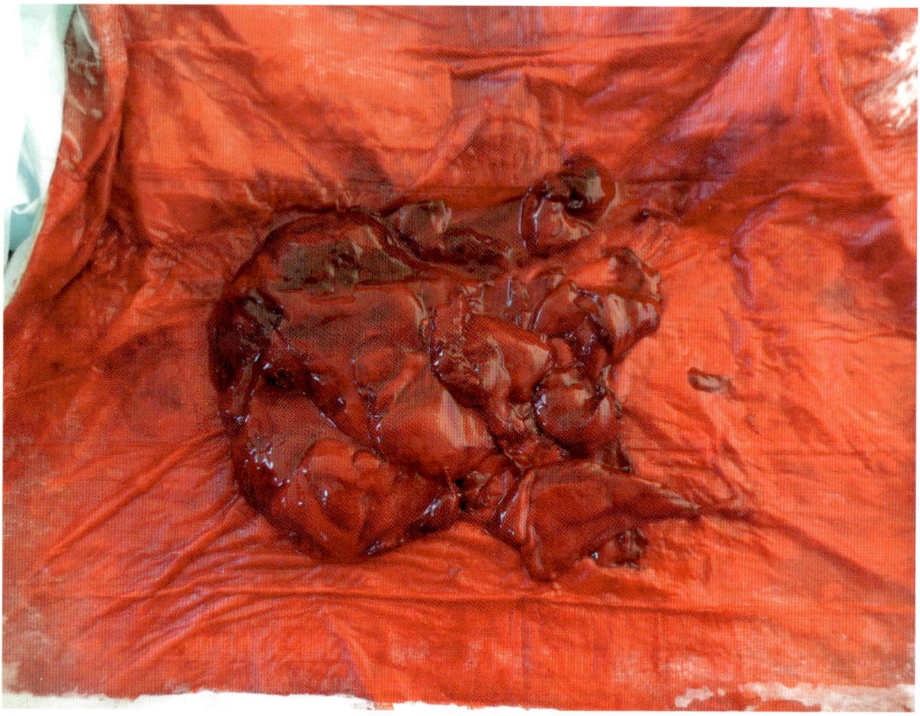

Abb. A.1: Koagel ist extravasal geronnenes Blut in Form eines Klumpens. Bei einer vaginalen Blutung geht dieser z. T. mit der akuten Blutung ab.

Blutungen bei der Geburt können folgende Ursachen haben und mit den angegebenen Blutungsstärken und Merkmalen auftreten:

- Vasa praevia: vaginale Blutung nach Blasensprung, Stärke je nach Größe des rupturierten Gefäßes
- Zeichnungsblutung: gering, blutig-schleimig unter Wehen → physiologisch!
- Uterusruptur: vaginale Blutung möglich, hauptsächlich jedoch abdominal.

Hinweis auf innere Blutungen liefern meist entsprechende Begleitsymptome, z. B. Schmerzen (Tab. A.1), oder die Anamnese. Falls der sichtbare Blutverlust nicht der Kreislaufsituation entspricht, sollten ebenfalls innere Blutungen ausgeschlossen werden.

Tab. A.1: Ursache und Merkmale von Schmerzen in der Schwangerschaft

	Onset (Beginn)	**Provocation/ Palliation** (Verstärkung/Linderung)	**Quality** (Charakter)	**Radiation** (Ort/Ausstrahlung)	**Severity** (Stärke)	**Time** (Verlauf)
EUG				abdominal, meist einseitig		
Tubenruptur	plötzlich		Zerreißungsschmerz	einseitig abdominal		
Abort				abdominal		wehenartig
Vorzeitige Plazentalösung	plötzlich		Wehen bis Dauerkontraktion			
HELLP-Syndrom				Oberbauch rechts		
Wehen		Linderung z. T. möglich			leicht bis stark	kommend und gehend, zunehmend an Häufigkeit, Dauer und Intensität
Uterusruptur			Wehentätigkeit bis Wehensturm		stärkste!	

B Blutverlust schätzen / messen

Es gibt verschiedene Methoden, den Blutverlust zu beurteilen: die visuelle Einschätzung, die direkte und indirekte Methode (vgl. Diaz, Abalos und Carroli 2018).

Bei der visuellen Einschätzung wird vom Fachpersonal die Menge des verlorenen Blutes betrachtet und anschließend das Volumen geschätzt. Vorteil dieser Methode ist, dass sie in jedem Setting durchführbar und kein Material notwendig ist. Sie ist aber sehr ungenau und die Blutmenge wird oft zu gering eingeschätzt. Als visuelle Anhaltspunkte, um den Blutverlust abzuschätzen, kann Folgendes dienen:

- kleine Damenbinde: 30 ml
- große Damenbinde/Saugkompresse: 100 ml (Abb. A.2)
- Einmal-Krankenunterlage: 250 ml
- Nierenschale: 500 ml
- 1 m^2 Blutlache: 1.000 ml

Praxistipp

Falls die Blutung schon vor dem Eintreffen des Rettungsdienstes bestand, lassen Sie sich – falls möglich – von der Frau bereits ausgetauschte blutige Binden oder ggf. Fotos davon zeigen, um den bisherigen Blutverlust einschätzen zu können.

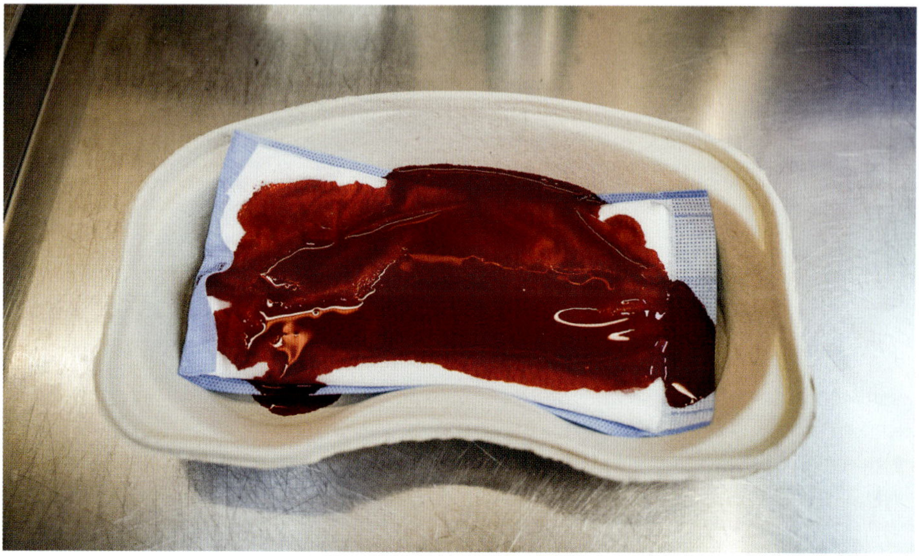

Abb. A.2: Saugkompresse (ca. 100 ml)

Die indirekte Methode besteht aus dem Wiegen von blutgetränkten Materialien mit Abzug der Trockengewichte.

Anhand eines sterilen Tuches mit Trichterteil und Skala zum Auffangen des Blutes unter dem Gesäß der Mutter wird bei der direkten Methode der Blutverlust gemessen. Hierbei kommt man im Gegensatz zur visuellen Einschätzung zum „tatsächlichen“ Blutverlust.

Unabhängig von der Methode sollte der gesamte Blutverlust immer dokumentiert und bei der Übergabe in der Klinik genannt werden.

Merke

Wichtiger, als die exakte Menge des Blutverlusts zu bestimmen, ist, dessen negative Auswirkungen bis hin zum hämorrhagischen Schock zu beobachten und sicher zu bewerten!

Literaturverzeichnis

Aktas B, Weber M (o. J.) Notfälle in der Gynäkologie und Geburtshilfe. Notfallsanitäter 24.

Alvarez L, Cayol V (2016) Psychologie der Schwangerschaft. Herder, Freiburg im Breisgau, Wien.

Arbeitskreis Harnsteine der Akademie der Deutschen Urologen, Deutsche Gesellschaft für Urologie e. V. (DGU) (Hrsg.) (2019) S2k-Leitlinie zur Diagnostik, Therapie und Metaphylaxe der Urolithiasis. AWMF-Registernr. 043-025.

Ärztliches Zentrum für Qualität in der Medizin (Hrsg.) (o. J.) Depression – Schwangerschaft und Geburt. www.patienten-information.de/kurzinformationen/depression-schwangerschaft-geburt (Abruf: 17. April 2023).

Aust H (2018) Physiologische Veränderungen in der Schwangerschaft. In: Kranke P (Hrsg.) Die geburtshilfliche Anästhesie. Springer, Berlin, S. 77 – 100.

Avenarius S (2017) Wärmepflege bei Frühgeborenen. Neonatologie Scan 6 (1): 71 – 83.

Badke-Schaub P (2012) Handeln in Gruppen. In: Badke-Schaub P, Hofinger G, Lauche K (Hrsg.) Human Factors. Psychologie sicheren Handelns in Risikobranchen. 2. Aufl., Berlin, Heidelberg, Springer, S. 121 – 140.

Bahnsen J, Hüneke B, Hinz W (2019) Notfälle in der Schwangerschaft. In: Enke K, Flemming A, Hündorf H-P, Knacke P, Rupp P (Hrsg.) LPN. Lehrbuch für präklinische Notfallmedizin. Bd. 1, 6. Aufl., Stumpf + Kossendey, Edewecht, S. 597 – 614.

Bauer S, Kötter C (2020) Aktualisierte Kriterien für die außerklinische Geburtshilfe zur Entscheidung über den Geburtsort. Gynäkologe 53 (11): 789 – 794.

Bein B, Christ T, Eberhart LHJ (2017) Cafedrine/Theodrenaline (20:1) is an established alternative for the management of arterial hypotension in Germany. A review based on a systematic literature search. Front Pharmacol 21 (8): 68.

Bundesärztekammer, Kassenärztliche Bundesvereinigung (Hrsg.) (2020) Ultraschall als „Babyfernsehen“ wird ab 2021 verboten. www.aerzteblatt.de/nachrichten/119505/Ultraschall-als-Babyfernsehen-wird-ab-2021-verboten (Abruf: 17. April 2023).

Bundesministerium für Familie, Senioren, Frauen und Jugend (BMFSFJ) (Hrsg.) (2019) Beratung & Geburt Vertraulich. Für Rettungsleitstellen und im Rettungsdienst Beschäftigte. Informationen zur vertraulichen Geburt auf einen Blick. Berlin.

Bundesministerium für Familie, Senioren, Frauen und Jugend (BMFSFJ) (Hrsg.) (2020) Beratung & Geburt Vertraulich. Spezielle Informationen für Mitarbeiterinnen und Mitarbeiter im Rettungsdienst. Berlin.

Campbell JE, Alson RL (2018) Präklinische Traumatologie. 8. Aufl., Hogrefe, Bern.

Chalubinski KM (2016) Normale Geburt. In: Schneider H, Husslein P, Schneider K-T (Hrsg.), S. 663 – 686.

Deutsche Diabetes Gesellschaft e. V. (DDG) (Hrsg.) (2018) S3-Leitlinie „Gestationsdiabetes mellitus (GDM). Diagnostik, Therapie und Nachsorge“. AWMF-Registernr. 057-008.

Deutsche Gesellschaft für Anästhesiologie und Intensivmedizin e. V. (DGAI) (Hrsg.) (2015) S1-Leitlinie „Prähospitale Notfallnarkose beim Erwachsenen“. AWMF-Registernr. 001/030.

Deutsche Gesellschaft für Anästhesiologie und Intensivmedizin e. V. (DGAI) (Hrsg.) (2020a) S3-Leitlinie „Intravasale Volumentherapie bei Erwachsenen“. AWMF-Registernr. 001-020.

Deutsche Gesellschaft für Anästhesiologie und Intensivmedizin e. V. (DGAI) (Hrsg.) (2020b) S1-Leitlinie „Die geburtshilfliche Analgesie und Anästhesie". AWMF-Registernr. 001-038.

Deutsche Gesellschaft für Gynäkologie und Geburtshilfe e. V. (DGGG) (Hrsg.) (2024) S2k-Leitlinie „Hypertensive Erkrankungen in der Schwangerschaft (HES): Diagnostik und Therapie". AWMF-Registernr. 015-018.

Deutsche Gesellschaft für Gynäkologie und Geburtshilfe e. V. (DGGG) (Hrsg.) (2020a) S2k-Leitlinie „Geburtseinleitung". AWMF-Registernr. 015-088.

Deutsche Gesellschaft für Gynäkologie und Geburtshilfe e. V. (DGGG) (Hrsg.) (2020b) S3-Leitlinie „Vaginale Geburt am Termin". AWMF-Registernr. 015-083.

Deutsche Gesellschaft für Gynäkologie und Geburtshilfe e. V. (DGGG) (Hrsg.) (2022) S2k-Leitlinie „Peripartale Blutungen, Diagnostik und Therapie". AWMF-Registernr. 015/063.

Deutsche Gesellschaft für Psychiatrie und Psychotherapie, Psychosomatik und Nervenheilkunde e. V. (DGPPN) (2019) S2k-Leitlinie „Notfallpsychiatrie". AWMF-Registernr. 038-023.

Deutsche Gesellschaft für Unfallchirurgie e. V. (DGU) (Hrsg.) (2022) S3-Leitlinie „Polytrauma/Schwerverletzten-Behandlung". AWMF-Registernr. 187-023.

Deutsche Interdisziplinäre Vereinigung für Intensiv- und Notfallmedizin e. V. (DIVI) (Hrsg.) (2023) DIVI-Kindernotfallkarte. Berlin.

Deutscher Berufsverband Rettungsdienst e. V. (DBRD) (Hrsg.) (2024) Muster-Algorithmen 2024 zur Umsetzung des Pyramidenprozesses im Rahmen des NotSanG. Lübeck.

Deutscher Hebammenverband e. V. (DHV) (Hrsg.) (2014) Schwangerenvorsorge durch Hebammen. 3. Aufl., Hippokrates, Stuttgart.

Deutscher Hebammenverband e. V. (DHV) (Hrsg.) (o. J.) Hebammenhilfe. Was steht Ihnen zu? www.hebammenverband.de/familie/hebammenhilfe (Abruf: 17. April 2023).

Deutscher Rat für Wiederbelebung – German Resuscitation Council e. V. (GRC) (Hrsg.) (2021) Reanimation 2021. Leitlinien kompakt. Ulm.

Diaz V, Abalos E, Carroli G (2018) Methoden zur Schätzung des Blutverlusts nach vaginalen Geburten, um die mütterliche Gesundheit zu verbessern. www.cochrane.org/de/CD010980/PREG_methoden-zur-schatzung-des-blutverlusts-nach-vaginalen-geburten-um-die-mutterliche-gesundheit-zu (Abruf: 18. April 2023).

Dodt C (2020) Antihypertensiva im Notfall. Notf Rett Med 23 (6): 452 – 456.

Dorn A (2003) Posttraumatische Belastungsstörung (PTBS) nach Entbindung. Ein Modellentwurf zu subjektiven und objektiven Einflussfaktoren auf der Grundlage einer explorativen Studie. Shaker, Saint-Martin d'Heres.

Dröge LA, Henrich W (2019) Geburtshilfliche Notfälle. Was Notfallmediziner wissen müssen. Notf Rett Med 22 (4): 347 – 362.

Eberhart L et al. (2021) Treatment of intraoperative hypotension with cafedrine/theodrenaline versus ephedrine: A prospective, national, multicenter, non-interventional study – the HYPOTENS trial. Anaesthesist 70 (4): 298 – 307.

European Resuscitation Council (ERC)/German Resuscitation Council (GRC) (Hrsg.) (2021) ERC-Reanimationsleitlinien 2021. Notf Rett Med: 271 – 750.

Flanagan B, Lord B, Barens M (2017) Is unplanned out-of-hospital birth managed by paramedics 'infrequent', 'normal' and 'uncomplicated'? BMC Pregnancy and Childbirth 17, 436: 1 – 9.

Franz M, Kainer F, Husslein P (2016) Physiologie des mütterlichen Organismus und Erkrankungen in der Schwangerschaft. In: Schneider H, Husslein P, Schneider K-T (Hrsg.), S. 395–448.

Geist C, Bauer NH (2020) Betreuung und Visite im Wochenbett. In: Stiefel A, Brendel K, Bauer N (Hrsg.), S. 792–826.

Gemeinsamer Bundesausschuss (Hrsg.) (2015) Informationen zum Angebot der gesetzlichen Krankenversicherung. HIV-Test für Frauen in der Schwangerschaft. Berlin.

Gemeinsamer Bundesausschuss (Hrsg.) (2021) Mutterpass. Berlin.

Gemeinsamer Bundesausschuss (Hrsg.) (2022) Richtlinien des Gemeinsamen Bundesausschusses über die ärztliche Betreuung während der Schwangerschaft und nach der Entbindung („Mutterschafts-Richtlinien"). Bundesanzeiger AT 26.11.2021 B4.

Gemeinsamer Bundesausschuss (Hrsg.) (2023) Qualitätssicherungs-Richtlinie Früh- und Reifgeborene. Richtlinie über Maßnahmen zur Qualitätssicherung der Versorgung von Früh- und Reifgeborenen – QFR-RL. Berlin.

Gerstner GJ, Gschwendtner A (2014) Trauma und Schwangerschaft. Frauenheilkunde up2date 8 (1): 41–60.

Gesellschaft für Neonatologie und Pädiatrische Intensivmedizin e. V. (GNPI) (Hrsg.) (2017) S2k-Leitlinie „Betreuung von Neugeborenen diabetischer Mütter". AWMF-Registernr. 024-006.

Gesellschaft für Neonatologie und Pädiatrische Intensivmedizin e. V. (GNPI) (Hrsg.) (2020) S2k-Leitlinie „Frühgeborene an der Grenze der Lebensfähigkeit". AWMF-Registernr. 024-019.

Gesellschaft für Neonatologie und Pädiatrische Intensivmedizin e. V. (GNPI) (Hrsg.) (2013) S2k-Leitlinie „Behandlung der neonatalen Asphyxie unter besonderer Berücksichtigung der therapeutischen Hypothermie". AWMF-Registernr. 024/023.

Gesellschaft für Qualität in der außerklinischen Geburtshilfe e. V. (QUAG) (Hrsg.) (2022) Qualitätsbericht 2021. Außerklinische Geburtshilfe in Deutschland. Storkow.

GKV-Spitzenverband (Hrsg.) (2018) Hebammenhilfevertrag. Anlage 1.2 Leistungsbescheinigung zum Vertrag über Hebammenhilfe nach § 134a SGB V. Berlin.

GKV-Spitzenverband (Hrsg.) (2020a) Beiblatt 1 Kriterien zu Geburten im häuslichen Umfeld zur Anlage 3 Qualitätsvereinbarung zum Vertrag nach § 134a SGB V. Berlin.

GKV-Spitzenverband (Hrsg.) (2020b) Anlage 3 Qualitätsvereinbarung zum Vertrag nach § 134a SGB V. Berlin.

Gupta JK, Hofmeyr GH, Shehmar M (2017) Position in the second stage of labour for women without epidural anaesthesia. Cochrane Database Syst Rev 2017 (5): CD002006.

Harder U (2020a) Einleitung der Geburt. In: Stiefel A, Brendel K, Bauer N (Hrsg.), S. 622–633.

Harder U (2020b) Geburtsleitung und Betreuung in der Eröffnungsphase. In: Stiefel A, Brendel K, Bauer N (Hrsg.), S. 499–514.

Harder U, Friedrich J, Kirchner S et al. (2015) Wochenbettbetreuung in der Klinik und zu Hause. 4. Aufl., Hippokrates, Stuttgart.

Harder U, Lippens F (2007) Geburtsleitung und Betreuung der Gebärenden in der Austreibungsphase. In: Geist C, Harder U, Stiefel A (Hrsg.) Hebammenkunde. Lehrbuch für Schwangerschaft, Geburt, Wochenbett und Beruf. 4. Aufl., Hippokrates, Stuttgart, S. 263–273.

Heinzl S (2020) Physiologische Veränderungen in der Schwangerschaft. In: Stiefel A, Brendel K, Bauer N (Hrsg.), S. 27 – 290.

Hellbernd H, Brzank P (2007) Häusliche Gewalt im Kontext von Schwangerschaft und Geburt: Interventions- und Präventionsmöglichkeiten für Gesundheitsfachkräfte. In: Kavemann B, Kreyssig U (Hrsg.) Handbuch Kinder und häusliche Gewalt. 2. Aufl., VS, Wiesbaden, S. 88 – 102.

Helmer H, Schneider H (2016) Frühgeburt: Pränatale und intrapartale Aspekte. In: Schneider H, Husslein P, Schneider K-T (Hrsg.), S. 257 – 306.

Helmy S, Kucera-Sliutz E (2016) Extrauteringravidität. In: Schneider H, Husslein P, Schneider K-T (Hrsg.), S. 33 – 44.

Hilbert-Carius P, Hauer T, Josse F et al. (2020) REBOA. Resuscitative Endovascular Balloon Occlusion of the Aorta. Notarzt 36 (1): 33 – 45.

Holländer J, Samfaß B, Schleißinger C, Wagenhals J (2021) Checklisten für Not- und Routinemaßnahmen im Rettungsdienst. Stumpf + Kossendey, Edewecht.

Holtel M (2018) Absprachen klar strukturieren. Dtsch Arztebl 115 (14): A-662/B-572/C-572.

Höynck T, Zähringer U, Behnsen M (2012) Neonatizid. Expertise im Rahmen des Projekts „Anonyme Geburt und Babyklappen in Deutschland – Fallzahlen, Angebote, Kontexte". Deutsches Jugendinstitut e. V., München.

Hummitzsch L, Meyborn P, Böhm R (2015) Antihypertensiva. Notfallmedizin up2date 10 (4): 298 – 300.

Hutton EK, Reitsman A, Simoni J, Brunton G, Kaufman K (2019) Perinatal or neonatal mortality among women who intend at the onset of labour to give birth at home compared to women of low obstetrical risk who intend to give birth in hospital: a systematic review and meta-analyses. eClinicalMedicine 14: 59 – 70.

Institut für Qualität und Wirtschaftlichkeit im Gesundheitswesen (IQWiG) (Hrsg.) (2017) Definitionen der Geburtsphasen. IQWiG-Bericht – Nr. 517. Köln.

Institut für Qualitätssicherung und Transparenz im Gesundheitswesen (ITIQ) (Hrsg.) (2021) Bundesauswertung zum Erfassungsjahr 2020. Geburtshilfe. Qualitätsindikatoren und Kennzahlen. Berlin.

Javaudin F, Hamel V, Legrand A et al. (2019) Unplanned out-of-hospital birth and risk factors of adverse perinatal outcome: findings from a prospective cohort. Scand J Trauma Resusc Emerg Med 27 (1): 26.

Jesacher K (2016) Kritik an strikter Anleitung zu forciertem Pressen und Rückenlage der Gebärenden. Hebamme 29 (3): 160 – 165.

Kainer F (2016) Blutungen im 3. Trimenon. In: Schneider H, Husslein P, Schneider K-T (Hrsg.), S. 379 – 392.

Kassenärztliche Bundesvereinigung (o. J.) Elektronischer Mutterpass (eMutterpass). www.kbv.de/html/e-mutterpass.php (Abruf: 14. Juli 2022).

Katheria AC, Lakshminrusimha S, Rabe H, McAdams R, Merce JS (2017) Placental transfusion: a review. J Perinat 37 (2): 105 – 111.

Klausmeier M (2020) Kardiogener Schock. In: Flake F, Runggaldier K, Karutz H, Luxem J (Hrsg.) Notfallsanitäter heute. 7. Aufl., Urban & Fischer/Elsevier, München, S. 823 – 824.

Kranke P (Hrsg.) (2018) Die geburtshilfliche Anästhesie. Springer, Berlin.

Lasch L, Fillenberg S (2017) Basiswissen Gynäkologie und Geburtshilfe. Springer, Berlin.

Lee A, Landau R (2018) Vena-cava-Kompressionssyndrom: von Mythen und Fakten. J Club AINS 7 (2): 71 – 72.

Lendfers C (2014) Hausgeburt – Alleingeburt: Natürlich, kraftvoll & selbstbestimmt durch Schwangerschaft, Geburt und Stillzeit. Book on Demand, Salem.

Lingard L, Espin S, Rubin B et al. (2005) Getting teams to talk: development and pilot implementation of a checklist to promote interprofessional communication in OR. Qual Saf Health Care 14 (5): 340 – 346.

Lubker Strickland J (2001) Female circumcision/female genital mutilation. J Pediatr Adolesc Gynecol 14 (3): 109 – 112.

Madar J, Roehr C, Ainsworth S et al. (2021) Versorgung und Reanimation des Neugeborenen nach der Geburt. Leitlinien des European Resuscitation Council 2021. Notf Rett Med 24 (4): 603 – 649.

Marx D, Lange P (2019) Entscheidungsfindung in der Akut- und Notfallmedizin. Notfallmedizin up2date 14 (1): 71 – 87.

McLelland G, McKenna L, Morgans A, Smith K (2018) Epidemiology of unplanned out-of-hospital births attended by paramedics. BMC Pregnancy Childbirth 18 (1): 15.

Mendez-Figueroa H, Dahlke JD, Vrees RA, Rouse DJ (2013) Trauma in pregnancy: an updated systematic review. Am J Obstet Gynecol 209 (1): 1 – 10.

Mileder LP, Schwaberger B, Urlesberger B (2022) „MR SOPA". A german adaption of the acronym to optimize non-invasive ventilation in preterm and term neonates. Klin Padiatr 234 (4): 248 – 249.

Mitteregger T, Müller M (2023) Taschenbuch Präklinische Notfallmedizin Österreich. Stumpf + Kossendey, Edewecht.

Naegele FK (1812) Erfahrungen und Abhandlungen aus dem Gebiethe der Krankheiten des weiblichen Geschlechtes. Nebst Grundzugen einer Methodenlehre der Geburtshülfe. Loeffler, Mannheim.

National Association of Emergency Medical Technicians (NAEMT) (Hrsg.) (2019) PHTLS: Prehospital Trauma Life Support, Military Edition. 9. Aufl., Jones & Bartlett Learning, Burlington (MA, USA).

National Institute for Health and Care Excellence (NICE) (Hrsg.) (2014) Intrapartum care for healthy women and babies. NICE guidelines.

Neises M (2010) Schwangere in Not – häusliche Gewalt. Vorgehen bei Verdacht auf Misshandlung bzw. häusliche Gewalt. Gynäkologe 43 (1): 58 – 62.

Niemeyer A, Holzäpfel S, Gruber P et al. (2018) Gutachten zu den Ursachen von Geburtsschäden bei von freiberuflich tätigen Hebammen betreuten Geburten. Institut für Qualität und Patientensicherheit (BQS), Hamburg.

Ott J (2016) Geburtshaltungen und Wassergeburt. In: Schneider H, Husslein P, Schneider K-T (Hrsg.), S. 687 – 692.

Parsch A-J (2019) Einheitliche medizinische Ausstattung zur Versorgung von Notfällen im Kindesalter. Empfehlung 04/3-2019 vom 20.11.2019 des Rettungsdienstausschusses Bayern. Bayerisches Staatsministerium des Innern, für Sport und Integration, München.

Pedersen V (2020) Die (schwer) verletzte schwangere Patientin aus Sicht der Unfallchirurgie. Unfallchirurg 123 (12): 911 – 921.

Pildner von Steinburg S (2016) Schwangerschaftsvorsorge. In: Schneider H, Husslein P, Schneider K-T (Hrsg.), S. 21 – 32.

Pilz S, Poimann H, Herbig N et al. (2020) Arbeitshilfe Bessere Kommunikation 2. SBAR als Tool zur fokussierten Kommunikation. Deutsche Gesellschaft für Qualitätsmanagement in der Gesundheitsversorgung, Köln.

Pschyrembel online (o. J.a) Eintrag „Schwangerschaftsabbruch". www.pschyrembel.de/Schwangerschaftsabbruch/K0KKJ (Abruf: 17. April 2023).

Pschyrembel online (o. J.b) Eintrag „Vena-cava-Kompressionssyndrom". www.pschyrembel.de/Vena-cava-Kompressionssyndrom/K0NLB (Abruf: 17. April 2023).

Rall M (2013) Human Factors und CRM. Eine Einführung. In: St. Pierre M, Breuer G (Hrsg.) Simulation in der Medizin. Grundlegende Konzepte – Klinische Anwendung. Springer, Berlin, Heidelberg, S. 135 – 153.

Rath W, Gembruch U, Schmidt S (Hrsg.) (2012) Geburtshilfe und Perinatalmedizin. Thieme, Stuttgart, New York.

Ratiopharm GmbH (Hrsg.) (o. A.) Fachinformation Akrinor®. Ulm.

Robert Koch-Institut (Hrsg.) (2023) Gesundheitliche Lage der Frauen in Deutschland. Wichtige Fakten auf einen Blick Gesundheitsberichterstattung des Bundes. Gemeinsam getragen von RKI und Destatis. Berlin.

Römer T, Schleußner E, Straube W (Hrsg.) (2012) Pschyrembel Gynäkologie und Geburtshilfe. 3. Aufl., De Gruyter, Berlin, Boston.

Ross R (2010) Checkliste Neonatologie. 4. Aufl., Thieme, Stuttgart.

Rott P (2016) Wie die Jungfrau zum Kinde. Dtsch Med Wochenschr 141 (25): 1854 – 1857.

Rüdiger M, Roszycki H (2020) It's time to reevaluate the Apgar Score. JAMA Pediatr 174 (4): 321 – 322.

Schaefer C, Spielmann H, Vetter K, Weber-Schöndorfer C (Hrsg.) (2012) Arzneimittel in Schwangerschaft und Stillzeit. 8. Aufl., Urban & Fischer/Elsevier, München.

Schenk J (2021) Bericht 2021. https://meisterin-der-geburt.de/alleingeburten-erfassung/bericht-2022-2023 (Abruf: 26. Januar 2024).

Schild R (2016) Schwangerschaftsvorsorge. In: Schneider H, Husslein P, Schneider K-T (Hrsg.), S. 191 – 202.

Schlotz N, Louda J, Marneros A, Rohde A (2009) Von der verdrängten Schwangerschaft bis zur Kindstötung. Gynäkologe 42 (8): 614 – 618.

Schneider H, Husslein P, Schneider K-T (Hrsg.) (2016) Die Geburtshilfe. 5. Aufl., Springer, Berlin, Heidelberg.

Schwaberger B, Eichinger M, Martensen J et al. (2019) Regionale Handlungsempfehlungen zur notärztlichen Versorgung Frühgeborener nach präklinischer Geburt für die Steiermark. Notarzt 35 (6): 314 – 322.

Schwaberger B, Schlatzer C, Freidorfer D et al. (2021) The use of a disposable umbilical clamp to secure an umbilical venous catheter in neonatal emergencies. An experimental feasibility study. Children (Basel) 8 (12): 1093.

Schwarz C, Gruber P (2020) Kritische Ereignisse und Notfälle in der Geburtshilfe. In: Stiefel A, Brendel K, Bauer N (Hrsg.), S. 760 – 780.

Schwindt JC, Schäfer S, Grass B et al. (2022) Wenn die Maskenbeatmung beim Neugeborenen schwierig ist. Monatsschr Kinderheilkd 170 (11): 1016 – 1022.

St. Pierre M, Hofinger G (2014) Human Factors und Patientensicherheit in der Akutmedizin. 3. Aufl., Springer, Berlin, Heidelberg.

Statistisches Bundesamt (Destatis) (Hrsg.) (2022a) Geburtenziffer 2021 erstmals seit 2017 gestiegen. Pressemitteilung Nr. 326 vom 3. August 2022. Wiesbaden.

Statistisches Bundesamt (destatis) (Hrsg.) (2022b) Die Zahl der Totgeburten je 1000 Geborenen seit 2007 um 24 % gestiegen. Pressemitteilung Nr. 303 vom 15. Juli 2022. Wiesbaden.

Steiner K, Thiessat R (2/2016) Blickdiagnose Plazenta. Hebamme: 104 – 106.

Steininger I (2020) Physiologie der Plazentageburt. In: Stiefel A, Brendel K, Bauer N (Hrsg.), S. 573 – 577.

Stiefel A, Brendel K, Bauer N (Hrsg.) (2020) Hebammenkunde. Lehrbuch für die Schwangerschaft, Geburt, Wochenbett und Beruf. 6. Aufl., Thieme, Stuttgart.

Stiefel S, Stiefel A (2020) Untersuchung der schwangeren Frau. In: Stiefel A, Brendel K, Bauer N (Hrsg.), S. 297 – 306.

Strauss A (2006) Geburtshilfe Basics. Springer, Heidelberg.

Strauss A, Gräsner J-T (2022) Prähospitale Notfälle bei Schwangeren – was gilt es zu wissen? Notfallmedizin up2date 17 (4): 459 – 480.

Terre des femmes (Hrsg.) (o. A.) Weibliche Genitalverstümmelung. Verbreitung weltweit und in Deutschland. https://frauenrechte.de/unsere-arbeit/weibliche-genitalverstuemmelung/die-hintergrundinformationen/die-verbreitung (Abruf: 30. Oktober 2023).

Trevisanuto D, Testoni D, de Almeida MFB (2018) Maintaining normothermia: why and how? Semin Fetal Neonatal Med 23 (5): 333 – 339.

Van Reehnen PF, Brabin BJ (2006) A practical approach to timing cord clamping in resource poor settings. BMJ 333 (7575): 954 – 958.

Weinert M (2007) Crashkurs Anästhesie. Urban & Fischer/Elsevier, München.

Weiss E, Abele H, Schneider H (2016) Terminüberschreitung und Übertragung der Schwangerschaft. In: Schneider H, Husslein P, Schneider K-T (Hrsg.), S. 767 – 782.

Weißleder A, Beinkofer D, Gässler H et al. (2022) Kardiopulmonale Reanimation der schwangeren Patientin im Rettungsdienst. Notf Rett Med 25 (5): 359 – 368.

Weißleder A, Fritzgerald JS, Hossfeld B et al. (2018) Die prähospitale Versorgung der schwangeren Traumapatientin. Notarzt 43 (1): 42 – 54.

Welker C (2020) Postpartale Hämorrhagie – PPH. In: Wacker JS, Sillem M, Bastert G, Beckmann MW (Hrsg.) Therapiehandbuch Gynäkologie und Geburtshilfe. 3. Aufl., Springer, Berlin, S. 243 – 248.

Wessel J, Endrikat J, Gauruder-Burmester A, Kästner R (2003) Verdrängte Schwangerschaft. Geburtshilfe Frauenheilkd 63 (6): 577 – 580.

Wessel J, Endrikat J, Kästner R (2003) Projektive Identifizierung und Schwangerschaftsverdrängung. Überlegungen zu Ursachen und Hintergründen der auch ärztlich nicht erkannten Schwangerschaft. Z Geburtshilfe Neonatolo 207 (2): 48 – 53.

Williams B, Mancia G, Spiering W et al. (2018) 2018 ESC/ESH Guidelines for the management of arterial hypertension. Eur Heart J 39 (33): 3021–3104.

Winterstein I, Holländer J, Thomopoulos N (2023) Modell einer Berufsfelddidaktik Rettungsdienst: Ebenen, Bezüge und Inhalte. In Prescher T, Gabriel O, König H (Hrsg.) Berufsfelddidaktik Rettungsdienst. Handlungskompetenz in der Notfallsanitäterausbildung systematisch fördern. Stumpf + Kossendey, Edewecht, S. 35–92.

World Health Organization (WHO) (Hrsg.) (2016) WHO recommendations on antenatal care for a positive pregnancy experience. www.who.int/publications/i/item/9789241549912 (Abruf: 17. April 2023).

World Health Organization (WHO) (Hrsg.) (2023) Female genital mutilation. www.who.int/news-room/fact-sheets/detail/female-genital-mutilation (Abruf: 28. April 2023).

Wray J, Bridwell R, Schauer S et al. (2021) The diamond of death: Hypocalcemia in trauma and resuscitation. Am J Emerg Med 41: 104–109.

Über die Autoren

Eva Fella

... ist als Hebamme in der klinischen Geburtshilfe tätig und übernimmt zusätzlich freiberufliche Aufgaben, insbesondere in der Wochenbettbetreuung. Sie hat sich zur Familienhebamme weitergebildet und arbeitet als Praxisanleiterin sowie Instruktorin für NLS-Kurse (Newborn Life Support). Im Rahmen der Entwicklungshilfe war sie mehrere Monate in einem Krankenhaus im Sudan tätig. Darüber hinaus engagiert sie sich seit einigen Jahren als Dozentin im Bereich „Geburtshilfe im Rettungsdienst“ und ist als aktive Rettungssanitäterin auch in der Wasserwacht aktiv.

Jörg Holländer

... begann seine berufliche Laufbahn nach Abschluss seiner Ausbildung zum Heilerziehungspfleger im Rettungsdienst, in dem er 15 Jahre lang als Rettungsassistent tätig war. Nach Weiterbildungen zum Fachwirt im Gesundheitswesen und zum Qualitätsbeauftragten baute er einen Fachdienst für Inklusion auf. Seit 2016 arbeitet er als Berufspädagoge im Gesundheitswesen mit dem Schwerpunkt Rettungswesen an der BRK-Berufsfachschule für Notfallsanitäterinnen und Notfallsanitäter in Würzburg, an der er auch stellvertretender Schulleiter und CRM-Instruktor ist.

Dr. med. Katharina Ruf

... studierte nach einem abgeschlossenen Lehramtsstudium mit den Fächern Englisch und Sport in Würzburg Humanmedizin. Nach der Facharztweiterbildung in Kinder- und Jugendmedizin schloss sie den Schwerpunkt Neonatologie an und arbeitet aktuell als Oberärztin an der Universitäts-Kinderklinik in Würzburg. Darüber hinaus ist sie PALS-Instruktorin und leitet das Simulationstrainingsprogramm „fipS – fallbasiertes interprofessionelles pädiatrisches Simulationstraining“ an der Universitäts-Kinderklinik Würzburg.

Dr. med. Michael Schwab

... studierte in Würzburg Humanmedizin. Nach der Facharztweiterbildung absolvierte er die Schwerpunktweiterbildung Gynäkologische Endokrinologie und Reproduktionsmedizin sowie spezielle Geburtshilfe und Perinatalmedizin. Er ist als geschäftsführender Oberarzt an der Universitäts-Frauenklinik Würzburg tätig und leitet die Sektion gyn. Endokrinologie und Reproduktionsmedizin. Er leistet neben Klinikdiensten regelmäßig Dienste in der Notarztgruppe des Universitätsklinikums.

Abbildungsnachweis

Alle hier nicht aufgeführten Abbildungen wurden vom Verlag nach den Vorgaben der Autorinnen und Autoren erstellt. Weitere Nachweise finden sich an den Abbildungen.

Stefan Dangl
Abb. 1.9, 2.1, 4.4, 6.20

Deutscher Berufsverband Rettungsdienst e. V.
Abb. 5.2, 6.2

European Resuscitation Council
Abb. 7.5

Eva Fella
Abb. 4.1, A.1

Sebastian Firsching
Abb. 1.4, 1.8, 4.3, 5.3 – 5.5, 6.3 – 6.7, 6.13, 6.18. 6.21, 6.22, 7.3, 7.6 – 17, 10.1, 10.7, 10.8, A.2

Gemeinsamer Bundesausschuss (G-BA)
Abb. 1.6, 1,7

Jörg Holländer
Abb. 1.2

Oliver Mack
Abb. 6.10, 6.11

Michael Schwab
Abb. 4.5

Mathias Wosczyna
Abb. 1.12, 2.2, 3.3, 3.4, 3.8, 4.2, 6.1, 6.8 , 6.9, 6.12, 6.17, 7.1, 7.2, 10.3

Stichwortverzeichnis

C

D

E

F

G

O

P

Q

R

S

T

W

Z